Psychotherapie: Praxis

Die Reihe Psychotherapie: Praxis unterstützt Sie in Ihrer täglichen Arbeit – praxisorientiert, gut lesbar, mit klarem Konzept und auf dem neuesten wissenschaftlichen Stand.

Mehr Informationen zu dieser Reihe auf http://www.springer.com/series/13540

Birgit Lindel

Survivalguide PiA

Die Psychotherapie-Ausbildung meistern

2., vollständig überarbeitete Auflage

Mit 14 Abbildungen und 16 Tabellen

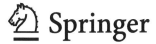 Springer

Dr. Birgit Lindel
Dormagen
Deutschland

ISBN 978-3-662-49307-6   ISBN 978-3-662-49308-3   (ebook)
DOI 10.1007/978-3-662-49308-3

Die Deutsche Nationalbibliothek verzeichnet diese Publikation in der Deutschen Nationalbibliografie;
detaillierte bibliografische Daten sind im Internet über http://dnb.d-nb.de abrufbar.

Springer
© Springer-Verlag Berlin Heidelberg 2007, 2016

Die erste Auflage erschien unter Lindel/Sellin, Survivalguide PiA, ISBN 978-3-540-46851-6
Umschlaggestaltung: deblik Berlin
Fotonachweis Umschlag: © Andrea Zanchi / istockphoto.com
Cartoons: Claudia Styrsky, München

Springer ist Teil von Springer Nature
Die eingetragene Gesellschaft ist Springer-Verlag GmbH Berlin Heidelberg

Frau Dr. Sellin, heute Frau Dr. Ashworth, ist Gründungsautorin dieses Buches.
Ihr sei diese Auflage gewidmet.

Vorwort

Das Nadelöhr des 1999 erlassenen Psychotherapeutengesetzes ist die Ausbildung, da es in keinem Berufsstand vergleichbar harte Ausbildungsbedingungen, insbesondere finanzieller Art, gibt. In der 2007 erschienenen Erstauflage dieses Buches wurde mit vielen praktischen Tipps dargestellt und in Checklisten zusammengefasst, wie es dennoch möglich sein kann, den Umständen entsprechend gut durch die Ausbildung zu kommen. Von vielen PiAs wurde die Rückmeldung gegeben, dass sie dieses Buch im Sinne eines Leitfadens als „lebensrettend" empfunden hätten. Es will angehende Psychotherapeutinnen und Psychotherapeuten durch den Dschungel der Ausbildungsinstitute und Bedingungen führen, angefangen von der Auswahl über Fallstricke im Ausbildungsverlauf, Finanzierungsfragen und Ähnlichem bis hin zur Prüfung.

Seitdem scheint einiges in Bewegung gekommen zu sein, was die vielfach kritisierten Ausbildungsbedingungen angeht. Beispielsweise wird eine Direktausbildung nach dem Studium diskutiert sowie die Anrechnung von Studieninhalten. Ein weiterer zentraler Diskussionspunkt ist eine Verbesserung der finanziellen Situation der PiAs. Der aktuelle Stand der Psychotherapeutenausbildung wird in dieser Neuauflage beleuchtet und die möglichen Perspektiven durch die anstehende Reform werden erörtert. Der Nutzen dieser Neuauflage für die Leserin und den Leser soll weiterhin darin bestehen, in dem genannten Sinne als „lebensrettend" zu fungieren, d. h. einen Überblick sowie mehr „Durchblick" zu schaffen.

Ich danke zudem den Mitarbeiterinnen des Springer Verlags Monika Radecki und Sigrid Janke sowie Barbara Buchter (Lektorat) für die professionelle Begleitung des Buches.

In diesem Sinne viel Spaß beim Lesen!

Birgit Lindel
Herbst 2015

Die Autorin

Dr. rer. nat. Birgit Ute Lindel schloss ihr Psychologiestudium an der Universität in Trier als Diplom-Psychologin ab. Es folgte die Weiterbildung zur Psychologischen Psychotherapeutin mit dem Schwerpunkt der Verhaltenstherapie und die staatliche Approbation als Psychologische Psychotherapeutin sowie weitere Qualifikationen (wie z. B. EMRIA-Therapeutin, Psychodrama, Therapiebegleithundeteam mit Hund Leo Lindel).

Frau Dr. Lindel ist seit vielen Jahren als Psychologische Psychotherapeutin tätig, seit 2008 tägliche Gruppentherapie als Schwerpunkt, und demnächst in eigener Praxis als Therapeutin und Supervisorin.

Inhaltsverzeichnis

Einleitung

B. Lindel *Survivalguide PiA*, Psychotherapie: Praxis
DOI 10.1007/978-3-662-49308-3_1

1

■■ **Warum ein Buch über die Ausbildung?**

Therapieausbildungen sind derzeit **langwierig, zeitraubend und teuer.** Der persönliche Einsatz der Ausbildungsteilnehmer während der Ausbildungen ist erheblich und häufig haben die Therapieausbildungen deutliche und zum Teil auch sehr **negative Auswirkungen** auf die Beziehungen und die Familien. Viele Ausbildungsteilnehmer beschreiben, dass sie sich zerrissen fühlen zwischen den Anforderungen der Ausbildung, der Bereitstellung der finanziellen Mittel und den Bedürfnissen der eigenen Familien.

Sowohl vor dem Beginn als auch im Verlauf der Ausbildung kann die genaue Kenntnis der gesetzlichen Bestimmungen und der Ausgestaltungen der Ausbildungen dazu führen, dass sich Ausbildungswillige besser auf die Zeit der Ausbildung vorbereiten können, dass sie gezielter geeignete Ausbildungsinstitute auswählen und sich gegenüber unangemessenen Anforderungen durch Ausbildungsinstitute zur Wehr setzen können.

Während die gesetzlichen Grundlagen einen groben einheitlichen Rahmen für die Ausbildungen vorgeben, ist ihre **Ausgestaltung den Ausbildungsinstituten überlassen** und kann von Institut zu Institut stark differieren. Daher werden in diesem Buch die gesetzlichen Rahmenbedingungen beschrieben und mögliche Ausgestaltungen durch Ausbildungsinstitute erläutert. Zusätzlich kommen Ausbildungsteilnehmer zu Wort, die ihre persönlichen Erfahrungen schildern. Dadurch sollen das individuelle Erleben und die unterschiedlichen Bedingungen während der Ausbildung deutlich werden.

Therapieausbildungen in der derzeitigen Form gibt es erst seit einigen Jahren. Besonders die ersten Jahrgänge von Ausbildungsteilnehmern, die ihre Ausbildungen nach dem Psychotherapeutengesetz und den Ausbildungsprüfungsverordnungen ab 1999/2000 durchführten, hatten nur wenige Informationen darüber zur Verfügung, was auf sie wirklich während der Ausbildung zukommen würde. Da inzwischen einige Jahrgänge ihre Ausbildungen abgeschlossen haben, konnten die gesammelten Erfahrungen als Grundlage für dieses Buch dienen.

Das Buch verfolgt zwei Ziele: Zum einen soll es Wissen vermitteln, um eine durchdachte Entscheidung für oder gegen eine Ausbildung bei einem bestimmten Ausbildungsinstitut zu treffen. Zum anderen begleitet dieses Buch durch die einzelnen Ausbildungsteile. Dazu wurden verschiedene Informationen zusammengestellt:

- Gesetzliche Grundlagen und deren Auswirkungen auf die Ausbildung
- Informationen und Tipps zur Ausbildungssuche und Bewertung von Ausbildungsinstituten
- Überblick über die Ausbildungsarten/ Therapierichtungen
- Überblick über die Ausbildungsteile und den -ablauf
- Detaillierte Ausführungen zu den Ausbildungsteilen
- Informationen zum Ausbildungsabschluss

Es soll allerdings nicht nur Wissen vermittelt werden, sondern das Buch möchte auch mit unterschiedlichen Schwierigkeiten vertraut machen und Lösungsmöglichkeiten anbieten. Zu verschiedenen Themen stehen Checklisten und Tipps zur Verfügung, wie Sie mit diesen Problemen umgehen können.

■■ **An wen richtet sich ein Ratgeber über diese Therapieausbildungen?**

In erster Linie sind Psychologen angesprochen, die nach ihrem Studium oder zum Ende ihres Studiums überlegen, klinisch zu arbeiten und im Zuge dessen über eine therapeutische Ausbildung nachdenken. Dieses Buch richtet sich aber auch an alle anderen, die eine Therapieausbildung ins Auge fassen oder sich dafür interessieren. Zielgruppen sind also:

- Studierende der Psychologie, die eine therapeutische Ausbildung erwägen
- Studierende der Pädagogik und Sonderpädagogik, die eine kinder- und jugendlichentherapeutische Ausbildung erwägen
- Gegenwärtige Ausbildungsteilnehmer
- Dozenten, Supervisoren, Lehrtherapeuten und Selbsterfahrungsleiter, die sich über die derzeitigen Ausbildungsbedingungen informieren möchten
- Interessierte

Während der Schwerpunkt dieses Buches auf der Therapieausbildung zum Psychologischen Psychotherapeuten liegt, wird immer wieder auf die Ausbildung zum Kinder- und Jugendlichenpsychotherapeuten eingegangen und auch auf einige Sonderfälle

Tab. 1.1 Aufbau des Buches

	Überblickskapitel	Detailkapitel	Erfahrungskapitel
Ausbildung allgemein	2	3, 4	4
Theoretische Ausbildung	5		5
Praktische Tätigkeit	6	7, 8	8
Praktische Ausbildung	9	10	10
Ausbildungsabschluss	11		11
Reform	12		

hingewiesen. Auf die ärztlichen Weiterbildungen wird nur gelegentlich verwiesen.

Auf mögliche zukünftige Entwicklungen gehen wir im Ausblick ein (► Kap. 12). Durch die relativ neuen Bachelor- und Masterstudiengänge hat sich auch der Personenkreis verändert, der Zugang zur therapeutischen Ausbildung hat.

Wie schon beschrieben, kann das Buch sowohl Ratgeber vor als auch Begleiter während der Therapieausbildung sein, sodass ein weiterer Personenkreis natürlich diejenigen sind, die sich derzeit in der Ausbildung befinden. Möglichweise ist auch der eine oder andere Dozent, Supervisor oder Lehrtherapeut an diesem Buch interessiert. Dies könnte dann der Fall sein, wenn ein Ausbilder sich darüber informieren möchte, welche Ausbildungsteile durchlaufen werden müssen, mit welchen Problemen PiAs konfrontiert werden und welche Schwierigkeiten PiAs während ihrer Ausbildung bewältigen müssen.

■ ■ **Begrifflichkeiten und Abkürzungen**

Ausbildungsteilnehmer in den Ausbildungen zum Psychologischen Psychotherapeuten oder Kinder- und Jugendlichenpsychotherapeuten kürzen wir der Einfachheit halber mit der auch im BDP (Berufsverband Deutscher Psychologen) gängigen Formulierung **PiA** (Psychotherapeut in Ausbildung, Plural PiAs) ab. Ein weiterer Grund für diese Abkürzung besteht darin, eine Abgrenzung zum Praktikantenbegriff, hier dem Psychologen im Praktikum, kurz PiP genannt, vorzunehmen (► Kap. 7). Als Synonym haben wir den Begriff „Ausbildungsteilnehmer" gewählt, da er den Ausbildungsstatus impliziert (im

Gegensatz zu Kandidat, s. auch Vogel et al. 2006). Weitere benutzte Abkürzungen sind:

- PP = Psychologischer Psychotherapeut
- KJP = Kinder- und Jugendlichenpsychotherapeut
- PsychThG = Gesetz über die Berufe des Psychologischen Psychotherapeuten und des Kinder- und Jugendlichenpsychotherapeuten oder Psychotherapeutengesetz
- PsychTh-APrV = Ausbildungs- und Prüfungsverordnung für Psychologische Psychotherapeuten
- KJPsychTh-APrV = Ausbildungs- und Prüfungsverordnung für Kinder- und Jugendlichenpsychotherapeuten

Obwohl der größte Teil der Ausbildungsteilnehmer, wie im Studium auch, weiblichen Geschlechts ist (78,60 % gemäß Ergebnissen von Hölzel 2006), wird aus Gründen der Lesbarkeit immer das generische Maskulinum verwendet.

■ ■ **Überblick über die Inhalte des Buches**

Die ersten Kapitel dieses Buches (► Kap. 1–4) behandeln die Therapieausbildung allgemein. In den weiteren Kapiteln werden die Ausbildungsteile, Theoretische Ausbildung (► Kap. 5), Praktische Tätigkeit (► Kap. 6–8) und Praktische Ausbildung (► Kap. 9, 10) vorgestellt (■ Tab. 1.1).

Für eilige Leser, die einen schnellen Überblick über den Inhalt des Buches und damit den Inhalt der Ausbildung gewinnen möchten, empfehlen sich jeweils die Überblickskapitel (► Kap. 2, 5, 6, 9 und 11). In diesen Kapiteln werden allgemeine

1

Informationen vermittelt. Bestimmte Aspekte der Ausbildung werden dann in den sog. Detailkapiteln (▶ Kap. 3, 4, 7, 8 und 10) näher erläutert und ausgeführt. Diese Kapitel sind vielleicht erst dann wirklich relevant, wenn mit dem jeweiligen Ausbildungsabschnitt begonnen wird. Mit dieser Aufteilung in Überblicks- und Detailkapitel soll das Buch zum einen Entscheidungshilfe und Ratgeber im Vorfeld der Ausbildung sein, zum anderen die Ausbildung aber auch begleiten.

Die Erfahrungskapitel sind zur Auflockerung eingefügt. Diese Kapitel spiegeln die persönlichen Erfahrungen verschiedener Ausbildungsteilnehmer oder -absolventen wider. Neben der auflockernden Wirkung wird durch diese Berichte aber auch deutlich, wie unterschiedlich die Ausbildungen erlebt werden und wie die einzelnen Ausbildungen gestaltet sind. Die Erfahrungsberichte wurden weitgehend anonymisiert.

Alle Befragten waren mit der Publizierung ihrer Berichte in der vorliegenden Form einverstanden.

■ ■ **Abschließende Hinweise**

Das Buch erhebt nicht den Anspruch auf Vollständigkeit, nicht jede individuelle Problematik oder Fragestellung kann angesprochen werden. Die Bedingungen der Ausbildungsteilnehmer selbst ebenso wie die der Ausbildungsinstitute sind sehr unterschiedlich. Es wurde jedoch versucht, z. B. auch durch die Erfahrungsberichte, möglichst viele Aspekte darzustellen.

Des Weiteren kann keine Garantie dafür gegeben werden, dass sich die geschilderten Bedingungen nicht verändern werden. Gesetzliche Veränderungen, aber auch Modifizierungen der Ausgestaltungen der Ausbildung in den Ausbildungsinstituten können sich jederzeit ergeben (▶ Kap. 12).

Therapieausbildung zum PP und KJP – Überblick über die Ausbildungen

© Springer-Verlag Berlin Heidelberg 2016
B. Lindel *Survivalguide PiA*, Psychotherapie: Praxis
DOI 10.1007/978-3-662-49308-3_2

In diesem Kapitel sind zunächst die gesetzlichen Grundlagen der Ausbildung dargestellt, anhand derer die konkrete Ausgestaltung der Ausbildung mit ihren Implikationen für den Ausbildungssuchenden erläutert werden. Die in diesem Kapitel nur im Überblick dargestellten Ausbildungsteile werden in späteren Kapiteln noch genauer beschrieben. Näher eingegangen wird auf den Ausbildungsteil Selbsterfahrung und auf die sog. „Freie Spitze".

2.1 Gesetzliche Grundlagen, Vereinbarungen, Richtlinien

Die gesetzliche Grundlage der neuen Berufe PP und KJP bildet das „Gesetz über die Berufe des Psychologischen Psychotherapeuten und des Kindes- und Jugendlichenpsychotherapeuten" (PsychThG). Im PsychThG finden sich die grundlegenden Bestimmungen zu den entsprechenden Ausbildungen (www. gesetze-im-internet.de/psychthg/BJNR131110998.html, abgerufen am 11.2.2016).

Die ausführliche Ausgestaltung der Ausbildungen und Prüfungen regeln vom Bundesministerium für Gesundheit erlassene Rechtsverordnungen (▶ § 8 PsychThG). Bei diesen Rechtsverordnungen handelt es sich zum einen um die „Ausbildungs- und Prüfungsverordnung für Psychologische Psychotherapeuten" (PsychTh-APrV) und zum anderen um die „Ausbildungs- und Prüfungsverordnung für Kinder- und Jugendlichenpsychotherapeuten" (KJPsychTh-APrV). Die Umsetzung der Verordnungen liegt in der Verantwortung der Landesgesundheitsbehörden. Da in den verschiedenen Bundesländern die Verordnungen z. T. unterschiedlich ausgelegt wurden, wurden durch eine **Arbeitsgemeinschaft der Obersten Landesgesundheitsbehörden** (AOLG) einheitliche Umsetzungsregelungen verfasst (Vogel et al. 2003). Die Ausbildungsbedingungen sind also durch verschiedene gesetzliche Ebenen bestimmt (◻ Abb. 2.1).

Eine Besonderheit in der Ausbildung zum PP und zum KJP liegt darin, dass im Gesetz und in den dazugehörigen Rechtsverordnungen zwar von Ausbildungen gesprochen wird, gleichzeitig aber das Berufsbildungsgesetz (BBiG) keine Anwendung findet (gem. § 7 PsychThG). Dies bedeutet, dass keine Ausbildungsvergütung gezahlt werden muss, sondern Ausbildungsgebühren von den Ausbildungsteilnehmern

erhoben werden dürfen. Ausbildungsförderung (BAföG) kann jedoch beantragt werden (▶ Abschn. 4.3.2). In § 2 Abs. 3 Nr. 1 BAföG findet sich die Regelung, dass das Bundesministerium für Bildung und Forschung durch Rechtsverordnung mit Zustimmung des Bundesrates unter gewissen Bedingungen weitere Ausbildungsstätten außer Hochschulen bestimmen kann, für deren Besuch Ausbildungsförderung geleistet wird. Eine entsprechende Rechtsverordnung, die „Verordnung über die Ausbildung für den Besuch von Ausbildungsstätten für Psychotherapie und Kinder- und Jugendlichenpsychotherapie" (PsychThV) wurde verfasst.

2.1.1 PsychThG

Das PsychThG wurde am 12.02.1998 vom Bundestag und am 06.03.1998 vom Bundesrat verabschiedet, am 16.06.1998 vom Bundespräsidenten unterzeichnet, veröffentlicht und trat am 01.01.1999 in Kraft. **Vor der Verabschiedung des PsychThG** erbrachten psychotherapeutisch tätige Diplom-Psychologen ihre psychotherapeutischen Leistungen ohne geregeltes Berufsrecht. Sie hatten zwei gesetzliche Grundlagen, auf deren Basis sie tätig werden konnten:

- die berufsrechtliche Grundlage nach § 1 des Heilpraktikergesetzes (HPG) und
- die sozialrechtliche „Kann"-Bestimmung des Delegationsverfahrens und die Kostenerstattung nach § 13 Abs. 3 Sozialgesetzbuch Kapitel 5 (SGB V).

Als niedergelassene Heilpraktiker konnten die Psychotherapeuten ebenfalls tätig werden. Nachteile des Systems waren:

- kein Titelschutz als Psychotherapeuten, da dieser Beruf nicht existierte,
- kein gleichberechtigtes Arbeiten mit der Ärzteschaft,
- im Delegationsverfahren hatten Patienten kein Erstzugangsrecht zum PP; PP konnten Patienten nur behandeln, wenn diese vom Arzt mit einer entsprechenden Überweisung geschickt wurden.

Im Zuge des Inkrafttretens des PsychThG mussten auch die Psychotherapierichtlinien und die

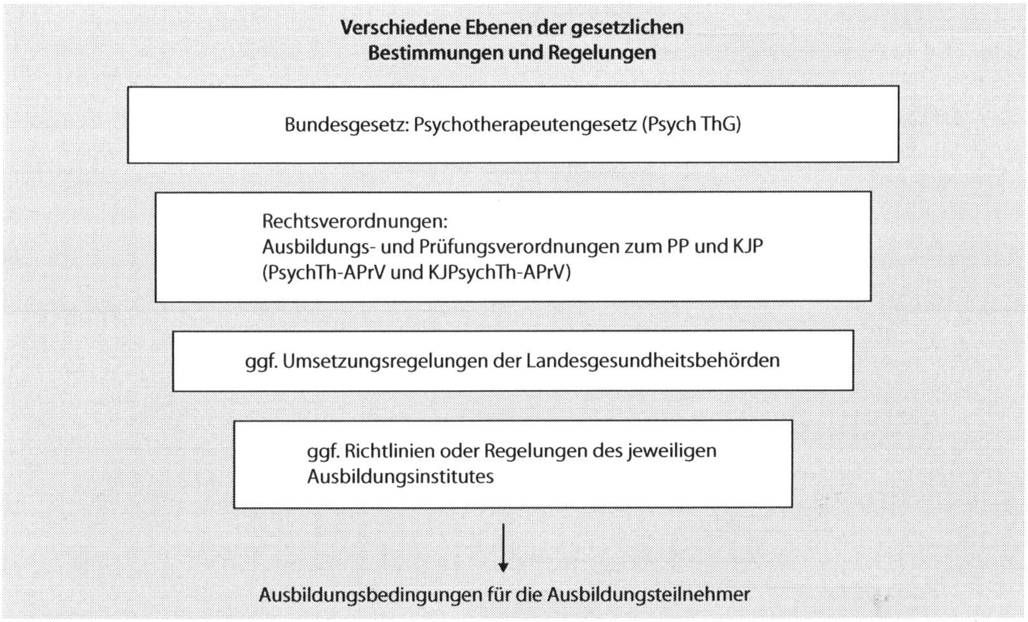

Abb. 2.1 Ebenen der gesetzlichen Bestimmungen

Psychotherapievereinbarungen grundlegend überarbeitet werden. Dieser Umstand ergab sich aus der geänderten Rechtsstellung der PP und KJP, da diese durch das PsychThG die Ermächtigung zur vertragsärztlichen Versorgung erhielten und daher Mitglieder der Kassenärztlichen Vereinigungen wurden (Deutsches Ärzteblatt vom 21.12.1998).

> Mit dem PsychThG und den gleichzeitig durchgeführten Veränderungen des Sozialgesetzbuches ist nun die berufsrechtliche, sozialrechtliche und gesellschaftliche Anerkennung des Berufsstandes des Psychologischen Psychotherapeuten und des Kinder- und Jugendlichenpsychotherapeuten gewährleistet (Pulverich 1998).

Das PsychThG regelt also die Bedingungen für den „neuen" Berufsstand Psychologischer Psychotherapeut und Kinder- und Jugendlichenpsychotherapeut. Die Berufsbezeichnung Psychotherapeut ist geschützt und darf nur von PP, KJP und Ärzten mit psychotherapeutischer Ausbildung oder Weiterbildung geführt werden (▶ § 1 Abs. 1 PsychThG). Auch die Ausbildung selbst wird grob umrissen (▶ § 5 PsychThG).

> Im Psychotherapeutengesetz wird die Therapieausbildung grob umschrieben. Sie dauert als Vollzeitausbildung laut PsychThG § 5 Abs. 1 mindestens 3 Jahre oder als Teilzeitausbildung berufsbegleitend mindestens 5 Jahre.

2.1.2 PsychTh-APrV und KJPsychTh-APrV

Die zum Gesetz gehörigen, vom Bundesministerium für Gesundheit und mit Zustimmung des Bundesrates erlassenen Rechtsverordnungen (PsychTh-APrV und KJPsychTh-APrV) vom 18.12.1998 traten wie das PsychThG zum 01.01.1999 in Kraft. Die Rechtsverordnungen enthalten die konkrete Ausgestaltung der Therapieausbildungen zum PP und zum KJP.

In § 1 der PsychTh-APrV wird das Ziel der Ausbildung umrissen. Die Ausbildung soll auf Ausbildungsplänen basieren und eingehende Grundkenntnisse sowie vertiefte Kenntnisse in einem wissenschaftlich anerkannten psychotherapeutischen Verfahren vermitteln. Dabei ist die Ausbildung am **wissenschaftlichen Erkenntnisstand** zu orientieren und **praxisnah** und **patientenbezogen** durchzuführen. In den weiteren Paragrafen der PsychTh-APrV werden die die Ausbildungsteile, die in § 1 benannt werden, genauer erläutert. Sehr ähnlich ist auch die KJPsychTh-APrV gestaltet.

2.2   Die Teile der Ausbildung

Insgesamt beinhaltet die Therapieausbildung gem. § 1 Abs. 3 PsychTh-APrV **mindestens 4.200 Stunden** und setzt sich aus folgenden Ausbildungsbestandteilen zusammen:

- Selbsterfahrung, die die Ausbildungsteilnehmer zur Reflexion eigenen therapeutischen Handelns befähigen soll (§ 5 PsychTh-APrV)
- Theoretische Ausbildung (§ 3 PsychTh-APrV)
- Praktische Tätigkeit (§ 2 PsychTh-APrV) und
- Praktische Ausbildung mit Krankenbehandlung unter Supervision (§ 4 PsychTh-APrV).

Die Ausbildung endet mit dem Bestehen der staatlichen Prüfung. ◻ Tab. 2.1 fasst die Teile der Ausbildung zusammen und ordnet sie den jeweiligen Kapiteln dieses Buches zu. Neben der in der PsychThG festgeschriebenen Bezeichnung der Ausbildungsteile finden Sie die im Alltag gebräuchlichen Begriffe, die sich teilweise aber decken. In der dritten Spalte wird kurz das Ziel der Ausbildungskomponente erläutert, es folgt dann die Anzahl der geforderten abzuleistenden Stunden (◻ Abb. 2.2).

Im Folgenden werden die jeweiligen Ausbildungsteile kurz genauer erklärt, um Ihnen einen Überblick zu verschaffen. Um schließlich detailliertere Informationen zu den einzelnen Ausbildungsteilen zu erhalten, können Sie anschließend unter den in Spalte 5 aufgeführten Kapiteln nachlesen. Zwei Ausbildungsteile, die Selbsterfahrung und die „Freie Spitze", werden in diesem Kapitel genauer beschrieben.

2.2.1   Theoretische Ausbildung

Die Theoretische Ausbildung ist als die sog. „Theorie" bekannt. Die mindestens 600 Stunden beinhalten nach § 3 der PsychTh-APrV Grundkenntnisse für die psychotherapeutische Tätigkeit und im Rahmen der vertieften Ausbildung Spezialkenntnisse in einem wissenschaftlich anerkannten psychotherapeutischen Verfahren. Die Inhalte der Grundkenntnisse (mind. 200 Stunden) und der vertieften Ausbildung (mind. 400 Stunden) sind in der Anlage 1 der PsychThG präzisiert. Die Theoretische Ausbildung erstreckt sich meist über den gesamten Ausbildungsverlauf. Je nach Ausbildungsinstitut ist es möglich, dass die Theoriestunden in den Abendstunden oder am Wochenende stattfinden. ▸ Kap. 5 geht genauer auf Inhalte der Theoretischen Ausbildung, deren Ablauf und mögliche Probleme ein. Dazu gehören:

- mangelnde Qualität der Theoretischen Ausbildung
- häufige Überschneidungen mit dem Studium
- Probleme beim Umgang mit Fehlstunden
- mangelnde Vorbereitung auf die schriftliche und mündliche Prüfung

2.2.2   Praktische Tätigkeit

Die Praktische Tätigkeit umfasst insgesamt 1.800 Stunden. Davon sind nach § 2 der PsychTh-APrV **1.200 Stunden in einer psychiatrischen klinischen Einrichtung und 600 Stunden in einer von einem Sozialversicherungsträger anerkannten Einrichtung** der psychotherapeutischen oder psychosomatischen Versorgung, in der Praxis eines Psychologischen Psychotherapeuten oder eines Arztes mit einer ärztlichen Weiterbildung in der Psychotherapie abzuleisten. Der erste Teil der Praktischen Tätigkeit ist als „Psychiatriejahr" bekannt, der zweite Teil wird manchmal „Psychosomatikhalbjahr" genannt, obwohl die Einsatzorte sehr viel weiter gefasst sind.

Ziel der Praktischen Tätigkeit ist der Erwerb praktischer Erfahrungen in der Behandlung von krankheitswertigen Störungen. Dabei sollten die Ausbildungsteilnehmer an Diagnostik und Behandlung von 30 Patienten unterschiedlicher Störungs- und Chronfizierungsgrade über einen längeren, nicht genauer definierten Zeitraum, **beteiligt** sein. Die Patientenbehandlungen sollen außerdem in geeigneter Form dokumentiert werden. Die Praktische Tätigkeit kann nicht in jeder beliebigen Einrichtung durchgeführt werden. Die Einrichtungen haben bestimmte Bedingungen zu erfüllen, ein **Kooperationsvertrag** mit dem Ausbildungsinstitut muss

Tab. 2.1 Teile der Therapieausbildung

Ausbildungsteil, gesetzliche Bezeichnung	Bezeichnung Umgangssprache	Ziel	Mindestanzahl der Stunden	s. Kapitel
Theoretische Ausbildung (Grundkenntnisse)	Theorie	Vermittlung von Grundkenntnissen für die psychotherapeutische Tätigkeit	200	5
Theoretische Ausbildung (vertiefte Ausbildung)	Theorie, vertiefte Kenntnisse	Vermittlung von Spezialkenntnissen in einem wissenschaftlich anerkannten Verfahren	400	5
Selbsterfahrung	Selbsterfahrung oder Lehrtherapie	Reflexion oder Modifikation persönlicher Voraussetzungen für das therapeutische Erleben und Handeln	120	2
Praktische Tätigkeit/ 1.200 Stunden	„Psychiatriejahr"	Erwerb praktischer Erfahrungen in der Behandlungen von Störungen mit Krankheitswert	1200	6–8
Praktische Tätigkeit/ 600 Stunden	„Psychosomatikhalbjahr"	Erwerb praktischer Erfahrungen in der Behandlungen von Störungen mit Krankheitswert	600	6–8
Praktische Ausbildung	„Fälle"	Erwerb sowie Vertiefung von Kenntnissen und praktischen Kompetenzen bei der Behandlung von Patienten mit Störungen mit Krankheitswert	600	9, 10
Supervision	Supervision	Anleitung und Besprechung von Fragen der Fallbehandlung	150	9, 10
Wahlpflichtangebot	„Freie Spitze"	Ausgestaltung der nicht vom Gesetzestext definierten Stundenzahl	930	2
Gesamtstunden			4200	

abgeschlossen werden und die jeweilige Landesbehörde muss diesem zustimmen.

In ▶ Kap. 6 bis 8 wird die Praktische Tätigkeit beschrieben und diskutiert sowie auf deren Inhalt, Ablauf und die möglichen **Probleme** eingegangen. Häufig anzutreffende Probleme während der Praktischen Tätigkeit sind:
- unangemessene Länge
- unangemessene oder keine Bezahlung
- Unter- oder Überforderung
- Probleme mit der Anerkennung
- fehlende Integration des Ausbildungsbestandteiles in die Ausbildung

2.2.3 Praktische Ausbildung

Eine der wichtigsten Ausbildungsteile ist die Praktische Ausbildung. Die 600 Stunden Praktische Ausbildung sind unter den PiAs als die sog. „Fälle" bekannt. Erworbene Kenntnisse über die psychischen Störungen mit Krankheitswert sollen vertieft werden und es sollen **praktische Kompetenzen** in der Behandlung von Patienten mit psychischen Störungen entwickelt werden (▶ § 4 der PsychTh-APrV). Neben der eigentlichen eigenständigen Behandlung (inkl. Diagnostik, Indikationsstellung und Evaluation der Behandlungsfortschritte) ambulanter Patienten mit

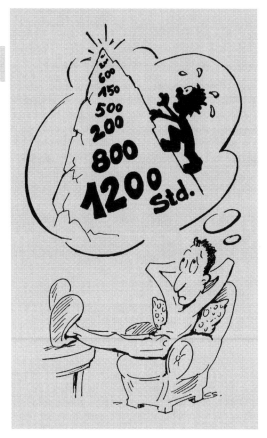

Abb. 2.2   Stundenberg

In ► Kap. 9 und 10 wird die Praktische Ausbildung erläutert, deren Inhalt, Ablauf und die möglichen **Probleme**. Dazu gehören häufig:

- Unterschätzung des Aufwandes der Praktischen Ausbildung mit den zahlreichen, zeitraubenden Tätigkeiten um die eigentlichen Therapien herum
- hohe Anforderungen an die Erteilung der Behandlungserlaubnis, d. h. später Beginn der Praktischen Ausbildung
- erschwerende Regeln durch das Ausbildungsinstitut (z. B. eine bestimmte Anzahl von Langzeittherapien)
- zahlreiche Verzögerungen und Verlängerungen der Praktischen Ausbildung durch:
  - fehlende Patienten, fehlende Räume sowie fehlende oder schwierig zu erreichende Supervisoren
  - extreme und schwierige Patientenklientel mit zahlreichen Ausfallstunden, Therapieabbrüchen und -unterbrechungen
  - Unterbrechungen durch die Ausbildungsteilnehmer z. B. wegen Familiengründung
- Schwierigkeiten mit der Bezahlung der Therapien nach Erreichen der Ausbildungsanforderungen (mehr als 600 Stunden Praktische Ausbildung)

unterschiedlichen Störungsbildern kommen auf die Ausbildungsteilnehmer zahlreiche **weitere Aufgaben und Tätigkeiten** wie fortlaufende Dokumentation, Vor- und Nachbereitung der Therapiestunden, Beantragung der Psychotherapien bei der Krankenkasse, Abrechnung der Leistungen und abschließende Falldokumentationen zu. Diese Tätigkeiten sind nicht in den 600 Stunden enthalten.

Vor Beginn der Praktischen Ausbildung erfolgt eine Zulassung durch das Ausbildungsinstitut. Die Bedingungen für die Zulassung sind unterschiedlich, diese Zulassung wird auch **vorläufige Approbation** genannt. Da die Praktische Ausbildung meist sehr viel länger dauert als vorgesehen, gibt es derzeit einen Trend, den Ausbildungsteilnehmern die Möglichkeit zu geben, ihre Praktische Ausbildung früher zu beginnen. Sie findet unter Supervision statt (► Abschn. 2.2.4).

2.2.4   Supervision

Die Fälle müssen supervidiert werden. Gemäß § 4 PsychTh-APrV sind mindestens 150 Stunden Supervision durchzuführen, davon mindestens **50 Stunden als Einzelsupervision**. Die Supervisionsstunden sind bei mindestens **3 Supervisoren** abzuleisten und laut PsychTh-APrV auf die Behandlungsstunden **regelmäßig** zu verteilen.

Supervisionsstunden werden in der Regel **vor- und nachbereitet**. Form und Ausmaß gestalten sich jedoch nach den jeweiligen Ansprüchen des Supervisors und des Ausbildungsinstitutes unterschiedlich. Vor- und Nachbereitung sind aber nicht nur aufgrund der Auflagen des Ausbildungsinstitutes sinnvoll, sondern auch, um die Supervision effektiv zu nutzen.

In ▶ Kap. 9 beschreiben und diskutieren wir Aspekte der Supervision, gehen auf deren Inhalt, Ablauf und die möglichen **Probleme** ein. Dazu gehören:

- unklare Regelungen bezüglich Verteilung der Supervision auf mehrere Supervisoren und Verteilung auf die Behandlungsstunden
- mangelnde Anzahl von Supervisoren, Schwierigkeiten bei der Anerkennung von Supervisoren oder Schwierigkeiten bei der Vereinbarung von Terminen
- mangelnde Qualität der Supervisoren
- Schwierigkeiten bei der Zusammenstellung von Supervisionsgruppen
- unklare Regeln bezüglich der Supervision nach Erreichen des Ausbildungszieles (mehr als 600 Stunden Praktische Ausbildung)

2.3   Selbsterfahrung

Die Selbsterfahrung wird in diesem ersten Überblickskapitel ausführlicher geschildert, da ihr kein eigenes Kapitel gewidmet ist.

Es gibt keine gesetzlichen Vorgaben, inwiefern die Selbsterfahrung im **Einzel- oder im Gruppensetting** stattfinden sollte. Lediglich die Anzahl der Stunden wird mit mindestens 120 beziffert. Daher bestimmen meist die Ausbildungsinstitute, ob die Selbsterfahrung in der Gruppe oder im Einzel angeboten wird. Wenn Selbsterfahrung in der Gruppe stattfindet, werden die Ausbildungsgruppen oft geteilt, sodass sich über die gesamte Zeit oder einen Teil der Zeit Kleingruppen zwischen vier und neun Ausbildungsteilnehmern bilden.

Ob die Selbsterfahrung **zu Beginn, in der Mitte, gegen Ende oder die gesamte Ausbildung begleitend** angeboten oder in Anspruch genommen wird, ist je nach Institut und Ausbildungsteilnehmer unterschiedlich. Oft findet die Selbsterfahrung am Anfang statt. Im Zuge der zunehmenden Eigenverantwortlichkeit in der Praktischen Ausbildung wäre gerade im Falle von schwierigen Therapeut-Patient-Beziehungen Selbstexploration sinnvoll. Sind die Selbsterfahrungsstunden zu diesem Zeitpunkt bereits aufgebraucht oder abgeschossen, erhält der PiA bei der Selbsterfahrung nur in der Supervision

Unterstützung. Es bestehen also Überschneidungsbereiche zwischen Supervision und Selbsterfahrung. Weitere Themen in der Selbsterfahrung sind möglicherweise:

- biografische Aspekte,
- die Reflexion einschneidender Erlebnisse und ihrer Auswirkungen auf das eigene psychotherapeutische Erleben und Handeln
- aktuelle Lebensthemen

Insgesamt ist das Ziel die Reflexion des Selbsterlebens in der Psychotherapie. Wenn der PiA beispielsweise auf der Beziehungsebene Probleme mit einem Patienten hat, sollen hier Erleben und eigenes Handeln unter dem Blickwinkel der eigenen Biografie hinterfragt werden.

Da in der Selbsterfahrung auch sehr persönliche Themen zur Sprache kommen, fassen wir hier kurz zusammen, in welchem Maße der Schutz dieser persönlichen Informationen gewährleistet werden kann. Vom Gesetzgeber werden die **wirtschaftliche und dienstliche Unabhängigkeit des PiA zum Selbsterfahrungsleiter** verlangt. Der Selbsterfahrungsleiter darf auch nicht Teil der Prüfungskommission in der mündlichen Prüfung sein. Wenn Selbsterfahrung in der Gruppe erfolgt, ist eine passende Zusammenstellung der Gruppenmitglieder und eine offene und vertrauensvolle Atmosphäre notwendig, damit Selbsterfahrung auch gewinnbringend sein kann.

> **In der Selbsterfahrung geht es u. a. auch um das Selbsterleben in der Therapie. Daher soll eine Atmosphäre des Vertrauens in der Zusammenarbeit mit dem Selbsterfahrungsleiter, Lehrtherapeuten oder der Selbsterfahrungsgruppe bestehen, damit die zur Reflexion nötige Offenheit möglich ist.**

Checkliste Selbsterfahrung: Wie kann die notwendige Offenheit realisiert werden und die Selbsterfahrung gewinnbringend sein?
- Der Selbsterfahrungsleiter sollte in keinem wirtschaftlichen oder dienstlichen Abhängigkeitsverhältnis zu Ihnen stehen.

2

- Lassen Sie sich Zeit bei der Auswahl des Selbsterfahrungsleiters oder des Lehrtherapeuten, wenn Sie eine Auswahl treffen können. Nutzen Sie auch die Möglichkeit, bei verschiedenen Therapeuten Probestunden in Anspruch zu nehmen.
- Überlegen Sie sich, welche Inhalte für Sie ggf. in welcher Form sinnvoll sind, und bringen Sie dies in die Selbsterfahrung ein.
- Findet die Selbsterfahrung in der Gruppe statt, sollten Sie – falls möglich – genau auf die Auswahl der Gruppenteilnehmer achten.

In einigen **tiefenpsychologischen Ausbildungen** ist die Anzahl der Selbsterfahrungsstunden höher als die gesetzlich vorgeschriebenen 120 Stunden. Daneben wird manchmal auch der Fokus auf die Einzelselbsterfahrung verschoben. Insgesamt liegt dies sehr stark am Konzept des Ausbildungsinstitutes.

Einen noch größeren Stellenwert hat die Selbsterfahrung in der **analytischen Therapieausbildung**. Dort wird sie meist Lehrtherapie genannt und wird häufig mit mindestens 250 Lehrtherapiestunden veranschlagt. Die Lehrtherapie findet fast ausschließlich in Einzelsitzungen statt, gelegentlich werden auch einige Gruppenstunden verlangt. Während am Anfang der Therapieausbildung die Frequenz der Stunden mit 2–3 Stunden pro Woche sehr hoch ist, kann sie bei vielen Ausbildungsinstituten zum Ende der Ausbildung in Absprache mit dem Lehrtherapeuten auch reduziert werden.

> Im Rahmen der analytischen Therapieausbildung werden meist deutlich mehr Stunden im Rahmen der Selbsterfahrung oder Lehrtherapie verlangt.

2.4   „Freie Spitze"

Mit dem bislang beschriebenen **Pflichtangebot** (Theoretische Ausbildung, Praktische Tätigkeit, Praktische Ausbildung, Supervision und Selbsterfahrung)

werden 3.270 Stunden der Ausbildung abgedeckt. Es verbleibt jedoch noch eine Differenz von 930 Stunden, um die gesetzlich geforderte Mindestanzahl von 4.200 Stunden abzuleisten. Wie dieses **Wahlpflichtangebot**, welches unter den PiAs auch als „Freie Spitze" bekannt ist, gefüllt wird, ist den jeweiligen Ausbildungsstätten überlassen und in der PsychTh-APrV nicht geregelt. Manche Aufgaben sind Teil der Psychotherapieausbildung und gehören in das Kontingent der Freien Spitze:

- Literaturstudium während der Ausbildung und der Praktischen Ausbildung
- Dokumentation der Fälle während der Praktischen Ausbildung
- Schreiben von Kassenanträgen, Vor- und Nachbereitung von Therapiestunden während der Praktischen Tätigkeit
- Vor- und Nachbereitung der Supervision
- Erstellen der geforderten Falldokumentationen während der Praktischen Ausbildung
- Prüfungsvorbereitung

Manchmal werden jedoch auch zusätzliche Anforderungen formuliert:

- Referate vorbereiten und halten
- Teilnahme an zusätzlichen Lehrveranstaltungen oder Tagungen bzw. Kongressen
- Forschungstätigkeiten
- Erhöhung der Stundenanzahl bestimmter Ausbildungsteile, z. B. längere Praktische Tätigkeit oder längere Praktische Ausbildung

Je mehr verlangt wird, umso aufwendiger und meist auch teurer werden die Ausbildungen. Es gibt genug Möglichkeiten, die „Freie Spitze" ausbildungsteilnehmerfreundlich zu gestalten.

Tipp

Erkundigen Sie sich vor Aufnahme der Ausbildung nach der Ausgestaltung des Wahlpflichtangebotes oder der „Freien Spitze". Beachten Sie dabei, dass alle zusätzlichen Anforderungen Kosten verursachen und Zeit kosten. Achten Sie auch darauf, in welcher Art und Weise Sie die Inhalte der „Freien Spitze" nachweisen müssen.

2.5 Ablauf der Ausbildung

Wer eine Psychotherapieausbildung machen möchte, sollte sich vorher genau überlegen, ob dies infrage kommt, welches Therapieverfahren am besten geeignet ist etc. Dazu mehr in ▶ Kap. 4 „Suche des Ausbildungsinstituts". In diesem Abschnitt geht es nun um den Ablauf der Erwachsenenausbildung. Der Ablauf der Ausbildung zum KJP ist fast identisch. Besonderheiten werden in ▶ Abschn. 3.5 erläutert. Es wird der **idealtypische Prozess vom Beginn einer Ausbildung bis hin zum Abschluss einer Ausbildung** dargestellt: Voraussetzungen, Bewerbung bei Ausbildungsinstituten, Zulassung, Verträge, der zeitliche Ablauf der Ausbildung und die Ausbildungsbeendigung. Ggf. wird auf Kapitel in diesem Buch verwiesen, in denen bestimmte Aspekte detaillierter beschrieben werden.

2.5.1 Voraussetzungen für die Psychotherapieausbildung

Eingangsvoraussetzung zur Ausbildung zum Psychologischen Psychotherapeuten ist eine bestandene Abschlussprüfung im Studiengang Psychologie, die das Fach Klinische Psychologie einschließt, also i. d. R. ein **Master-Abschluss in Psychologie.**

> ❯ Eine Prüfung im Fach Klinische Psychologie ist Voraussetzung für die Ausbildung, dabei muss das Fach im Studium kein Schwerpunkt gewesen sein.

Wer seinen Abschluss nicht in Deutschland erworben hat, kann ebenfalls eine Therapieausbildung beginnen, wenn das abgeschlossene Hochschulstudium der Psychologie als gleichwertig anerkannt wird (▶ PsychThG § 5 Abs. 2 Satz 1.b und c).

2.5.2 Bewerbungsverfahren

Die Ausbildungsinstitute haben das Recht, ihre Ausbildungsteilnehmer selbst auszusuchen. Daher müssen also Ausbildungswillige eine Bewerbung um einen Ausbildungsplatz einreichen. Die Institute veröffentlichen dazu meist ihre Ausbildungstermine und die **Fristen**, bis wann die Bewerbungen

eingehen müssen. Die meisten Institute stellen Informationen zur Verfügung, in denen Ausbildungsverlauf, Curricula, Eingangsvoraussetzungen und geforderte Bewerbungsunterlagen erläutert werden. Dazu gehören meist:

- ausgefüllte Vordrucke oder formloser Antrag mit der Bitte um Aufnahme
- vollständige Bewerbungsunterlagen, meist mit Lebenslauf inkl. Passfoto, Urkunde des Hochschulabschlusses
- Nachweise über berufspraktische Erfahrungen (Arbeitszeugnisse, Zeugnisse von Praktika)
- weitere Qualifikationen oder Nachweise, die eine spezifische Eignung unterstreichen (Freiwilliges Soziales Jahr, Zivildienst etc.)
- manchmal schriftliche Begründung, warum man eine Ausbildung beginnen möchte
- manchmal schriftliche Begründung, warum man das gewählte Verfahren erlernen möchte
- manchmal schriftliche Begründung, wie man die Ausbildung finanzieren/zeitlich gestalten will

Bei vielen Ausbildungsinstituten werden die geeigneten Bewerber dann zu Vorstellungsgesprächen eingeladen. Diese werden von Mitgliedern der Schwerpunktsleitung oder Institutsleitung gestaltet. Es geht darum, die Bewerber bzgl. Motivation und Eignung zu befragen. Es werden oft Bewerber ausgewählt, die möglichst viele **Voraussetzungen** mitbringen, die einen erfolgreichen Abschluss der Ausbildung wahrscheinlich erscheinen lassen. Dazu gehören natürlich auch Überlegungen zur Finanzierung der Ausbildung und Ideen zur organisatorischen Umsetzung der zahlreichen Anforderungen. Meist entstehen durch das Vorstellungsgespräch Kosten von ca. 100 €.

2.5.3 Vertragliche Vereinbarungen

Nachdem die Hürde der Bewerbung erfolgreich genommen ist, werden zwischen Ausbildungsteilnehmer und Ausbildungsinstitut gewöhnlich vertragliche Vereinbarungen geschlossen, die schriftlich niedergelegt werden sollten. Diese Ausbildungsverträge sollten Sie genau lesen. Existieren keine Verträge, besteht auch nicht die Möglichkeit, ggf. eigene Rechte einzuklagen. In manchen Fällen (z. B. bei den

Vor Ausbildung:

Bewerbung → Vorstellungsgespräch → Aufnahme in die Therapieausbildung

	1. Semester	2. Semester	3. Semester	4. Semester	5. Semester	6. Semester	
Theoretische Ausbildung							
Grundkenntnisse	60	60	40	40			200
Vertiefte Ausbildung	60	60	60	80	80	60	400
Selbsterfahrung	40	40	40				120
Praktische Tätigkeit	600	600	600				1800
Zwischen-prüfung / Praktische Ausbildung				200	200	200	600
Supervision				50	50	50	150
Wahlpflichtangebot, „Freie Spitze"	50	50	50	250	250	280	930
	810	810	790	620	580	590	4200

Nach allen Ausbildungteilen:

Anmeldung zur Prüfung → schriftliche Prüfung → mündliche Prüfung → Beantragug der Approbation

■ **Abb. 2.3** Beispielhafter Ablauf der 3-jährigen Ausbildung mit den Mindestanforderungen

postgradualen universitären Weiterbildungsstudiengängen) existiert nur die Immatrikulationsbescheinigung, die als Äquivalent zum Vertrag gilt.

In einigen Verträgen muss eine Klausel unterschrieben werden, dass es dem Institut obliegt, auch im Laufe der Ausbildung die Eignung zu testen und im Falle der Nicht-Eignung Auflagen zu verlangen (z. B. zusätzliche Selbsterfahrungsstunden, die selber bezahlt werden müssen, oder eine Prüfung). Vertragsbedingungen und Vertragsinhalte werden in ▶ Abschn. 4.5 erläutert.

2.5.4 Zeitlicher Ablauf einer Ausbildung

Am Anfang der Ausbildung steht im Regelfall der sofortige Beginn mit der **Theoretischen Ausbildung**. Diese erstreckt sich gewöhnlich über die gesamte Zeit der Ausbildung. Die meisten PiA versuchen so schnell wie möglich mit der Praktischen Tätigkeit zu beginnen, da sie großen Zeitaufwand bedeutet. Während der **Praktischen Tätigkeit** werden zum Teil auch schriftliche Aufgaben gestellt, wie z. B. zu üben,

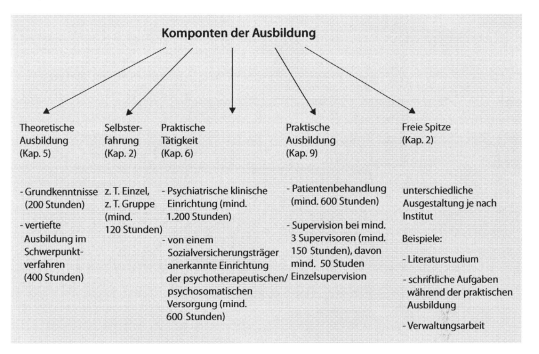

Komponten der Ausbildung

Theoretische Ausbildung (Kap. 5)	Selbsterfahrung (Kap. 2)	Praktische Tätigkeit (Kap. 6)	Praktische Ausbildung (Kap. 9)	Freie Spitze (Kap. 2)
- Grundkenntnisse (200 Stunden) - vertiefte Ausbildung im Schwerpunktverfahren (400 Stunden)	z. T. Einzel, z. T. Gruppe (mind. 120 Stunden)	- Psychiatrische klinische Einrichtung (mind. 1.200 Stunden) - von einem Sozialversicherungsträger anerkannte Einrichtung der psychotherapeutischen/ psychosomatischen Versorgung (mind. 600 Stunden)	- Patientenbehandlung (mind. 600 Stunden) - Supervision bei mind. 3 Supervisoren (mind. 150 Stunden), davon mind. 50 Studen Einzelsupervision	unterschiedliche Ausgestaltung je nach Institut Beispiele: - Literaturstudium - schriftliche Aufgaben während der praktischen Ausbildung - Verwaltungsarbeit

◘ **Abb. 2.4** Komponenten der Ausbildung

Anamnesen zu schreiben und behandelte Fälle zu protokollieren. Es ist üblich, möglichst früh mit der **Selbsterfahrung** zu beginnen.

Die Aufnahme der Praktischen Ausbildung ist oft erst nach einer **Zwischenprüfung** möglich, welche aber auch nicht in allen Ausbildungsinstituten üblich ist. Diese Zwischenprüfung kann unterschiedliche Formen haben. Sie wird von den Ausbildungsinstituten selbst gestaltet und durchgeführt. Nach erfolgreichem Nachweis oder bestandener Zwischenprüfung wird der Ausbildungsteilnehmer zur **Praktischen Ausbildung** zugelassen. Dies schließt eine Behandlungserlaubnis unter Supervision ein. Man spricht auch von einer **vorläufigen Approbation**.

Es hat sich in den letzten Jahren deutlich gezeigt, dass es günstig ist, die Behandlungserlaubnis so früh wie möglich zu erteilen, damit genügend Zeit bleibt, die Praktische Ausbildung zu absolvieren. Es müssen z. T. Patienten über lange Zeit begleitet werden, einige Therapien meist auch vor der Prüfung abgeschlossen sein. Während der Praktischen Ausbildung müssen aufwendige schriftliche Aufgaben erfüllt werden. Für jede Stunde mit dem Patienten kann im Schnitt eine Stunde mit Vor- und Nachbereitung, Dokumentation, Antragstellung, Superversion etc. gerechnet werden. Diese Erfordernisse werden in ▸ Kap. 9 und 10 genauer erläutert.

Wie aus ◘ Abb. 2.3 ersichtlich wird, sind die zeitlichen Anforderungen der Ausbildung im idealtypischen Verlauf am Anfang durch das Psychiatriejahr am größten. Die Verteilung des Wahlpflichtangebotes wurde geschätzt, wobei in den ersten drei Semestern eher die Vor- und Nachbereitung der Theorieveranstaltungen im Vordergrund stehen, während in den letzten Semestern sehr stark die Vor- und Nachbereitung der Praktischen Ausbildung in den Vordergrund rückt. Jeder wird die Ausbildung anhand der Vorgaben des Ausbildungsinstitutes und der eigenen Gegebenheiten unterschiedlich gestalten.

Tipp

Seien Sie nicht enttäuscht, wenn Sie für die Ausbildung deutlich länger als die drei vorgesehenen Jahre brauchen.

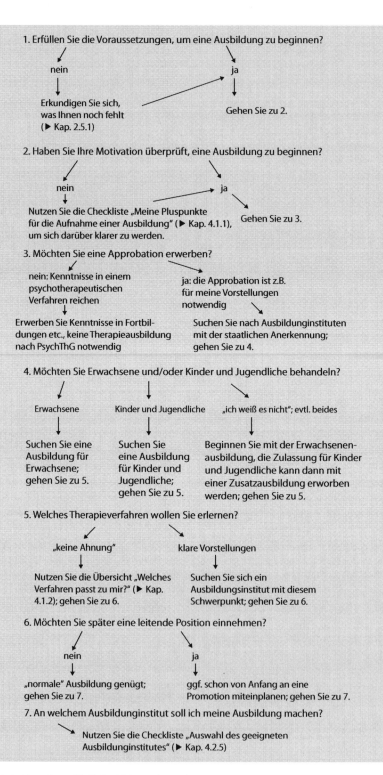

○ **Abb. 2.5**   Entscheidungsbaum für die Ausbildungsplatzsuche

2.5.5 Abschluss der Ausbildung

Wenn alle Ausbildungteile abgeschlossen sind, kommt die letzte Phase der Ausbildung, die noch einmal sehr anstrengend ist. Es müssen alle Ausbildungsteile nachgewiesen werden und die PiA müssen sich zur Prüfung bei den jeweiligen Landesprüfungsämtern anmelden (▶ Kap. 13). Die Prüfungen dürfen nicht früher als zwei Monate vor dem Ende der Ausbildung stattfinden. Üblicherweise stehen die Prüfungstermine schon Jahre vorher fest. Sie finden im März und August statt. Beachten Sie aber unbedingt die Antragsfristen, die erheblich vor den Prüfungen liegen können. Nach Nachweis aller Ausbildungsteile wird die Zulassung ausgesprochen und die Ausbildungsteilnehmer erhalten eine Einladung zur **schriftlichen** und später zur **mündlichen Prüfung**. Danach folgen die Beantragung der Approbation und ein hoffentlich schnelles Vergessen des gesamten mühseligen Weges. Die wichtigen Details über den Abschluss der Ausbildung sind in ▶ Kap. 11 genauer beschrieben.

2.6 Zusammenfassung

Nachdem in diesem Kapitel schon die Selbsterfahrung und die Freie Spitze erläutert worden sind, wird in den folgenden Kapiteln noch näher auf die Theoretische Ausbildung, die Praktische Tätigkeit und die Praktische Ausbildung eingegangen (◘ Tab. 2.1). ◘ Abb. 2.4 gibt einen Überblick über die einzelnen Bausteine der Ausbildung und darüber, in welchen Kapiteln diese hauptsächlich beschrieben werden.

> **Wichtiges zur Therapieausbildung**
> — Gesetzliche Grundlagen der Therapieausbildung sind das Psychotherapeutengesetz (PsychThG) und die Ausbildungs- und Prüfungsverordnung (PsychTh-APrV und KJPsychTh-APrV).

> — Eingangsvoraussetzung für die Ausbildung zum PP ist der Hochschulabschluss (i. d. R. Master) in **Psychologie**, das Fach **Klinische Psychologie** muss Bestandteil der Abschlussprüfung sein.
> — Ausbildungswillige müssen sich für die Ausbildung **bewerben** und sich einem Vorstellungsgespräch unterziehen.
> — Bausteine der Ausbildung sind: **Theoretische Ausbildung** (mind. 600 Stunden), **Praktische Tätigkeit** (mind. 1.800 Stunden), **Praktische Ausbildung** (mind. 600 Stunden) unter **Supervision** (mind. 150 Stunden) und **Selbsterfahrung** (mind. 120 Stunden).
> — Die gesamte Therapieausbildung umfasst 4.200 Stunden. Die nicht näher bestimmten 930 Stunden werden als Wahlpflichtangebot („Freie Spitze") bezeichnet. Die Ausgestaltung liegt in der Hand der Ausbildungsinstitute.
> — Die Therapieausbildungen in wissenschaftlich anerkannten Verfahren schließen mit einer staatlichen Prüfung ab und es kann im Anschluss die Approbation erworben werden.

◘ Abb. 2.5 gibt einen Überblick über die Komponenten der Ausbildung als Hilfestellungen bei der Entscheidung.

Therapieausbildungsarten

© Springer-Verlag Berlin Heidelberg 2016
B. Lindel *Survivalguide PiA*, Psychotherapie: Praxis
DOI 10.1007/978-3-662-49308-3_3

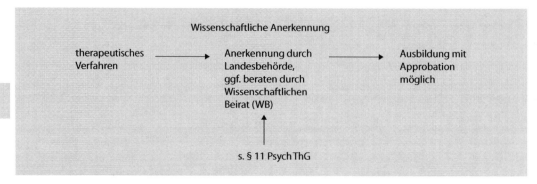

▢ Abb. 3.1   Wissenschaftliche Anerkennung von Therapieverfahren

In diesem Kapitel stellen wir unterschiedliche Therapieformen vor. Das erste und wichtigste Kriterium bei der Unterscheidung ist die Anerkennung des Verfahrens: Sie können **wissenschaftlich, kassenrechtlich oder gar nicht anerkannt** sein. Nicht jedes wissenschaftlich anerkannte Verfahren ist auch kassenrechtlich anerkannt. In der Darstellung haben wir uns auf die drei sowohl wissenschaftlich als auch kassenrechtlich anerkannten Verfahren konzentriert (Verhaltenstherapie, tiefenpsychologisch fundierte und analytische Psychotherapie). Andere Verfahren berücksichtigen wir jedoch auch, da deren Kenntnis ebenfalls von Bedeutung bzgl. der Entscheidung für eine bestimmte Ausbildungsrichtung ist. Schließlich lassen sich die Therapierichtungen von der Zielgruppe (ausschließlich **Kinder und Jugendliche** vs. überwiegend **Erwachsene**) sowie vom Setting (**Einzel-** vs. **Gruppentherapie**) her unterscheiden. Daher erläutern wir zuletzt auch einführend die Ausbildung zum Kinder- und Jugendlichenpsychotherapeuten sowie Möglichkeiten der Zusatz- und Weiterbildungen.

3.1   Anerkennung von Therapieformen (Behandlungsformen)

Im PsychThG § 1 Abs. 3 ist festgelegt, dass PP und KJP **Psychotherapie** ausüben, wenn sie ein wissenschaftlich anerkanntes therapeutisches Verfahren anwenden. Daher ist auch festgelegt, dass die Therapieausbildungen, die zur Approbation als PP oder KJP führen, in einem der als wissenschaftlich anerkannten Verfahren erfolgen sollten (§ 8 Abs. 3 des PsychThG und § 1 der PsychTh-APrV).

⟫ Die Approbation kann nur in einem wissenschaftlich anerkannten Verfahren erworben werden.

Im PsychThG § 11 ist geregelt, wie die wissenschaftliche Anerkennung von Psychotherapieverfahren erfolgt. Die Anerkennung kann durch die Behörden der Länder ausgesprochen werden, wobei diese „in Zweifelsfällen" einen Wissenschaftlichen Beirat (WB) einberufen können, der eine gutachterliche Stellungnahme zu den aufgeworfenen Fragen erstellt. Dazu prüft er Studien, die die Wirksamkeit des therapeutischen Verfahrens belegen (▢ Abb. 3.1).

Definition

Wissenschaftlicher Beirat: Der Wissenschaftliche Beirat (WB) wird aus jeweils sechs berufenen Vertretern der Bundesärztekammer und der Bundespsychotherapeutenkammer gebildet. Der Wissenschaftliche Beirat erstellt Gutachten und Stellungnahmen zu den Anerkennungsfragen.

Zu den wissenschaftlich anerkannten Verfahren gehören die **tiefenpsychologisch fundierte** und die **analytische Psychotherapie** sowie die **Verhaltenstherapie**. Neben den schon erwähnten Verfahren ist seit 2002 auch die **Gesprächspsychotherapie** als wissenschaftliches Verfahren durch den wissenschaftlichen Beirat anerkannt worden. Dies bedeutet, dass in diesem Verfahren prinzipiell die Approbation erworben werden kann, wenn die jeweiligen Landesgesundheitsbehörden dieses Verfahren anerkennen.

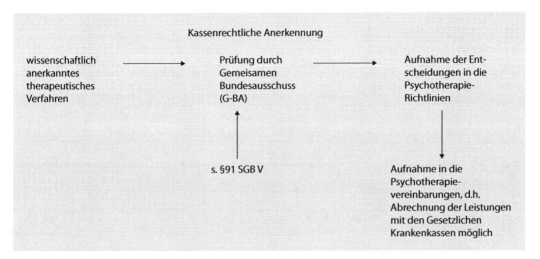

☐ Abb. 3.2 Kassenrechtliche Anerkennung von Therapieverfahren

Neben der wissenschaftlichen Anerkennung ist jedoch eine kassenrechtliche Anerkennung notwendig, um in einem bestimmten Psychotherapieverfahren auch mit den Kassen abrechnen zu können. Aus dem Sozialgesetzbuch V (SGB V) geht im § 91 hervor, dass ein Gemeinsamer Bundesausschuss (G-BA) errichtet wird, der Beschlüsse zu Richtlinien für die ambulante Psychotherapie erlassen darf.

> **Definition**
>
> **Gemeinsamer Bundesausschuss (G-BA):** Der Gemeinsame Bundesausschuss vertragspsychotherapeutische Versorgung setzt sich aus 23 Mitgliedern zusammen: 3 unparteiischen Mitgliedern, 10 Vertretern der Krankenkasse und 10 Vertretern der Kassenärztlichen Bundesvertretung (KBV). Bis zu 10 Patientenvertreter können ohne Stimmrecht teilnehmen.

Der Gemeinsame Bundesausschuss überprüft u. a. psychotherapeutische Verfahren daraufhin, ob der **therapeutische Nutzen**, die **medizinische Notwendigkeit** und die **Wirtschaftlichkeit** nach gegenwärtigem Stand der wissenschaftlichen Erkenntnisse als erfüllt angesehen werden können. Die erlassenen Beschlüsse des G-BA fließen ein in die Psychotherapie-Richtlinien, die sehr regelmäßig ergänzt und verändert werden (☐ Abb. 3.2).

> **Definition**
>
> **Psychotherapie-Richtlinien:** Sie definieren psychotherapeutisch behandlungsbedürftige Krankheiten, die zur psychotherapeutischen Krankenbehandlung geeigneten Verfahren und Details zum Gutachtenverfahren und Behandlungsablauf.

Nach den derzeitig gültigen Psychotherapie-Richtlinien gehören die **psychoanalytisch begründeten Verfahren** (tiefenpsychologisch fundierte Psychotherapie und analytische Psychotherapie) sowie Verhaltenstherapie zu den kassenrechtlich anerkannten Verfahren, für die ein umfassendes Theoriesystem der Krankheitsentstehung vorliegt und deren spezifische Behandlungsmethoden in ihrer therapeutischen Wirksamkeit belegt sind. Die psychoanalytisch begründeten Verfahren waren bereits in den ersten Fassungen der Psychotherapie-Richtlinien aufgenommen worden, die Verhaltenstherapie dagegen erst, als die Richtlinien 1987 erweitert wurden (Best 2001). Diese Verfahren werden auch als Richtlinienverfahren bezeichnet. Bisher wird in der Anlage 1 der Psychotherapie-Richtlinien die Gesprächspsychotherapie neben einigen anderen Verfahren klar ausgeschlossen, da sie die Anforderungen der Psychotherapie-Richtlinien nicht erfülle. Die Vertreter der Gesprächspsychotherapie bemühen sich weiterhin um die Anerkennung als Richtlinienverfahren.

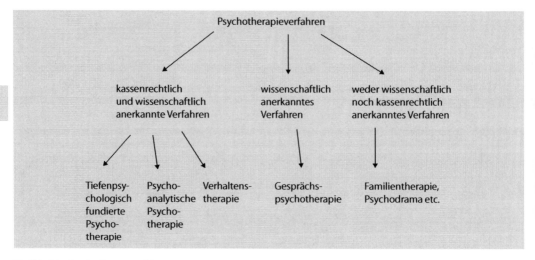

□ Abb. 3.3 Psychotherapieverfahren mit unterschiedlicher Anerkennung

Die Psychotherapie-Richtlinien dienen als Grundlage für die Psychotherapievereinbarungen, die zur Durchführung der Psychotherapie in der vertragsärztlichen Versorgung zwischen Kassenärztlicher Bundesvereinigung und Spitzenverbänden der Krankenkassen geschlossen werden.

Definition

Psychotherapievereinbarungen: Sie bestimmen, welche Qualifikationen zur Durchführung der Psychotherapie und der psychosomatischen Versorgung nachgewiesen werden müssen, und präzisieren Näheres zur Anwendung von Psychotherapie wie das Gutachterverfahren, die Entscheidung zur Leistungspflicht und die Abrechnung.

3.2 Wissenschaftlich anerkannte Verfahren: Verhaltenstherapie, tiefenpsychologische und analytische Psychotherapie sowie Gesprächspsychotherapie

Nachfolgend stellen wir die Therapierichtungen vor, die durch den Wissenschaftlichen Beirat als anerkannt gelten. Wichtig ist, noch einmal auf den besonderen Status der Gesprächspsychotherapie hinzuweisen. In □ Abb. 3.3 werden die Psychotherapieverfahren in der Übersicht dargestellt. Die folgenden Beschreibungen der Verfahren sind den Gutachten und Stellungnahmen des wissenschaftlichen Beirates entnommen (www.wbpsychotherapie.de; abgerufen am 11.2.2016).

Obwohl wir durch die Definitionen der Verfahren eine Idee vermitteln möchten, wie sie sich unterscheiden, ist uns klar, dass in der praktischen Anwendung die therapeutischen Verfahren immer mehr Ähnlichkeiten aufweisen. So wie die Verhaltenstherapie kognitive Elemente mit aufgriff, wird auch die Psychoanalyse in ihrer reinen Form selten durchgeführt. Viele Therapien sind in der Praxis **Mischformen.** Auch aus der Sicht der Forschung sind **therapieschulenübergreifende Variablen,** wie die Qualität der Beziehung zwischen Patient und Therapeut, wesentlich bedeutsamer als die eigentlich verwendeten Methoden (siehe dazu die Metaanalyse von Grawe et al. 1994).

3.2.1 Verhaltenstherapie (VT)

Die Verhaltenstherapie (VT), basierend auf der empirischen Psychologie, beinhaltet **störungsspezifische und -unspezifische Therapieverfahren.** Diese zielen alle aufgrund von Störungs- und Veränderungswissen auf eine systematische Besserung der zu behandelnden Problematik. Ein Störungsmodell wird nach einer ausführlichen Diagnostik gemeinsam erarbeitet. Hieraus und aus einer individuellen Problemanalyse werden therapeutischen Interventionen abgeleitet, die an den prädisponierenden, auslösenden und/oder aufrechterhaltenden Problembedingungen ansetzen. Anhand **konkreter und operationalisierter Ziele** auf den verschiedenen Ebenen des Verhaltens und Erlebens kann unter anderem die Modifikation von beobachtbarem Verhalten, psychophysiologischen und kognitiv-emotionalen Prozessen sowie das Erreichen eines höheren Grades von Anpassung, erlebter Selbstkontrolle und Problemlösekompetenz festgestellt werden. Problemorientierung, Zielorientierung, Handlungsorientierung, Transparenz, Hilfe zur Selbsthilfe, Überschreiten des therapeutischen Settings sowie das Bemühen um empirisch fundierte Weiterentwicklung gehören zu den Grundprinzipien (www.wbpsychotherapie.de/page.asp?his=0113.136.137, abgerufen am 11.2.2016, Hervorhebungen der Autorin).

- **Methoden/Techniken**

Für die meisten psychischen Störungen wurden spezielle **Therapieprogramme** aufgestellt und in **Therapiemanualen** festgehalten. Kombiniert werden meistens verschiedene Techniken, wie z. B. das instrumentelle/operante Lernen in Form von Selbst- und Fremdverstärkung, das klassische Konditionieren (etwa in Form des aversiven Konditionierens), das Modell-Lernen, Habituation und Löschung (etwa bei der systematischen Desensibilisierung und der Konfrontations- beziehungsweise Expositionstherapie), Biofeedback, Methoden der Selbstkontrolle und des Selbstmanagements sowie verschiedene kognitive Methoden (www.wbpsychotherapie.de/page.asp?his=0113.136.137, abgerufen am 11.2.2016, Hervorhebungen der Autorin)

3.2.2 Psychodynamische Therapieverfahren (tiefenpsychologisch fundierte und analytische Psychotherapie)

Die Psychodynamische Psychotherapie (PP) hat sich aus der Psychoanalyse weiterentwickelt. Bearbeitet werden **lebensgeschichtlich begründete unbewusste Konflikte** und krankheitswertige psychische Störungen in einer therapeutischen Beziehung unter besonderer Berücksichtigung von **Übertragung, Gegenübertragung und Widerstand** (www.wbpsychotherapie.de/page.asp?his=0113.131.132, abgerufen am 11.2.2016, Hervorhebungen der Autorin)

- **Methoden/Techniken**

Bei der PP werden verschiedene Methoden und Techniken mit einem gemeinsamen störungs- und behandlungstheoretischen Hintergrund in verschiedenen Settings (im ambulanten und stationären Setting bei Einzelpersonen, Paaren, Familien und Gruppen) angewendet. Beispiele für die Anwendungsformen in den verschiedenen Settings finden sich in den gängigen Lehrbüchern (oder in den Ausführungen zu den kassenrechtlichen Regelungen zur Anwendung von Psychotherapie („Psychotherapie-Richtlinien") (www.wbpsychotherapie.de/page.asp?his=0113.131.132, abgerufen am 11.2.2016)

Insgesamt lassen sich die psychoanalytisch begründeten Verfahren so beschreiben: Diese Verfahren stellen Formen einer ätiologisch orientierten Psychotherapie dar, welche die unbewusste Psychodynamik psychischer Störungen mit psychischer oder somatischer Symptomatik zum Gegenstand der Behandlung machen.

Als psychoanalytisch begründetes Verfahren wird im Rahmen der Psychotherapie-Richtlinien die tiefenpsychologisch fundierte und die analytische Psychotherapie aufgefasst.

- **Tiefenpsychologisch fundierte Psychotherapie**: Die tiefenpsychologisch fundierte Psychotherapie subsummiert all diejenigen ätiologisch orientierten Therapieformen, die sich mit der unbewusste Psychodynamik aktuell wirksamer neurotischer Konflikte unter Beachtung von Übertragung, Gegenübertragung und Widerstand auseinandersetzen. Dabei wird das therapeutische Vorgehen fokussiert durch **die Begrenzung des Behandlungszieles**, durch ein **vorwiegend konfliktzentriertes Vorgehen** und durch **Einschränkung regressiver Prozesse** angestrebt (www.therapie.de/psyche/info/index/therapie/tiefenpsychologisch-fundierte-psychotherapie/, abgerufen am 02.03.2016, Hervorhebungen der Autorin)

- **Analytische Psychotherapie:** Zusammen mit der neurotischen Symptomatik wird der **neurotische Konfliktstoff** und die **zugrundeliegende neurotische Struktur** des Patienten zum Gegenstand der Behandlung gemacht. Der therapeutische Prozess geschieht mittels Übertragungs-, Gegenübertragungs- und Widerstandsanalyse unter Nutzung regressiver Prozesse (www.therapie.de/psyche/info/index/therapie/, abgerufen am 02.03.2016, Hervorhebungen der Autorin)

3.2.3 Gesprächspsychotherapie

Carl R. Rogers, der Begründer der Gesprächspsychotherapie, stellte ein allgemeines psychotherapeutisches Konzept im Sinne einer **Anleitung** zur besonderen **Gestaltung der psychotherapeutischen Beziehung oder des psychotherapeutischen Gesprächs** auf. Neben dem klassischen Vorgehen entwickelten sich auch Strömungen, bei denen der Therapeut direktiver auf das therapeutische Geschehen einwirkt im Hinblick auf spezifische Therapieziele oder Besonderheiten des jeweiligen Patienten (zusätzliche therapeutische Interventionen zur Erweiterung der „**Selbstexploration**" oder der **Erlebnisfähigkeit** des Patienten, wie z. B. „experiencing"). Die Gesprächspsychotherapie hat demnach unterschiedliche Ausprägungsformen.

3.3 Andere Therapieformen

Es gibt noch viele weitere therapeutische Verfahren, deren Anwendungsbereich umfassend oder auch eher bezogen auf bestimmte Störungsbilder oder Probleme sein kann. Diese Therapieformen werden in verschiedenen Institutionen, Kliniken sowie in Beratungsstellen zur Anwendung gebracht. Das Erlernen dieser therapeutischen Verfahren, deren Curricula und **Ausbildungsrichtlinien** oft durch die jeweiligen Fachverbände vorgegeben werden, berechtigen nach dem PsychThG nicht zum Erwerb der Approbation, solange sie nicht durch die Landesbehörden anerkannt werden. Man kann aber nicht nur durch das Erlernen von wissenschaftlich und kassenrechtlich anerkannten Verfahren die Chancen erhöhen, eine adäquate Arbeitsstelle im therapeutischen Bereich zu finden. Zu diesen Therapieausbildungen haben auch andere

Berufsgruppen Zugang. Einige Beispiele für **Therapieformen** oder **therapeutische Techniken** sind:

- Systemische Therapie oder Familientherapie
- Gestalttherapie
- Psychodrama
- Körpertherapie
- Mal- und Kunsttherapie
- Musiktherapie
- Tanztherapie
- Lachtherapie
- Logotherapie
- Feedbackverfahren
- Transaktionsanalyse
- Neurolinguistisches Programmieren (NLP)
- Hypnose
- Provokante Therapie

3.4 Kinder- und Jugendlichenpsychotherapieausbildung

Neben der Entscheidung, welches therapeutische Verfahren ein Ausbildungswilliger erlernen möchte, werden einige auch vor der Frage stehen, ob sie eine Ausbildung zum Psychologischen Psychotherapeuten oder Kinder- und Jugendlichenpsychotherapeuten absolvieren wollen. Folgende Aspekte sollen bei der Entscheidung helfen:

- gesetzliche Grundlagen
- Zulassungsvoraussetzungen
- Unterschiede zur Erwachsenenausbildung
- Ausbildung als Kinder- und Jugendlichenpsychotherapeut vs. Zusatzausbildung (▶ Abschn. 3.5)

3.4.1 Gesetzliche Grundlagen

Gesetzliche Grundlage für die Ausbildung zum KJP ist die Ausbildungs- und Prüfungsverordnung für Kinder- und Jugendlichenpsychotherapeuten (KJPsychTh-APrV). Diese ist analog aufgebaut zur APrV der Erwachsenenausbildung und unterscheidet sich nur in einigen, allerdings wesentlichen Aspekten. Die komplette Ausbildung ist auf eine Patientenklientel – **Kinder und Jugendliche** (bis zur Vollendung des 21. Lebensjahres) – ausgerichtet. Dies spiegelt sich in der Theoretischen Ausbildung, der Praktischen Tätigkeit und der Praktischen Ausbildung wieder.

3.5 · Ausbildung zum KJP vs. Erwerb der Zusatzqualifikation

25

3

Die KJP-Ausbildung steht neben Psychologen auch **anderen Berufsgruppen** offen. Zulassungsvoraussetzung zur Ausbildung sind das Psychologie-Diplom mit Einschluss des Fachs Klinische Psychologie oder das abgeschlossene Hochschulstudium in Pädagogik oder Sozialpädagogik (s. PsychThG § 5 Abs. 2a).

3.4.2 Aufbau der Ausbildung

Der Aufbau der Kinder- und Jugendlichenpsychotherapeutenausbildung unterscheidet sich kaum von der Erwachsenenausbildung. Als Vertiefungsverfahren kommen alle wissenschaftlich anerkannten Psychotherapieverfahren infrage: Verhaltenstherapie, tiefenpsychologisch fundierte und analytische Psychotherapie. Die Gesprächspsychotherapie ist derzeit laut Gutachten des wissenschaftlichen Beirats nur für die vertiefte Ausbildung in der Erwachsenenpsychotherapie zugelassen, d. h. die wissenschaftliche Anerkennung erstreckt sich nicht auf die Kinder- und Jugendlichenpsychotherapie. Zur Therapieausbildung gehören:

- **Praktische Tätigkeit** (§ 2 der KJPsychTh-APrV)
  - mindestens 1.200 Stunden in einer kinder- und jugendpsychiatrischen klinischen Einrichtung
  - mindestens 600 Stunden in einer von einem Sozialversicherungsträger anerkannten Einrichtung, die der psychotherapeutischen oder psychosomatischen Versorgung von Kindern und Jugendlichen dient
- **Theoretische Ausbildung** (§ 3 der KJPsychTh-APrV)
  - mindestens 200 Stunden Grundkenntnisse
  - mindestens 400 Stunden vertiefte Ausbildung
- Praktische Ausbildung (§ 4 der KJPsychTh-APrV)
  - mindestens 600 Behandlungsstunden mit mindestens 6 Patientenbehandlungen und mindestens 6 anonymisierten schriftlichen Falldarstellungen
  - mindestens 150 Supervisionsstunden, davon mindestens 50 Stunden als Einzelsupervision, möglichst gleichmäßig verteilt auf 3 Supervisoren
- **Selbsterfahrung** (§ 5 der KJPsychTh-APrV)
  - mindestens 120 Stunden

Die Ausbildung umfasst insgesamt **4.200 Stunden**, d. h. neben den direkt benannten und beschriebenen Ausbildungsteilen bleibt ebenfalls eine „Freie Spitze" übrig. Am Ende der Therapieausbildung stehen eine schriftliche und eine mündlichen Abschlussprüfung. Die schriftliche Abschlussprüfung unterscheidet sich nur unwesentlich von der der Ausbildung zum PP (▶ Kap. 11). Nach der erfolgreichen Prüfung kann die Approbation als KJP beantragt werden.

Im Unterschied zur Ausbildung der Erwachsenen wird die Ausbildung zum KJP wesentlich häufiger nur als berufsbegleitende Ausbildung über 5 Jahre angeboten. Die Kosten sind je nach Therapieverfahren vergleichbar mit den Ausbildungskosten zum PP.

3.5 Ausbildung zum KJP vs. Erwerb der Zusatzqualifikation für den Bereich Kinder und Jugendliche nach Ausbildung zum PP

Es gibt zwei Wege, die Behandlungserlaubnis zur Behandlung von Kindern und Jugendlichen zu erwerben. Der direktere Weg ist natürlich die **Ausbildung zum Kinder- und Jugendlichenpsychotherapeuten**, da diese spezifisch auf die Klientel vorbereitet. Nach der Approbation und mit der Niederlassung kann eine Abrechnungsgenehmigung erworben werden, die auf die Behandlung von Kindern und Jugendlichen beschränkt ist. Der zweite Weg führt über den Erwerb einer **Zusatzqualifizierung nach Abschluss der Ausbildung zum Psychologischen Psychotherapeuten**. Die Abrechnungsgenehmigung wird dann auf die Behandlung von Kindern und Jugendlichen erweitert.

Viele verschiedene Ausbildungsinstitute bieten inzwischen diese Zusatzqualifikationen an. Meist dauern diese ca. ein Jahr und sind natürlich wiederum mit Ausbildungskosten verbunden. Laut Kassenärztlicher Vereinigung und Psychotherapievereinbarungen sind einzelne Fortbildungs- oder Weiterbildungsbausteine zur Beantragung der Behandlungserlaubnis von PP für Kinder- und Jugendlichenpsychotherapie nachzuweisen:

- eingehende **Kenntnisse** und Erfahrungen in der Entwicklungspsychologie und Lernpsychologie einschließlich der speziellen Neurosenlehre sowie der Psychodiagnostik bei Kindern und Jugendlichen mit mindestens **200 Stunden**

3

■ mindestens **4 Fälle** analytischer oder tiefenpsychologisch fundierter Psychotherapie
mit mindestens **200 Stunden** insgesamt oder
mindestens **5 Fälle** in Verhaltenstherapie mit
mindestens **180 Stunden**, wobei
■ diese Krankenbehandlungen insgesamt
selbstständig unter **Supervision** – möglichst
nach jeder 4. Behandlungsstunde bei analytischer und tiefenpsychologisch fundierter
Psychotherapie oder nach jeder 3. bis 4.
Behandlungsstunde bei Verhaltenstherapie –
bei Kindern und Jugendlichen durchgeführt
und abgeschlossen wurden.

Im Anschluss an die PP-Ausbildung kann also die
Abrechnungsgenehmigung auf den Bereich der
Kinder und Jugendlichen erweitert werden. Für die
KJP gibt es diese Möglichkeit nicht. Es gibt **keine**
Zusatzausbildung zur Erweiterung der Behandlungs-
erlaubnis für Erwachsene. Möchte ein KJP Erwach-
sene therapieren, muss er eine komplette zweite Aus-
bildung durchlaufen, nämlich die zum PP.

⏩ Nach der Erwachsenenausbildung kann
relativ leicht die Zusatzqualifikation zum KJP
erworben werden, umgekehrt ist dies jedoch
nicht möglich.

All denjenigen, die sich offen halten wollen, welche
Klientel sie behandeln wollen, ist natürlich die Aus-
bildung zum PP mit der Option der Erweiterung der
Behandlungserlaubnis auf Kinder und Jugendliche
zu empfehlen. Wer sich sicher ist, dass er im weite-
ren beruflichen Leben überwiegend mit Kindern und
Jugendlichen arbeiten möchte, dem ist durchaus die
Ausbildung zum KJP zu empfehlen. In dieser wird
sehr viel detaillierter und tiefgreifender, als es in einer
Zusatzausbildung möglich wäre, auf die spezifischen
Störungen des Kinder- und Jugendlichenbereiches
und deren Behandlung eingegangen.

3.6   Zusatzqualifikation Gruppentherapie

Die Psychotherapeutenausbildung berechtigt zur
Behandlung von Erwachsenen im Setting der Ein-
zeltherapie. Wer in seiner Niederlassung auch

Gruppentherapien über die Krankenkassen abrechnen möchte, benötigt eine weitere **Zusatzausbildung**. In tiefenpsychologischer und analytischer
Psychotherapie kann Gruppentherapie als Setting für
eine gesamte Behandlung angeboten werden, in der
Verhaltenstherapie sind Gruppentherapiestunden in
Kombination mit einer Einzelbehandlung möglich
(▶ Abschn. 10.1.4). Auch die Kinder- und Jugendlichenpsychotherapeuten können in bestimmten Verfahren gruppentherapeutische Zusatzqualifikationen
erwerben (▶ Abschn. 10.1.4).

Mögliche Vorteile des gruppentherapeutischen
Settings sollen wegen seiner Wichtigkeit kurz auf-
gezählt werden:

■ Der Patient erlebt, dass auch andere in seiner
Rolle sind und Schwierigkeiten haben, er kann
vieles besser nachvollziehen.
■ Häufig finden sich in gut funktionierenden
Gruppen für Probleme **sehr gute Lösungen**,
da die Gruppenlösung einer Aufgabe durchaus
besser sein kann als die beste Einzelleistung.
■ Die Gruppe fungiert als **geschützter Rahmen**,
sozusagen als Mikrokosmos, in dem der
Einzelne die Auswirkungen seines Verhaltens
gespiegelt bekommt. Einmal aufgestellte
Spielregeln und Normen können in einer therapeutischen Gruppe jedoch wieder verworfen
oder modifiziert werden, sodass **neue Verhaltensweisen** gelernt und ausprobiert werden
können.
■ Damit ist in einer Gruppe in besonderem Maße
soziales Lernen möglich. Defizite in sozialen
Kompetenzen sind häufig eine aufrechterhal-
tende Bedingung bei psychischen Störungen,
sodass dieses Setting dann zumindest
begleitend indiziert erscheint.

Auch für die Abrechnungsgenehmigung für die
Gruppentherapie gibt es Auflagen durch die Kasse-
närztliche Vereinigung. Diese Bestandteile sind laut
Psychotherapievereinbarung nachzuweisen:

■ Eingehende Kenntnisse und praktische
Erfahrungen in der Gruppen-Psychotherapie
der psychoanalytisch begründeten Verfahren
oder der Verhaltenstherapie. Dabei ist nachzuweisen, dass
– in mindestens **40 Doppelstunden** analytischer oder tiefenspsychologisch fundierter

beziehungsweise verhaltenstherapeutischer **Selbsterfahrung** in der Gruppe,

- in mindestens **24 Doppelstunden** eingehende **Kenntnisse** in der Therapie der Gruppen-Psychotherapie und Gruppen-Dynamik erworben wurden und
- mindestens **60 Doppelstunden** kontinuierlicher **Gruppenbehandlung** mit tiefenpsychologisch fundierter oder analytischer Psychotherapie oder mit Verhaltenstherapie, auch in mehreren Gruppen, unter **40 Stunden Supervision** durchgeführt wurden.

3.7 Weitere Abrechnungsgenehmigungen

Im Rahmen der psychosomatischen Grundversorgung können nach Psychotherapie-Richtlinien weitere Verfahren zur Anwendung kommen. Dazu gehören:
- **Autogenes Training** als Gruppen- oder Einzelbehandlung
- **Progressive Muskelrelaxation nach Jacobson** als Gruppen- oder Einzelbehandlung
- **Hypnose** als Einzelbehandlung

Auch für diese Verfahren müssen einige Weiterbildungsbestandteile nachgewiesen werden, bevor die Leistungen meist zusätzlich zu therapeutischen Leistungen über die Krankenkasse abgerechnet werden können. Es können maximal 12 Sitzungen eines der oben genannten Verfahren pro bewilligter Psychotherapie abgerechnet werden. Die **KV-Abrechnungsgenehmigung** kann nach Erfüllen folgender Bedingungen pro benanntem Verfahren erworben werden:
- Erwerb eingehender Kenntnisse und Erfahrungen in diesen Techniken im Rahmen des Fachkundenachweises oder
- durch die erfolgreiche Teilnahme an 2 Kursen von jeweils 8 Doppelstunden im Abstand von mindestens 6 Monaten in den jeweiligen Techniken.

Der Erwerb dieser Abrechnungsgenehmigungen ist also weitaus weniger aufwendig als die Zusatzausbildungen. Während die Zusatzausbildungen in der Regel erst nach Abschluss der Therapieausbildung und der Approbation begonnen werden, werden die Voraussetzungen für Abrechnungsgenehmigungen für Entspannungsverfahren oft schon **während der Therapieausbildung** erworben.

> **Tipp**
>
> Versuchen Sie in Ihrem Ausbildungsinstitut möglichst schon während der Ausbildung die Voraussetzungen für mindestens eine dieser Abrechnungsgenehmigungen zu erwerben.

3.8 Zusammenfassung

Therapeutische Kenntnisse können in unterschiedlichen psychotherapeutischen Verfahren oder Techniken erworben werden. Je nach persönlichem Berufsziel ist es wichtig, sich zu überlegen, **welche Klientel man mit welchem Verfahren unter welchen Bedingungen behandeln möchte**. Viele therapeutische Verfahren eignen sich in der Behandlung von Erwachsenen oder Kindern und Jugendlichen. Bisher sind jedoch nur einige Verfahren als Vertiefungsverfahren für die therapeutische Ausbildung mit Approbation zugelassen und nur in einigen Verfahren kann nach der therapeutischen Ausbildung mit der Krankenkasse abgerechnet werden. Die tiefenpsychologisch fundierte Psychotherapie, die analytische Psychotherapie sowie die Verhaltenstherapie sind als Vertiefungsverfahren zugelassen und können auch mit den Krankenkassen abgerechnet werden. Einen Sonderstatus nimmt die Gesprächspsychotherapie ein, die zwar die Hürde der wissenschaftlichen Anerkennung genommen hat, jedoch als sog. Richtlinienverfahren noch nicht aufgenommen wurde.

3

Wichtiges zu Therapieformen
- Therapieverfahren können wissenschaftlich und/oder kassenrechtlich anerkannt werden.
- In Verfahren, die wissenschaftlich anerkannt sind, kann die Approbation erworben werden.
- In Verfahren, die kassenrechtlich anerkannt sind, kann mit den Krankenkassen abgerechnet werden. Diese Verfahren sind auch unter dem Namen Richtlinienverfahren bekannt.
- Es gibt die Ausbildung zum Psychologischen Psychotherapeuten und die Ausbildung zum Kinder- und Jugendlichenpsychotherapeuten. Kinder- und Jugendlichenpsychotherapeuten können ihre Ausbildung im späteren Verlauf nicht durch eine Zusatzausbildung auf den Erwachsenenbereich erweitern.
- Die Therapieausbildungen können z. T. erweitert werden um die Zusatzausbildung für den Kinder- und Jugendlichenbereich, die Zusatzausbildung für Gruppentherapie und verschiedenen Abrechnungsgenehmigungen im Rahmen der psychosomatischen Versorgung (z. B. Entspannungsverfahren).

Suche nach einem Ausbildungsinstitut

© Springer-Verlag Berlin Heidelberg 2016
B. Lindel *Survivalguide PiA*, Psychotherapie: Praxis
DOI 10.1007/978-3-662-49308-3_4

Vor dem Beginn der Ausbildung sind neben der Reflexion über die eigene Motivation und Zielsetzung auch Entscheidungen über Ausbildungsart, -ort und -institut nötig. Folgende Fragen wird sich jeder stellen, der sich mit dem Gedanken trägt, eine Ausbildung zu beginnen:

- Möchte ich überhaupt eine Ausbildung beginnen?
- Welche Ausbildung möchte ich beginnen?
- Wo und bei wem möchte ich die Ausbildung absolvieren?
- Wie viel Zeit, Geld und „Nerven" wird mich die Ausbildung kosten?

Zur Beantwortung dieser Fragen stehen **Checklisten** zur Verfügung und geben in diesem Kapitel auch Informationen über strukturelle Bedingungen der Ausbildungsinstitute, Kosten der Ausbildung und Ausbildungsverträge. Am Ende des Kapitels werden Sie hoffentlich genügend Informationen erhalten haben, um auf dieser Grundlage eine Entscheidung treffen zu können.

4.1   Einstieg – Motivation und persönliche Zielsetzung

Um die schwierige Ausbildungssituation der PiAs zu verbessern, bedürfte es einer Gesetzesnovellierung. Da zwar eine Reform diskutiert wird, aber bis zu einer eventuellen Gesetzesänderung noch Zeit verstreichen wird, werden wohl immer noch viele Ausbildungswillige mit den Anforderungen der derzeit gültigen Fassung des PsychThG bzw. der PsychTh-APrV konfrontiert werden und sich die Fragen stellen, die in den folgenden Abschnitten erörtert werden.

4.1.1   Soll ich überhaupt eine Ausbildung machen?

Empfehlenswert ist es, die eigene Motivation, die Karriereplanung, die beruflichen Vorstellungen und die Zielsetzung für das eigene Leben sorgfältig zu analysieren. Natürlich ist es auch wichtig, wie Sie mit zu erwartenden Belastungen umgehen werden. Folgende Fragen sollten Sie sich zuvor beantworten:

- Was hat Sie während Ihres **Studiums** interessiert – z. B. Klinische Psychologie, Bachelor-/Masterarbeitsthema, Interessenschwerpunkte, Praktika?
- Wo sehen Sie sich **beruflich in 10 Jahren** – z. B. in der Grundlagenforschung, in der klinischen Forschung, in einer Klinik, als Mitarbeiter in einem Team, in einer leitenden Funktion, in einer eigenen Praxis?
- Was ist Ihnen in Ihrer **beruflichen Entwicklung** wichtig – z. B. Arbeit mit Patienten, gute Bezahlung, Arbeit allein (z. B. in einer Praxis) oder in einem Team (z. B. in einer Praxisgemeinschaft), Arbeit selbstständig oder angeleitet?
- Welche **Anforderungen** werden von evtl. zukünftigen Arbeitgebern gestellt – z. B. Kenntnisse in einer speziellen Psychotherapierichtung, Approbation in einem bestimmten Verfahren?
- Mit welcher **Klientel** möchten Sie arbeiten – z. B. Kinder und Jugendliche, Erwachsene mit bestimmten Störungen?
- Halten Sie sich persönlich für **geeignet für die Tätigkeit als Psychologischer Psychotherapeut** – z. B. eigene Stabilität, eigene psychische Gesundheit, bisherige Erfahrungen in der Arbeit mit psychisch gestörten Menschen, Menschenkenntnis?
- Was sind **Ihre Erwartungen an die Ausbildung** – z. B. Selbsterfahrung, Vertiefung von Kenntnissen in psychotherapeutischen Methoden, Verbesserung der eigenen Fähigkeiten im Patientenkontakt und in der Behandlung psychischer Störungen, Erwerb der Approbation, Erwerb der Kassenzulassung, Praxisgründung?
- Wie viel sind sie bereit, die nächsten Jahre in die Ausbildung zu investieren? Beachten Sie dabei insbesondere folgende Aspekte:
  - **zeitliche Perspektive**: z. B. mindestens 3–5 Jahre Mehrfachbelastung einplanen, viele Stunden Freizeit für Ausbildung aufgeben
  - **finanzielle Belastung**: zusätzlich zum Lebensunterhalt ca. 10.000–25.000 € Ausbildungskosten – bei analytischer Ausbildung auch weitaus mehr, Verlust oder Verringerung des Einkommens über einen gewissen Zeitraum, evtl. Aufnahme von Krediten etc.

- **private Situation**: Belastung von Familie und/oder Partnerschaft, z. B. Kinderwunsch, zu betreuende Kinder, Betreuung von kranken Eltern, Betreuung von nahen Angehörigen, familiäre Aufgaben und Verpflichtungen, mögliche Unterstützung und Hilfe durch Familie und/oder Partner
- **logistische Probleme**: z. B. Pendeln zwischen Wohnort, Ausbildungsort, Arbeitsstelle und -ort der Praktischen Tätigkeit
- **zusätzliche persönliche Vorhaben**, Ziele in den nächsten Jahren: z. B. Promotion, Auslandsaufenthalte, Familiengründung, Investitionen
- **persönliche Voraussetzungen**: z. B. Belastbarkeit, Durchhaltevermögen, erneutes Drücken der Schulbank inkl. Prüfungen

Um die Entscheidung für oder gegen eine Ausbildung zu erleichtern, sind die wichtigsten Kriterien, die für eine Ausbildung sprechen, in der unten stehenden Checkliste aufgeführt. Je mehr Punkte Ihnen problematisch erscheinen, desto größer ist die Wahrscheinlichkeit, dass Sie Schwierigkeiten bei der Aufnahme, Durchführung oder Beendigung einer Psychotherapeutenausbildung haben werden.

Checkliste – Meine Pluspunkte für die Aufnahme einer Ausbildung
- Ich habe mich schon während meines Studiums sehr stark für Klinische Psychologie interessiert.
- Ich habe mit Interesse ein Praktikum im klinischen Bereich gemacht.
- Ich möchte in den nächsten Jahren eine Praxis eröffnen oder ich möchte im klinischen Bereich als approbierter Psychotherapeut tätig sein.
- Ich möchte auf jeden Fall mit Patienten psychotherapeutisch arbeiten.
- Meine zukünftigen Arbeitgeber verlangen im Regelfall eine Approbation.
- Ich halte mich für geeignet als PP.

- Ich möchte mehr über ein Psychotherapieverfahren lernen, neue Erfahrungen und Kenntnisse erwerben.
- In den nächsten mindestens 3–5 Jahren habe ich mich auf die Mehrfachbelastung eingerichtet.
- Die finanzielle Belastung stellt für mich kein Problem dar.
- In den nächsten Jahren hege ich keine anderen Ziele oder Pläne außer der Ausbildung.
- Ich bin frei und ungebunden oder werde durch meine Familie unterstützt. Alle betroffenen Menschen meiner Umgebung sind auf die kommende Zeit vorbereitet.
- Das evtl. notwendige Fahren zwischen verschiedenen Orten ist für mich kein Problem. Ich habe Fahrtzeiten und die Koordination anderer Aufgaben und Verpflichtungen sorgfältig geplant.
- Meine Belastbarkeit und mein Durchhaltevermögen sind groß.

In dieser etwas spitz formulierten Checkliste wird wohl niemand alle Kriterien erfüllen und alle Punkte mit „stimmt bei mir genau" beantworten. Daher gilt es immer wieder, bei jedem Punkt, der fraglich ist, sich Gedanken darüber zu machen, wie dieses Problem gelöst werden könnte. Eine Möglichkeit wären z. B. entsprechende Gespräche mit Menschen Ihrer unmittelbaren Umgebung. Im günstigsten Falle besteht neben der Gesprächsbereitschaft auch die Bereitschaft zur Hilfestellung und Unterstützung.

4.1.2 Welche Therapieausbildung soll ich machen?

Nach der wichtigen grundsätzlichen Entscheidung muss die Wahl des Therapieverfahrens getroffen werden. Dabei kann die inhaltliche Beschreibung der derzeit wählbaren Therapieverfahren in ▶ Kap. 3 helfen. Die meisten werden sicherlich zwischen **tiefenpsychologisch fundierter Psychotherapie, analytischer Psychotherapie** und **Verhaltenstherapie**

4

wählen. Als weitere ernsthafte Option ist mittlerweile die **Gesprächspsychotherapie** hinzugekommen, die bereits die wissenschaftliche Anerkennung hat. Die kassenrechtliche Anerkennung wird vielleicht folgen (▶ Kap. 3). Obwohl, wie bereits zuvor geschildert, in den meisten Fällen nur zwischen den 3 bzw. 4 anerkannten Verfahren ausgewählt wird, geben wir auch hier durch die nachfolgenden Fragen eine Entscheidungshilfe.

Welches Therapieverfahren passt zu mir?
- inhaltlich-theoretische Fragen:
  - Welcher Ansatz gefällt mir inhaltlich?
  - Welcher theoretischen Ausrichtung kann ich am ehesten zustimmen?
  - Welches Klientel möchte ich bevorzugt behandeln und welches Verfahren eignet sich dazu am besten?
  - Welches Verfahren hat die für mich überzeugenderen Behandlungskonzepte?
- persönliche Fragen:
  - Welches Therapieverfahren passt zu mir – Vorgehen, Menschenbild, therapeutischer Stil? (So wird vielleicht ein dominanter Mensch mit der non-direktiven Gesprächshaltung der Gesprächspsychotherapie nicht so gut zurechtkommen.)
  - Mit welchem Psychotherapieverfahren habe ich schon Erfahrungen – aus Eigentherapie, Arbeit etc.?
- pragmatische Fragen:
  - Welches Verfahren kann ich mir finanziell leisten?
  - Welches Verfahren wird für mich zu akzeptablen Bedingungen angeboten (z. B. Nähe zum Wohnort)?
  - Was verlangen mögliche spätere Arbeitgeber als Therapierichtung?
  - Wie viele Therapiestunden können in welchem Verfahren kassenrechtlich abgerechnet werden?

Gerade direkt nach dem Studium ist es ohne oder mit geringer Berufserfahrung schwer, den für sich passenden therapeutischen Stil zu definieren und hierzu die entsprechende Therapieform zu wählen. Nutzen Sie folgende Informationsquellen, **um zu einer Entscheidung zu gelangen:**

- Fragen Sie **Freunde** unter den Kommilitonen, befreundete Psychologen oder Psychotherapeuten, welches Verfahren zu Ihnen passen würde.
- Sinnvoll kann auch die **Lektüre von Therapieverläufen** sein, um einen Eindruck vom Vorgehen zu bekommen.
- Sprechen Sie auch mit **Therapeuten unterschiedlicher Richtungen** und überprüfen Sie immer wieder, inwiefern Sie mit dem geschilderten Verfahren einverstanden sind.
- Prüfen Sie, zu welchem Verfahren Sie **Ihren Vorstellungen nach** am besten passen.

Die Bedeutung der eher pragmatischen Fragen sollte nicht unterschätzt werden. Schon mancher Unentschlossene hat sich aufgrund finanzieller Überlegungen für oder gegen ein Therapieverfahren entschieden. Der Frage hinsichtlich der Kosten wird in ▶ Abschn. 4.3 nachgegangen. Auch die Frage nach dem Ausbildungsort ist nicht aus der Luft gegriffen. Besonders in eher abgelegenen Regionen werden nicht alle Verfahren angeboten, sodass sich die Frage nach der Therapierichtung unter Umständen von selbst erledigen kann.

Laut Grawe (1993) fassen Diplom-Psychologen meistens eher eine verhaltenstherapeutische als eine tiefenpsychologische Ausbildung ins Auge, auch die Zahlen der niedergelassenen Psychotherapeuten der KBV bestätigen dieses (▶ Abschn. 13.2). Nach Psychotherapieerfolgsstudien ist jedoch nicht das jeweilige Verfahren für den Therapieerfolg maßgeblich, sondern die therapieschulenübergreifenden Wirkfaktoren der „Klärung", „Problembewältigung" und „Ressourcenaktivierung" (Grawe et al. 1994). So betrachtet, wäre die Entscheidung für eine bestimmte Therapierichtung vielleicht gar nicht so wichtig?

4.2 Strukturelle Bedingungen der Ausbildung und Auswahl eines geeigneten Ausbildungsinstitutes

Wesentlich sind die gegebenen strukturellen Bedingungen. Den großen Rahmen bilden die Beziehungen zwischen Gesetzgeber, Landesgesundheitsamt und Ausbildungsinstituten. Seit einiger Zeit ist noch eine weitere Institution mit dazugekommen: das Institut für medizinische und pharmazeutische Prüfungsfragen (IMPP). Anhand der Strukturen lassen sich universitäre, private und klinikangelagerte Institute unterscheiden. Diese werden näher ausgeführt und ihre Vor- und Nachteile beschrieben. Mit der Kenntnis von Institutstypen und insbesondere von Gütekriterien ist die Auswahl eines Ausbildungsinstitutes um einiges leichter.

4.2.1 Institut für medizinische und pharmazeutische Prüfungsfragen

Das IMPP ist eine „Anstalt des öffentlichen Rechts" und stellt diejenige zentrale Einrichtung der Bundesländer dar, die die Landesprüfungsämter bei der Durchführung der bundeseinheitlichen schriftlichen Prüfungen entsprechend der Approbationsordnung für Ärzte, der Approbationsordnung für Apotheker und nun auch der Approbationsordnungen der Psychologischen Psychotherapeuten und Kinder- und Jugendlichenpsychotherapeuten unterstützt (▶ Abschn. 11.3). Damit die Prüfungen, die von den Landesprüfungsämtern der jeweiligen Bundesländer organisiert werden, einheitlich und gerecht abgewickelt werden, arbeitet das IMPP eng mit den Landesprüfungsämtern zusammen. Die Aufgaben des IMPP sind im Einzelnen:

- Erstellung der Prüfungsaufgaben
- Erstellung und Bearbeitung des sog. Gegenstandskataloges (= abzufragender Stoff)
- Auswertung der Prüfungen
    - technische Auswertung der Antwortbogen
    - Ermittlung der Prüfungsergebnisse
    - teststatistische Analyse der Examina

- organisatorische Abwicklung der Prüfungen und weitere Dienstleistungen für die Landesprüfungsämter und Hochschulen wie z. B. Terminplanung für die Prüfungen, Versendung der Prüfungsunterlagen

4.2.2 Die Beziehung zwischen Behörden und Ausbildungsinstitut

Der Gesetzgeber hat die Landesgesundheitsbehörden dazu bestimmt, die Ausbildungsinstitute zu akkreditieren, zu beaufsichtigen, die Kriterien für die Zulassung eines Ausbildungsteilnehmers zur Prüfung und Approbation zu prüfen und die Zeugnisse sowie die Approbation am Ende der Ausbildung auszustellen. Die Landesgesundheitsbehörden haben auch die Möglichkeit, die Anforderungen an die Ausbildung zu präzisieren und entscheiden ggf. über Ausnahme- oder Härtefälle. Die Bestimmungen sind in manchen Bundesländern präziser als in anderen.

Die Ausbildungsinstitute müssen also durch die Landesgesundheitsbehörde akkreditiert, d. h. zugelassen sein. Voraussetzungen für die Akkreditierung sind laut § 6 der PsychThG z. B. die Bereitstellung einer ausreichenden Anzahl von Plätzen für die Praktische Tätigkeit, der Nachweis, dass das Curriculum für die Theoretische Ausbildung den gesetzlichen Anforderungen genügt und dass die logistischen Voraussetzungen für die Praktische Ausbildung gegeben sind. Die Erfüllung derartiger Auflagen ist für die Ausbildungsinstitute sehr aufwendig. Viele scheuen jedoch diesen Prozess nicht, da sie erst mit der staatlichen Anerkennung eine Therapieausbildung anbieten dürfen, die mit der Approbation abgeschlossen werden kann.

> **Nur Ausbildungsinstitute mit einer staatlichen Zulassung bieten die Voraussetzungen, die Ausbildung mit einer Approbation abzuschließen.**

Durch Kooperationsverträge ist es den Ausbildungsinstituten möglich, Teile der Ausbildung auszulagern.

Diese werden meist im Hinblick auf die Praktische Tätigkeit mit kooperierenden Kliniken abgeschlossen. Wie bereits zuvor erwähnt, sind die Ausbildungsinstitute verpflichtet, eine ausreichende Anzahl an Plätzen für die Praktische Tätigkeit zur Verfügung zu stellen. Manche Ausbildungsinstitute gehen auch Kooperationsverträge mit Praxen ein, wenn sie z. B. nicht genügend Räumlichkeiten für die Praktische Ausbildung zur Verfügung stellen können.

Besonders für die ersten Jahrgänge von Ausbildungsteilnehmern nach dem Erlass des PsychThG 1999 gab es viele Unsicherheiten und Unklarheiten. Dies galt natürlich auch für die Ausbildungsinstitute. Die Beziehungen zwischen den Landesgesundheitsbehörden und den Ausbildungsinstituten waren insbesondere zu Beginn der Einführung des PsychThG von Angst und Vorsicht bestimmt. In den Ausbildungsverträgen sichern die Ausbildungsinstitute ihren Ausbildungsteilnehmern Ausbildungserfolg zu. Letztendlich wird aber erst kurz vor der Prüfung durch das Landesprüfungsamt entschieden, ob die Bedingungen für die Zulassung zur Prüfung erfüllt werden. Dies führte dazu, dass die Ausbildungsinstitute nicht selten die Bestimmungen der Landesprüfungsämter übererfüllten. Erst nach und nach gibt es jetzt Erfahrungen mit Ausbildungsteilnehmern, die ihre Ausbildung erfolgreich abgeschlossen haben, sodass aufgrund dessen interne Bestimmungen der Ausbildungsinstitute auch gelockert werden oder klarer formuliert werden.

4.2.3 Typen von Ausbildungsinstituten

Die jeweiligen Ausbildungsinstitute sind unterschiedlich organisiert. Es lassen sich drei Arten unterscheiden:

- Therapieausbildungen an universitären Einrichtungen mit dem Charakter eines postgradualen Studienganges,
- private Ausbildungsinstitute, die meist zu Fachverbänden oder Berufsverbänden gehören oder ihnen nahe stehen,
- private Ausbildungsinstitute, die sehr eng an Kliniken gebunden sind.

Die unterschiedliche Organisation der Ausbildungsinstitute gibt erste Hinweise auf mögliche Vor- und Nachteile. Genaueres ist natürlich aus den Werbungen und Konzepten der Ausbildungsinstitute zu entnehmen, die meist über den Ablauf der gesamten Ausbildung, die Ausbildungsteile, den Aufbau der Theoretischen Ausbildung (das Curriculum), die Kosten etc. Auskunft geben. In ◻ Tab. 4.1 sind die Charakteristika der Institutstypen aufgeführt, auf die Unterschiede bezüglich der Kosten wird hier nur kurz eingegangen, da sie noch näher in ► Abschn. 4.3 erläutert werden.

Eines der wichtigsten Differenzierungsmerkmale zwischen den Ausbildungsinstituten sind die möglichen Kosten. Meist sind die „reinen" Ausbildungskosten der postgradualen Weiterbildungsstudiengänge **günstiger**, dafür ist es aber wahrscheinlich, dass die Praktische Tätigkeit und manchmal auch die Praktische Ausbildung ohne Bezahlung erfolgt. Private, an Kliniken angelagerte Ausbildungsinstitute bieten manchmal gute Finanzierungsmöglichkeiten durch die Verrechnung von Gehalt und Ausbildungskosten.

4.2.4 Gütekriterien von Ausbildungsinstituten

Es gibt keine klaren Regeln, welche Ausbildungen besser oder schlechter sind, universitäre, private mit oder ohne Fachverband- oder Klinikhintergrund. Es kann auch keine generelle Aussage darüber getroffen werden, ob kleine oder große Ausbildungsinstitute vorteilhafter sind. Letztendlich bleibt es Ausbildungswilligen nicht erspart, genau zu prüfen, welche spezifischen Gegebenheiten ein Ausbildungsinstitut bietet und welche Kosten zu erwarten sind.

Daher haben wir den Versuch unternommen, eine Liste zusammenzustellen, welche Gütekriterien es gibt, an denen sich Ausbildungsinstitute messen lassen. Informationsquellen sind Werbungen der Institute, Informationen aus dem Internet sowie der direkte Kontakt mit Auszubildenden, die sich derzeit in Ausbildung befinden. Dadurch lässt sich meist ein guter Einblick in die **Organisation** der Ausbildung, die **Atmosphäre** und die **möglichen Schwierigkeiten** gewinnen.

■ **Tab. 4.1** Charakteristika der Institutstypen

Universitäre Ausbildungsinstitute	Private Ausbildungsinstitute, die an Fachverbände angelagert sind	Private Ausbildungsinstitute, die an Kliniken angelagert sind
– Vertrag ist oft die Einschreibung an der Universität, Studentenstatus – Theoretische Ausbildung zeigt oft eine starke Überschneidung zum Studium, z. T. dieselben Dozenten wie im Studium – Theoretische Ausbildung ist oft an die Semester und Semesterferien gebunden – Praktische Tätigkeit ist immer ausgelagert, je nach Standort bestehen kaum Möglichkeiten, eine bezahlte Praktische Tätigkeit zu finden – Praktische Ausbildung z. T. in uniangelagerten Ausbildungsambulanzen oder in Lehrpraxen – Supervision manchmal mit stark theoretisch ausgerichteten Supervisoren ohne große Praxiserfahrung – manchmal kostengünstiger als die anderen Anbieter	– Auszubildendenstatus, jedoch nicht i. S. des BBiG – Theoretische Ausbildung manchmal stark von Praktikern mit wenig didaktischen Fähigkeiten dominiert – Theoretische Ausbildung oft an Schulferien gebunden – Praktische Tätigkeit meist ausgelagert, manchmal besser integriert – Praktische Ausbildung häufig an Institutsambulanzen – manchmal sehr kleine Institute mit nur kleiner Auswahl an Dozenten, Supervisoren und Selbsterfahrungsleitern	– sehr ähnlich wie 2. Spalte – manchmal starke personelle Überschneidungen Klinikchef = Ausbildungsleiter = Dozent = Selbsterfahrungsleiter = Supervisor – Ausbildungsteilnahme meist an bereitgestellte Stellen gebunden, d. h. Therapieausbildung „aus einer Hand" (z. B. Praktische Tätigkeit in die Stelle integriert, Theoretische Ausbildung im Rahmen klinikinterner Weiterbildungen, Praktische Ausbildung im Rahmen der Klinikambulanz), damit entfällt das sonst oft notwendige Pendeln zwischen den Ausbildungsorten – manchmal gutes Finanzierungsmodell

Gütekriterien von Ausbildungsinstituten
- klare **Strukturen** im Ausbildungsinstitut: z. B. klare Vertretungsregelungen und Ansprechpartner
- klare Bedingungen und Regelungen, die schriftlich zur Verfügung stehen
- genaue, nachvollziehbare und klare **Auflistung der Kosten** der Ausbildung
  - Negativpunkt: zahlreiche versteckte Kosten
- **Austausch** mit derzeitigen Ausbildungsteilnehmern des Institutes ist gewünscht und wird unterstützt
- abgeschlossene Ausbildungsteile werden **schriftlich bestätigt**, auf Verlangen wird ein Zwischenstand bescheinigt – dies ist besonders wichtig für PiAs, die wechseln wollen
- einsehbare **Curricula** für die Theoretische Ausbildung
  - Pluspunkt: klare, unkomplizierte Fehlstundenregelungen
- **Ausreichende kooperierende Kliniken**, d. h. es ist möglich, die Praktische Tätigkeit zu absolvieren
  - Pluspunkt: Ausbildungsinstitut versucht, auf Bezahlung der Stellen einzuwirken
  - Pluspunkt: einfache Anerkennung weiterer Kooperationskliniken
- **Ausstattung der Institutsambulanz:** genügend Therapieräume, ausreichend viele, nicht zu schwierige Patienten, einfacher organisatorischer Ablauf, Unterstützung bei der Abrechnung, Büroräume für

4

Aktenführung und andere schriftliche Arbeiten
- Pluspunkt: unkomplizierte Anerkennung von Lehrpraxen, wenn diese die Voraussetzungen der Landesbehörde erfüllen
- **ausreichend**, möglichst gut erreichbare **Supervisoren und Lehrtherapeuten/ Selbsterfahrungsleiter:** man benötigt mindestens drei Supervisoren und mindestens einen zusätzlichen Lehrtherapeuten/Selbsterfahrungsleiter
  - Pluspunkt: unkomplizierte und unterstützte Anerkennung von externen (Wunsch-)Supervisoren des PiA durch das Ausbildungsinstitut (die Supervisoren müssen natürlich die Voraussetzungen der Landesbehörde erfüllen)
- Konkretisierung der Freien Spitze:
  - Pluspunkt: Freie Spitze ist gefüllt durch die notwendigen schriftlichen Aufgaben, die während der Praktischen Ausbildung anfallen; ggf. ausgefüllt durch Literaturstudium, wie es zur Prüfungsvorbereitung sinnvoll und notwendig ist
  - Negativpunkt: zusätzliche ggf. auch noch extra zu bezahlende Lehrveranstaltungen, quasi verpflichtende Tätigkeiten wie Teilnahme als kostenloser Hiwi an Forschungsprojekten, unzumutbare zusätzliche Tätigkeiten etc.
- **Flexibilität** im Umgang mit besonderen Bedingungen bei Ausbildungsteilnehmern

4.2.5 Auswahl des Ausbildungsinstitutes

Nicht für jeden Interessenten wird das Ausbildungsinstitut xy das Beste sein. Wiederum ist es sinnvoll, sich anhand einiger Kriterien und der eigenen gegenwärtigen Lebensumstände einen Überblick über verschiedene Möglichkeiten zu erarbeiten, um dann das **für einen selbst am besten geeignete** Institut auszuwählen. Es ist sinnvoll, mehrere Institute als potenzielle Ausbildungsstätten in Betracht zu ziehen und sich auch bei verschiedenen Ausbildungsinstituten um einen Platz zu bewerben. Stellen Sie eine Liste Ihrer **Lebensumstände, Erwartungen** und **Bedingungen** zusammen und suchen Sie ein Institut, das diesen am ehesten entgegenkommt. In der Checkliste „Auswahl des geeigneten Ausbildungsinstitutes" werden einige Lebensumstände und die Konsequenzen für die Suche nach dem Ausbildungsinstitut benannt.

Checkliste: Auswahl des geeigneten Ausbildungsinstitutes
- Ich möchte an meinem **Wohnort** bleiben.
  - Suchen Sie sich die örtlichen Ausbildungsinstitute heraus.
  - Achten Sie auf örtliche Nähe der benannten Stellen für die Praktische Tätigkeit, örtliche Nähe der benannten Supervisoren, Lehrtherapeuten/ Selbsterfahrungsleiter etc.
- Ich möchte mir eher Zeit lassen und die Ausbildung **berufsbegleitend** machen.
  - Suchen Sie nach Ausbildungsinstituten mit einer 5-jährigen Ausbildung.
- Ich möchte die Ausbildung möglichst **kostengünstig** gestalten.
  - Kalkulieren Sie alle Kosten (Ausbildungskosten, Einkommensverluste, Reisekosten, Verpflegungskosten, Miete für Wohnung oder Unterkunft etc.) und vergleichen Sie verschiedene Angebote.
  - Suchen Sie sich ggf. erst eine bezahlte Stelle für das Psychiatriejahr und bewerben Sie sich dann bei einem kooperierenden Ausbildungsinstitut. Achtung: Die Stelle erst nach Ausbildungsbeginn beginnen, sonst

werden die Stunden für die Ausbildung wahrscheinlich nicht anerkannt.

- Ich möchte vielleicht eine **Familie** gründen.
  - Finden Sie heraus, ob und wie Sie die Ausbildung aussetzen oder verlängern können.
  - Bei manchen Ausbildungsinstituten ist es strikt verboten, Säuglinge mit in die Theoretische Ausbildung zu bringen, bei manchen ist das kein Problem. Erkundigen Sie sich, wie in dem möglichen Ausbildungsinstitut damit umgegangen wird.
- Ich möchte Klinikstelle und Ausbildungsstelle möglichst miteinander verknüpfen.
  - Suchen Sie nach Instituten, die an eine Klinik angeschlossen sind.
- Ich plane eventuell während der Ausbildung einen **Umzug** und damit verbunden wäre ein **Wechsel** zu einem anderen Ausbildungsinstitut.
  - Achten Sie darauf, dass Sie jederzeit von Ihrem Ausbildungsinstitut die geleisteten Ausbildungsteile schriftlich bestätigt bekommen und beachten Sie evtl. Kündigungsfristen Ihres Ausbildungsvertrages.
  - Achten Sie auf die Kompatibilität der Ausbildungsmodelle des infrage kommenden Ausbildungsinstitutes, bei einem Wechsel des Bundeslandes auch auf die länderspezifischen Besonderheiten.
  - Sinnvoll könnten Ausbildungsinstitute sein, die sich z. B. durch die Anlehnung an denselben Fachverband einem ähnlichen Ausbildungskonzept verpflichtet fühlen.
- Ich möchte eine Ausbildung mit einer sehr hohen **Qualität**.
  - Fragen Sie PiAs, die derzeit im Ausbildungsinstitut sind, nach Qualität der Theoretischen Ausbildung, der Lehrtherapeuten, der Dozenten, der Supervisoren etc.
- Ich möchte während meiner Ausbildung **Freiheiten** haben, wie ich was organisiere.
  - Suchen Sie nach Ausbildungsinstituten mit weniger Vorgaben bzgl. des Ausbildungsablaufes.
- Ich möchte die Theoretische Ausbildung nur zu bestimmten Wochentagen oder an bestimmten Wochenenden machen.
  - Suchen Sie nach Ausbildungsinstituten, die dies anbieten.
- Ich möchte keine zusätzlichen Aufgaben vom Institut übertragen bekommen.
  - Achten Sie auf die Ausgestaltung der **Freien Spitze** und die Anforderungen an Dokumentation.

4.3 Kosten der Ausbildung und Finanzierungsmöglichkeiten

Die Kosten der Ausbildung sind durch die unterschiedlichen Berechnungsmodelle schwer zu vergleichen. Es sind variable Kosten enthalten, welche sich im Verlaufe der Ausbildung auch verändern können. Zusätzlich sind auch Einkommensverluste, Anfahrtskosten etc. zu berücksichtigen, also neben den eigentlichen Kosten der Ausbildung die gesamte finanzielle Belastung zu betrachten. So gesehen wundert es nicht, wenn die geschätzten Beträge sich zwischen ca. 60.000 und 100.000 € bewegen. Die „reinen" Kosten der Ausbildung liegen meist **zwischen 10.000 und 25.000 €**. Ausbildungen in psychoanalytischer Psychotherapie sind meist weitaus teurer, da die Ausbildungen höhere Anforderungen an die Stundenanzahl der Lehranalyse und manchmal auch höhere Anforderungen an die Anzahl der Stunden der Praktischen Ausbildung und damit auch der Supervision stellen. Oft sind die tiefenpsychologischen Therapieausbildungen auch teurer als die verhaltenstherapeutischen Ausbildungen, dies ist aber nicht die Regel. Die folgenden Hinweise erleichtern, aus den Angaben der Ausbildungsinstitute die wirklichen Kosten zu berechnen:

4

Teile der Ausbildungen und ihre Kosten
- Theoretische Ausbildung:
  - meist integriert in die monatlichen Ausbildungsgebühren oder in die halbjährlichen Semestergebühren
- Praktische Tätigkeit:
  - meist keine unmittelbaren Kosten
  - eventuell verbunden mit unentgeltlicher Tätigkeit
  - Lebenshaltungskosten, Einkommensverlust
- Praktische Ausbildung:
  - meist viele versteckte Kosten: Raumnutzungsgebühren für Räume der Ausbildungsambulanzen, Verwaltungsgebühren etc.
  - Bürokosten (Telefon, Papier, Druckerpatrone, Kopien)
  - evtl. Beteiligung an den Einnahmen durch die Abrechnung mit den Krankenkassen, davon werden aber oft noch Abgaben an den Staat fällig, z. B. Lohnsteuer und Sozialversicherungsbeiträge
- Supervision:
  - Kosten variabel, für eine Stunde ca. zwischen 50 und 75 €
  - manchmal komplett oder z. T. in den Ausbildungsgebühren enthalten
- Selbsterfahrung:
  - Kosten variabel, für eine Stunde ca. zwischen 50 und 75 €
  - manchmal komplett oder z. T. in den Ausbildungsgebühren enthalten
- zusätzliche Kosten:
  - Kosten für Informationsveranstaltungen, Bewerbungsgespräch, Zwischenprüfung und Abschlussprüfung
  - evtl. Einschreibegebühren an den universitären Ausbildungsinstituten
  - Kosten bei Verlängerung der Ausbildung über die 3 oder 5 Jahre hinaus: z. B. weiterhin fällige Semestergebühren etc.
  - Kosten für die Beantragung der Approbation
  - evtl. Berufshaftpflichtversicherung
  - Anfahrtskosten zu allen Orten (Ort der Theoretischen Ausbildung, Ort der Praktischen Tätigkeit, Ort der Praktischen Ausbildung, Ort der Supervisoren und Selbsterfahrung)
  - ggf. Verpflegungskosten, Übernachtung und Unterkunft, wenn z. B die Theoretische Ausbildung, andere Ausbildungsteile oder die Prüfung nicht am Wohnort stattfinden

Am schwierigsten sind die Kosten für die Praktische Ausbildung einzuschätzen. Zum einen sind die möglichen Einnahmen durch die Abrechnung mit den Krankenkassen variabel, zum anderen lassen sich am Anfang die versteckten Kosten wirklich schwer einschätzen. Die Belastungen durch die Ausbildungskosten sind über die Ausbildung hinweg unterschiedlich verteilt. Über die gesamte Ausbildung hinweg werden die Ausbildungsgebühren fällig. Besonders während der oft unbezahlten oder unterbezahlten Praktischen Tätigkeit sind sie für viele schwierig aufzubringen. Für viele Ausbildungsteilnehmer sind im zweiten Abschnitt der Ausbildung, während der Praktischen Ausbildung, die Ausbildungskosten durch die Einnahmen aus der Praktischen Ausbildung gedeckt.

❯ Erkundigen Sie sich nach den Zahlungsmodalitäten des Ausbildungsinstitutes, das Sie ins Auge gefasst haben. Dies ist wichtig für Ihre finanzielle Planung.

4.3.1 Beispiele für die Auflistung von Kosten

In ◘ Tab. 4.2 sind einige Beispiele aufgelistet. Ein direkter Vergleich der Gesamtausbildungskosten ist nicht möglich, da sich je nach Ausbildungsinstitut weitere Kosten ergeben oder Unterschiede in der Einnahmenstruktur bestehen. Die Angaben sind

◘ **Tab. 4.2** Kostenaufstellung

	DGVT-Institut, VT, z. B. Hamburg[1]	Institut für Psychologische Psychotherapieausbildung (IPP), Uni Münster[2], VT	Bad Salzuflen[3], TP oder VT
Angegebene Kosten	14.610 € für Nicht-DGVT-Mitglieder, 13.860 € für DGVT-Mitglieder (Quartalsraten)	Insg. 15.850 € bis 16,870 €, in Abhängigkeit von der Größe der Supervisionsgruppen (pro Monat 290 €)	Insg. 7.992 € (pro Monat 222 €)
Informationsabend	k. A.	k. A.	k. A.
Aufnahmegespräch	k. A.	k. A.	250 € als „Pfand"
Berufshaftpflicht	k. A.	k. A.	k. A.
Theoretische Ausbildung	inkl.	inkl.	inkl.
Gruppenselbst-erfahrung	inkl. 120 Stunden	inkl. 120 Stunden	inkl. 75 Stunden
Einzelselbsterfahrung	nicht nötig	nicht nötig	inkl. 75 Stunden
Zwischenprüfung	k. A.	k. A.	k. A.
Gruppensupervision	inkl. 100 Stunden	s. Einzelsupervision	inkl. 100 Stunden
Einzelsupervision	+ ca. 3.500 € für 50 Stunden	Insg. zwischen 5000 € und 6020 €	inkl. 50 Stunden
Abschlussprüfung	exkl., von der Landesbehörde bestimmt	Ca. 250 €	k. A.
Bescheinigungen	inkl.	inkl.	inkl.
Überschreiten der Ausbildungszeit	k. A.	k. A.	80 € pro Monat ab 4. Ausbildungsjahr
Weitere Aspekte inkl.	Arbeitsgruppen, Einschreibegebühren an der Fernuniversität, Versand der Studientexte, Verwaltungskosten	Organisation	Organisation und Praxiskosten
Weitere Aspekte exkl.	evtl. Unterkunft	k. A.	k. A.
Einnahmen	20–35 € pro Therapiestunden in der Praktischen Ausbildung	Refinanzierung im Rahmen der praktischen Ausbildung mind. 13.200 €	Weitere Behandlungstätigkeit in der praktischen Ausbildung möglich, Einnahmen und Kosten werden verrechnet.
Stellen für die Praktische Tätigkeit	extern, k. A. zur möglichen Bezahlung	Ca. 3.300 €, sofern in der Institutsambulanz der Universität absolviert	bei interner Stelle, Reduktion der Ausbildungsgebühren auf ca. 4.320 €

Anmerkungen: k. A. = keine Angaben; [1] Angaben aus www.psychotherapieausbildung-bundesweit.de – ein an den Fachverband angelagertes Institut (abgerufen am 14.7.15); [2] Angaben aus www.ipp-muenster.de – ein universitärer Weiterbildungsstudiengang (abgerufen am 14.7.15); [3] Angaben aus www.dft-lehrinstitut.de – ein an eine Klinik angelagertes Ausbildungsinstitut (abgerufen am 14.7.2015).

aus den angegebenen Internetressourcen entnommen. Falls zu bestimmten Bereichen keine Angaben gemacht wurden oder die Angaben unklar waren, haben wir dies in der Tabelle vermerkt. Die Auswahl der Institute erfolgte per Zufall. Wir haben versucht, Institute zu finden, die ihre Ausbildungskosten im Internet möglichst präzise benennen und offenlegen. Viele Ausbildungsinstitute geben ihre Kosten nur ungefähr an.

4.3.2 Finanzierungsmöglichkeiten

Für manche wird die Frage nach den Finanzierungsmöglichkeiten eine der wichtigsten vor Beginn und während der Ausbildung sein. Auch die Ausbildungsinstitute stellen diese Frage im Bewerbungsgespräch gern, da dies ein wichtiger Prädiktor bzgl. Ausbildungserfolg und Ausbildungsdauer ist. Wer nebenher Geld verdienen muss, braucht natürlich länger und ist größeren Belastungen ausgesetzt. Möglich sind verschiedene Finanzierungsmöglichkeiten:

- ein bezahltes Psychiatriejahr finden
- Bezahlung der „Fälle" nutzen
- Ersparnisse nutzen
- durch Partner, Familie oder Eltern finanziell unterstützt werden
- nebenher Geld verdienen (z. B. Halbtagsstellen)
- Kredite aufnehmen, i. d. R. Weiterbildungskredite
- evtl. BAFöG beantragen

Wer genug Geld auf der „hohen Kante" hat, wird sich weniger Gedanken um seine Finanzen machen als andere. Eine Finanzierung durch die Familienkasse oder den Partner kann das gesamte persönliche Umfeld stark belasten, insbesondere wenn sich für den PiA eine finanzielle Abhängigkeit von Familie oder Partner entwickelt. Als äußerst schwierig gestalten sich hier Konstellationen, in denen der PiA beginnt, Rechenschaft über Ausbildungszeit und Lebensstil abzugeben, um seinen Geldbedarf zu rechtfertigen. Nach einer Untersuchung von Hölzel (2006) finanzieren die meisten PiAs ihre Ausbildung und ihren Lebensunterhalt durch ein Gehalt aus einer **Nebentätigkeit** (55,4 %) und aus **Ersparnissen** (45,7 %).

Der Weg über das BAFöG wird zwar immer wieder empfohlen, wir kennen aber nur wenige Ausnahmefälle, in denen BAföG bewilligt wurde (nach den Ergebnissen von Hölzel (2006) handelt es sich um 0,7 %). Einige Bedingungen zur Beantragung von BAFöG sind gegeben (▶ Abschn. 2.1): Die Ausbildung findet an einer anerkannten Ausbildungsstätte statt und ist für die Ausbildung des angestrebten Berufes notwendig. Für viele es ist aber schwierig, die Altersgrenze, die mit der Vollendung des 32. Lebensjahres definiert ist, einzuhalten.

4.4   Die Entscheidungsfindung

Vielleicht haben die bisher aufgeführten Frage- und Checklisten einige Hinweise gegeben, sodass Sie die eingangs gestellten Fragen für sich beantworten konnten. Es kann allerdings immer noch Ratlosigkeit auf Ihrer Seite bestehen. Aus diesem Grunde sollen mit dem Entscheidungsbaum die Schritte verdeutlicht werden, die hilfreich sind, eine **durchdachte Entscheidung** zu fällen. Zu Beginn steht also die Motivationsklärung. Wir weisen insbesondere darauf hin, dass eine hohe „intrinsische Motivation" entscheidend ist, um mit den Belastungen einer solchen Ausbildung zurechtzukommen. Eine extrinsische Motivation wie eine geplante Praxiseröffnung ist hilfreich.

Zwar steht während der Ausbildung die Selbsterfahrung als Ausbildungsteil an, im Rahmen derer einige Fragen ausgelotet werden können, wie z. B. „Passt das Verfahren zu mir?", „Bin ich dazu geeignet?", „Wie passt das Berufsziel Psychotherapeut zu mir?", jedoch ist es an diesem Punkt meist zu spät, um nach anderen Wegen zu suchen.

> **Tipp**
>
> Es empfiehlt sich, dass Sie sich vor Ausbildungsbeginn wirklich Zeit nehmen, die Entscheidung für eine Ausbildung zu durchdenken und auch das Ausbildungsinstitut sorgfältig auszuwählen.

Aus diesem Grunde ist es wichtig, diese recht langwierigen, nichts desto trotz wichtigen **Überlegungen vor Ausbildungsbeginn** anzustellen, sollen sie doch davor bewahren, im Nachhinein durch eine falsche Entscheidung Zeit, Geld und Nerven zu verlieren. Der Übersicht halber zeigt der Entscheidungsbaum in ◘ Abb. 4.1 eine Zusammenfassung in einer Art Algorithmus zum Zwecke der Entscheidungsfindung.

Zu verschiedenen Punkten aus dem Entscheidungsbaum noch kurz einige Erläuterungen:

Zu Punkt (3): Ist eine **Approbation** für Ihre Berufspläne nicht unbedingt notwendig, so haben Sie die Möglichkeit, Kenntnisse in therapeutischen Verfahren und der Behandlung bestimmter Störungsbilder mit weniger Aufwand zu erwerben. Kenntnisse können auf Kongressen, in Seminaren, bei Fort- und Weiterbildungen und im Austausch mit Kollegen oder in Supervision erworben werden. Die für die Approbation notwendigen Ausbildungsteile wie die Praktische Tätigkeit sind natürlich dann nicht enthalten. Auch ein nicht anerkanntes therapeutisches Verfahren kann die Bewerbungschancen erhöhen und Sie können später immer noch ein wissenschaftlich und/oder kassenrechtlich anerkanntes Verfahren anschließen. Beispiele:

- Weiterbildungen in der Traumatherapie oder in DBT (Dialektisch-behaviorale Therapie nach Linehan)
- Erlernen einer kassenrechtlich und/ oder wissenschaftlich nicht anerkannten Ausbildungsrichtung, z. B. Körpertherapie, Psychodrama oder Familientherapie

Achtung Falle!
Auch wenn zum Beispiel das gelernte therapeutische Verfahren in der Zukunft die wissenschaftliche oder kassenrechtliche Anerkennung erwirbt, ist es fraglich, ob Ihre Ausbildungsteile oder Fortbildungen auf die Therapieausbildung zum Erwerb der Approbation angerechnet werden.

Zu Punkt (4): Wie in ▸ Abschn. 3.4 und ▸ Abschn. 3.5 ausgeführt, gibt es die Möglichkeit, als Erwachsenentherapeut durch eine Zusatzqualifikation auch die Anerkennung für die Behandlung von **Kindern und Jugendlichen** zu erwerben, während der umgekehrte Fall nicht möglich ist. Nur wer sich sicher ist, dass er nur Kinder und Jugendliche behandeln möchte, sollte eine Ausbildung zum KJP machen. Dann spricht natürlich für die Ausbildung zum KJP, dass man sich schon während der Ausbildung stark auf die Störungen des Kinder- und Jugendbereiches konzentriert und dass zahlreiche Erfahrungen mit der Behandlung von Kindern und Jugendlichen während der einzelnen Ausbildungsteile gesammelt werden können.

Zu Punkt (6): Einige Ausbildungsinstitute bieten die Möglichkeit an, die Therapieausbildung mit einer **Promotion** zu koppeln. Dies ist besonders für diejenigen interessant, die vielleicht innerhalb einer Klinik eine leitende Position einnehmen wollen, da für leitende Psychologen dies oft verlangt wird. Wer sich in diesem Punkt klar ist, kann also seine Suche nach einem Ausbildungsinstitut auch schon darauf ausrichten.

4.5 Ausbildungsverträge, Versicherungen und Steuern

Meist wird zu Beginn einer Ausbildung ein Vertrag zwischen Ausbildungsteilnehmer und Ausbildungsinstitut abgeschlossen. In diesem Ausbildungsvertrag werden die Rechte und Pflichten der Vertragspartner festgelegt. Ein solcher Vertrag sollte vorab sorgfältig durchgelesen werden. Einige Ausbildungsverträge stehen im Internet zur Verfügung. In den Verträgen sind oft folgende Aspekte enthalten:

- Vertragsbeginn
- Vertragspartner
- Art der Ausbildung: KJP oder PP; VT, TP oder PA; Zusatzausbildung; Vollzeit vs. Teilzeit
- Ausbildungsteile
- Auflistung der Kosten und Zahlungsmodalitäten im Vertrag oder einer Gebührenordnung
- Kündigungsfristen und -modalitäten

4

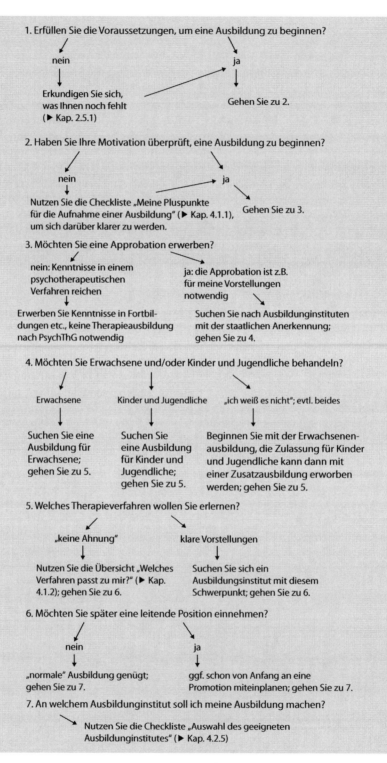

1. Erfüllen Sie die Voraussetzungen, um eine Ausbildung zu beginnen?

nein   ja

Erkundigen Sie sich,
was Ihnen noch fehlt   Gehen Sie zu 2.
(▶ Kap. 2.5.1)

2. Haben Sie Ihre Motivation überprüft, eine Ausbildung zu beginnen?

nein   ja

Nutzen Sie die Checkliste „Meine Pluspunkte
für die Aufnahme einer Ausbildung" (▶ Kap. 4.1.1),   Gehen Sie zu 3.
um sich darüber klarer zu werden.

3. Möchten Sie eine Approbation erwerben?

nein: Kenntnisse in einem   ja: die Approbation ist z.B.
psychotherapeutischen   für meine Vorstellungen
Verfahren reichen   notwendig

Erwerben Sie Kenntnisse in Fortbil-   Suchen Sie nach Ausbildunginstituten
dungen etc., keine Therapieausbildung mit der staatlichen Anerkennung;
nach PsychThG notwendig   gehen Sie zu 4.

4. Möchten Sie Erwachsene und/oder Kinder und Jugendliche behandeln?

Erwachsene   Kinder und Jugendliche   „ich weiß es nicht"; evtl. beides

Suchen Sie eine   Suchen Sie   Beginnen Sie mit der Erwachsenen-
Ausbildung für   eine Ausbildung   ausbildung, die Zulassung für Kinder
Erwachsene;   für Kinder und   und Jugendliche kann dann mit
gehen Sie zu 5.   Jugendliche;   einer Zusatzausbildung erworben
                    gehen Sie zu 5.   werden; gehen Sie zu 5.

5. Welches Therapieverfahren wollen Sie erlernen?

„keine Ahnung"   klare Vorstellungen

Nutzen Sie die Übersicht „Welches   Suchen Sie sich ein
Verfahren passt zu mir?" (▶ Kap.   Ausbildungsinstitut mit diesem
4.1.2); gehen Sie zu 6.   Schwerpunkt; gehen Sie zu 6.

6. Möchten Sie später eine leitende Position einnehmen?

nein   ja

„normale" Ausbildung genügt;   ggf. schon von Anfang an eine
gehen Sie zu 7.   Promotion miteinplanen; gehen Sie zu 7.

7. An welchem Ausbildunginstitut soll ich meine Ausbildung machen?

Nutzen Sie die Checkliste „Auswahl des geeigneten
Ausbildunginstitutes" (▶ Kap. 4.2.5)

☐ **Abb. 4.1**   Entscheidungsbaum

- Pflichten des Ausbildungsinstitutes:
  - sich nach den Gesetzen, Richtlinien und Durchführungsbestimmungen des Bundeslandes richten
  - Umsetzung von Veränderungen der Landesgesundheitsbehörden
  - ausreichend Plätze und Angebote für die Bausteine der Ausbildung zur Verfügung stellen
- Pflichten des Ausbildungsteilnehmers:
  - Mitbringen der Voraussetzungen
  - Einhaltung der Ausbildungsvereinbarung und des Curriculums sowie der Vorgaben des Ausbildungsinstituts
  - Einhaltung geltender Rechtsnormen und Vorschriften, u. a. Schweigepflicht
- manchmal:
  - Vereinbarungen über Nebentätigkeiten
  - Datenschutz
  - an Universitäten: Einschreibeverpflichtung

Es kann auch sein, dass kein Vertrag zwischen Ausbildungsteilnehmer und Ausbildungsinstitut abgeschlossen wird. An manchen Universitäten ersetzt zum Beispiel die Immatrikulation in den Weiterbildungsstudiengang den Ausbildungsvertrag. Damit ist das Verhältnis zwischen Ausbilder und PiA weniger konkret und es bestehen größere Gestaltungsspielräume, die einem sowohl zum Vor- als auch zum Nachteil gereichen können.

In einigen Ausbildungsverträgen ist die **Formulierung** enthalten, dass es dem Ausbildungsinstitut offen steht, die **Eignung des Ausbildungsteilnehmers infrage zu stellen** und gegebenenfalls Ausbildungsanforderungen zu erhöhen. Erkundigen Sie sich bei derzeitigen und ehemaligen PiAs des jeweiligen Ausbildungsinstitutes, in welchen Fällen und in welchem Maße davon Gebrauch gemacht worden ist.

Neben den Ausbildungsverträgen sind während der Therapieausbildung auch versicherungsrechtliche und steuerliche Fragestellungen wichtig. Angenommen während der Praktischen Tätigkeit unterläuft ein Behandlungsfehler, dann ist man nur unter bestimmten Bedingungen abgesichert und versichert (▶ Abschn. 8.4.1 zur **Berufshaftpflicht**). Während der Ausbildung kann der Ausbildungsteilnehmer abhängig von seinem Einkommen und Status zur Zahlung verschiedener **Sozialversicherungsbeiträge und Steuern** verpflichtet

sein. Dazu werden wir noch in einem weiteren Kapitel nähere Ausführungen bieten (▶ Abschn. 8.4).

4.6 Zusammenfassung

Die Entscheidung für und die Suche nach einer passenden Therapieausbildung ist der erste wichtige Schritt, um den eigenen Ausbildungserfolg zu garantieren. Für diese Entscheidungen sollten sich mögliche zukünftige Ausbildungsteilnehmer Zeit lassen. Offen bleibt, wie sich die Therapieausbildungen in den nächsten Jahren durch mögliche Veränderungen des PsychThG und der APrVn verändern. Wer sich also für eine Ausbildung interessiert, sollte sich über die aktuellen berufspolitischen Entwicklungen informieren, um diese mit einzubeziehen (▶ Kap. 12).

> **Wichtiges zur Ausbildungssuche**
> - Erstellen Sie eine persönliche Zielbestimmung und überlegen Sie sich genau, welche Bedingungen von Ihrer Seite aus gegeben sind, sodass Sie eine Ausbildung erfolgreich abschließen können.
> - Wählen Sie ausgehend von Ihren eigenen Bedingungen die Therapieausbildung und das Ausbildungsinstitut aus, welches Ihnen am ehesten entgegenkommt. Vergessen Sie dabei auch pragmatische Aspekte nicht: Finanzierung, Nähe zum Wohnort, Vereinbarkeit mit den persönlichen Plänen in den nächsten 3 bis 5 oder mehr Jahren.
> - Nutzen Sie verschiedene Informationsquellen (Internet, Werbung, ehemalige und derzeitige Ausbildungsteilnehmer), um zu prüfen, ob ein Ausbildungsinstitut Ihre Bedingungen erfüllt.
> - Überlegen Sie sich genau, wie Sie Ihre Ausbildung finanzieren wollen. Informieren Sie sich, welche finanziellen Einbußen Ihnen durch die Ausbildungskosten aber auch durch Einkommensverluste und mögliche zusätzliche Kosten entstehen werden.

4

> ▬ Wenn Sie eine Ausbildung beginnen, lesen Sie vertragliche Vereinbarungen sorgfältig durch. Achten Sie darauf, dass Anforderungen und Bedingungen möglichst klar formuliert sind und ggf. schriftlich festgehalten sind.

4.7 Erfahrungswerte Therapieausbildung

Dies ist eines der Kapitel, in dem PiAs nach den theoretischen Ausführungen „aus dem Nähkästchen" plaudern. Dabei beziehen wir uns auf Erfahrungen, die PiAs in ihrer Ausbildung gemacht haben. Sie basieren auf Berichten der PiAs, die sich freundlicherweise bereit erklärt hatten, sich mithilfe eines halbstandardisierten und -strukturierten Interviewleitfadens zu ihrer Ausbildung befragen zu lassen. Sie werden feststellen, dass die Erfahrungsberichte sehr unterschiedlich ausfallen und das unterschiedliche Erleben der PiAs in ihren jeweiligen Instituten widerspiegeln.

> **Tipp**
>
> Überlegen Sie sich genau, was Ihnen in der Therapieausbildung wichtig wäre. Gleichen Sie Ihre Bedürfnisse mit den Inhalten der jeweiligen Therapieform und den Bedingungen des möglichen Ausbildungsinstitutes sowie mit den praktischen Erfahrungen fortgeschrittener PiAs in diesem Institut ab. Wählen Sie auf dieser Grundlage nach sorgfältiger Recherche Ihre Ausbildungsform und Ihr Institut.

Einige Themen aus den Erfahrungsberichten werden an geeigneter Stelle kommentiert. Die Berichte in diesem Kapitel beziehen sich auf folgende Aspekte:
- Selbsterfahrung und „Freie Spitze"
- Ausbildungssuche
- Belastungen während der Ausbildung
- Finanzierung der Ausbildung

4.7.1 Erfahrungen zur Selbsterfahrung

▪▪ Organisatorisches, Bedingungen und Qualität der Selbsterfahrung

PiA: „Ich hatte im Vorfeld eine Psychodrama-Ausbildung absolviert, in der die Selbsterfahrung sehr in die Tiefe ging. Mit dieser Erwartungshaltung ging ich in die Selbsterfahrung bei meiner gerade begonnenen Verhaltenstherapie-Ausbildung. Ich war sehr enttäuscht, dass die Themen sehr oberflächlich waren. Ich kann daher nicht behaupten, von der Selbsterfahrung profitiert zu haben."

PiA: „Wir haben unsere gesamte Selbsterfahrung (120 Stunden) in der Gruppe gemacht. Diese war in 4 längeren **Blöcken** organisiert. Die Ausbildungsgruppe wurde in 2 Kleingruppen mit ca. 9 bis 10 Teilnehmern geteilt. Durch eine abgeschlossene Ausbildung als Körpertherapeutin vor der Therapieausbildung empfand ich die Selbsterfahrung als eher langweilig. Ohne meine Erfahrungen mit der Selbsterfahrung in der vorherigen Ausbildung hätte ich das bestimmt spannend gefunden."

PiA: „Unsere Selbsterfahrung fand in der **Gruppe** mit etwa 9 Teilnehmern statt. Die ca. 120 Stunden waren auf 8 Wochenenden verteilt. Insgesamt konnten wir 1 oder 2 Tage fehlen. Die Selbsterfahrung empfand ich als sehr sinnvoll für mich. Sie wurde von einem erfahrenen Therapeuten geleitet, der uns immer wieder Denkanstöße gegeben hat."

PiA: „Aufgrund einer Terminkollision bei meinem ersten Selbsterfahrungstermin wollte ich die **Selbsterfahrungsgruppe wechseln**. Ich hielt dies für unproblematisch, da die Gruppe sich noch nicht getroffen und folglich noch nicht formiert hatte. Auf Nachfrage beim Ausbildungsleiter wurde dies bestätigt. Nachdem die ersten Sitzungen stattgefunden hatten, erhielt ich von der Leitung des Ausbildungsinstitutes einen Brief, in dem mein Wechsel negativ kritisiert wurde. Ich hätte dies formal beantragen müssen. Leider hatte ich mich auf die mündliche Aussage des Ausbildungsleiters verlassen und nichts Schriftliches in der Hand."

PiA: „Von den Selbsterfahrungsstunden sind 70 Stunden in der Gruppe organisiert. Durch die psychoanalytische Ausrichtung der Lehrtherapeutin empfand ich die Gruppenselbsterfahrung als wenig ergiebig. Ich hatte aber die Möglichkeit, einige Stunden Psychodrama auszuprobieren. Im Vergleich zur Selbsterfahrung ist Psychodrama sehr spannend. Mit der Einzelselbsterfahrung (50 Stunden) habe ich so lange gewartet, bis die ersten Ausbildungsteilnehmer mir erste Informationen über die Ausbilder geben konnten. Derzeit habe ich Probestunden vereinbart, um mir einige Selbsterfahrungsleiter anzuschauen."

PiA: „Unser Selbsterfahrungsleiter erschien später in unserer Ausbildung in der Rolle als Dozierender und Supervisor. Mir war dieser Umstand sehr unangenehm, da ich viel Persönliches preisgegeben und diesen Umstand nicht mitbedacht hatte."

■ Kommentar

Manche Ausbildungsteilnehmer mit Vorerfahrungen in der Selbsterfahrung berichten, dass sie von der Selbsterfahrung während der Therapieausbildung enttäuscht waren. Daher spielen bereits vorhandene Vorerfahrungen und die eigene Erwartungshaltung für das Erleben in der Selbsterfahrung eine große Rolle. Die Selbsterfahrung wird unterschiedlich organisiert. Es ist daher wichtig, sich über die Bedingungen zu informieren. Es wurde auch schon berichtet, dass die Selbsterfahrung unter der Theorie subsumiert wurde und faktisch gar nicht stattfand. Die Qualität der Selbsterfahrung hängt stark von der Person ab, die sie leitet. Während die meisten Ausbildungsteilnehmer bzgl. der Leiter der Gruppenselbsterfahrung kaum Auswahlmöglichkeiten haben, können in der Einzelselbsterfahrung oder Lehrtherapie die Selbsterfahrungsleiter oder Lehrtherapeuten meistens selbst ausgewählt werden. Bei der Auswahl kann es hilfreich sein, dass Sie einige sicherlich schon als Dozenten oder Supervisoren des Ausbildungsinstitutes kennengelernt haben. Man kann aber auch Ausbildungsteilnehmer nach ihren Erfahrungen mit bestimmten Selbsterfahrungsleitern fragen. Die kann genauso hilfreich sein wie die Möglichkeit, Probestunden zu nehmen, um einen Eindruck zu gewinnen, ob die Zusammenarbeit sinnvoll und gewinnbringend sein wird. Achten Sie dabei auf Rollenkonfusionen. Selbsterfahrungsleiter oder Lehrtherapeuten sollten während Ihrer Ausbildung möglichst in wenigen weiteren Funktionen in Erscheinung treten.

■■ Gruppenzusammensetzung und Qualität

PiA: „Am Anfang haben wir als Gesamtgruppe mit 16 Ausbildungsteilnehmern die Selbsterfahrung begonnen. Das war eindeutig zu viel. Deshalb haben wir versucht, bei unserer Ausbildungsleitung zu erreichen, dass die Selbsterfahrung in kleineren Gruppen stattfindet. Letztendlich stimmte uns die Leitung zu und wir teilten die Gruppe. Es obliegt jedem selbst, inwiefern die Selbsterfahrung wichtig wird oder nicht. Es ist jedem überlassen, wie viel er ‚auf den Tisch legt' und in welcher Art und Weise er oder sie die Selbstmodifikationsaufgaben macht und sich dabei Aufgaben wählt, die sinnvoll und nützlich sind."

PiA: „Die Gruppenselbsterfahrung empfand ich nicht als sehr hilfreich und sinnvoll. Grund war zum größten Teil die schlechte Stimmung innerhalb der Ausbildungsgruppe. Zahlreiche Konflikte hatten dazu geführt, dass manche die angebotenen Übungen während der Gruppenselbsterfahrung verweigerten. Dadurch war es nicht möglich, die Angebote wirklich zu nutzen."

■ Kommentar

Organisatorische Bedingungen der Selbsterfahrung lassen sich leichter verändern als Probleme oder „atmosphärische Störungen" innerhalb der Gruppen. Kurz möchten wir noch auf den Aspekt verweisen, dass die Selbsterfahrung in der tiefenpsychologischen und psychoanalytischen Therapieausbildung eine lange Tradition hat. Die Stundenanzahl ist meist auch höher als gesetzlich vorgeschrieben. In der verhaltenstherapeutischen Tradition ist die Selbsterfahrung noch nicht in dem Maße verankert. Die Tiefe und Ausgestaltung der Selbsterfahrung, welche oft Selbstmodifikationsaufgaben enthält, wird oft den PiAs selbst überlassen.

⏩ Insgesamt gilt, dass jeder selbst für das Ausmaß verantwortlich ist, in welchem er oder sie sich auf die Selbsterfahrung einlässt. Die Rahmenbedingungen spielen hierbei natürlich eine wichtige Rolle.

■■ Analytische Lehrtherapie

PiA: „Bzgl. der Lehrtherapie gab es widersprüchliche Auflagen. Zum einen wurde empfohlen, die **Frequenz von 3-mal pro Woche** zu wählen. Zum anderen waren innerhalb von 5 Jahren Ausbildung mindestens 300 Stunden Lehrtherapie verlangt worden. Ich habe am Anfang der Ausbildung mit der empfohlenen Stundenanzahl pro Woche begonnen und bin inzwischen bei weit mehr als 350 Stunden angelangt und meine Ausbildung ist noch nicht beendet. Erst später habe ich bemerkt, dass viele die Frequenz zum Teil aus finanziellen Gründen geringer gewählt haben. Aufgrund der Regel, dass die gesamte Ausbildung durch Lehrtherapie begleitet werden sollte, werde ich auch weiterhin meine Lehrtherapie fortsetzen, reduziere jedoch derzeit in Absprache mit meinem Lehrtherapeuten die wöchentliche Frequenz."

PiA: „Ich glaube, viele unterschätzen, in welcher Form die Lehrtherapie ins Leben eingreifen kann. Für mich war die Lehrtherapie spannend, aufregend, aber auch sehr belastend. Sicher auch durch die Belastungen der Ausbildung insgesamt, aber auch durch die Veränderungen, welche die Lehrtherapie bei mir bewirkt hat, bin ich in eine **persönliche Krise** geraten. Meine Beziehung drohte zu scheitern und ich hatte große Probleme, einen Weg aus dieser persönlichen Krise zu finden. Interessant war für mich die Erfahrung auf einem Kongress, bei dem es in verschiedenen Veranstaltungen genau darum ging – Belastungen durch die Lehrtherapie. Ich fand es erleichternd, dass ich mit meinen Erfahrungen nicht alleine dastehe, sondern einige von ähnlichen Erfahrungen berichten konnten."

■ **Kommentar**

In der Psychoanalyse spricht man nicht von Selbsterfahrung, sondern von Lehrtherapie. Diese ist offensichtlich nicht nur zeitlich, sondern auch – nach den Aussagen der PiAs in analytischer Ausbildung – qualitativ intensiver.

❯❯ **Die analytische Lehrtherapie greift erfahrungsgemäß besonders stark in das Leben, den Alltag und die Persönlichkeit der PiAs ein. In dem o. g. Beispiel wird eindrücklich geschildert, dass die dadurch bewirkten Veränderungen nicht unterschätzt werden sollten.**

■ ■ **„Freie Spitze"**

PiA: „Die Stunden der Freien Spitze sind bei uns gefüllt durch anderweitige Fortbildungen, Intervisionsgruppe, Literaturstudium und Berichtswesen.

Maximal 60 Stunden Fortbildung (Kongresse, klinikinterne Weiterbildung etc.) können angerechnet werden."

PiA: „Die Freie Spitze ist bei uns gefüllt durch 690 Stunden Literaturstudium und 240 Stunden Vor- und Nachbereitung von Fällen. Das Literaturstudium müssen wir z. T. nachweisen durch Referate oder schriftliche Ausarbeitungen, welche wir bei der Leitung oder den Dozenten abgeben. Wir konnten aber auch einen Teil durch eine verlängerte Praktische Tätigkeit abdecken. Da ich meist Vollzeit gearbeitet habe und meine Arbeitsstelle die Anerkennung für die Praktische Tätigkeit hatte, war das kein Problem für mich."

PiA: „Die Freie Spitze war durch verschiedene Ausbildungsteile gefüllt. Zum einen waren wir verpflichtet, uns während des Semesters zu 20 Stunden Kleingruppenarbeit zu treffen. Dies war gar nicht so einfach, da alle sehr weit verstreut wohnten. Weiterhin zählte Literaturstudium dazu, und wir mussten auch eine gewisse Anzahl von Mehrstunden aus der Praktischen Tätigkeit mitbringen. Ich glaube, die Teilnahme an Kongressen konnte auch anerkannt werden."

PiA: „Bei uns wird die Freie Spitze u. a. mit Forschungsprojekten gefüllt. Eine PiA musste eine ganze Testbibliothek aufbauen, um in diesem Rahmen die Unterschrift zu erhalten. Damit verzögerte sich ihre Ausbildung erheblich. Eine weitere Person hatte die Anerkennung ihres Forschungsprojektes nicht schriftlich bei dem Ausbildungsleiter eingeholt. Nachdem diese die Arbeit gemacht hatte, wurde sie nicht anerkannt. Sie thematisierte dies in der Selbsterfahrung und es kam zu einem regen Briefwechsel zwischen Ausbildungsleitung und ihr, der leider ergebnislos blieb."

■ **Kommentar**

Da es **keine gesetzlichen Regelungen für die inhaltliche Ausgestaltung** der Freien Spitze gibt, ist es allein den Ausbildungsinstituten überlassen, wie sie sie definieren, welche Bedingungen sie stellen und welche Regeln sie für den Nachweis der abgeleisteten Stunden formulieren. Die oben beschriebenen Beispiele zeigen, wie unterschiedlich die Freie Spitze ausgefüllt sein kann. Üblich ist die Anerkennung der nicht in den Ausbildungteilen enthaltenen, aber doch geforderten Ausbildungsinhalte wie Dokumentation, Berichtswesen während der

Praktischen Ausbildung, Vor- und Nachbereitung der Theoretischen Ausbildung und Prüfungsvorbereitung. Es sind aber auch deutlich höhere Anforderungen möglich.

> ❱❱ Erkundigen Sie sich im Vorfeld, wie die Freie Spitze inhaltlich ausgefüllt ist. Lassen Sie sich die Regelungen ggf. schriftlich geben. Wenn die Freie Spitze zusätzliche Aufgaben beinhaltet, sollten Sie sich genau überlegen, ob und wie sie diese Bedingungen erfüllen können.

■ ■ **Besondere Formen der Psychotherapieausbildungen**

Die folgenden Berichte gehen auf einige Besonderheiten der Therapieausbildungen ein:

- Psychotherapieausbildung mit Fachkunde für Tiefenpsychologie und Psychoanalyse
- Kinder- und Jugendlichenpsychotherapieausbildung
- Reduzierte Therapieausbildung bei vorhandener Approbation
- Zusatzausbildungen
- Therapieausbildungen bei Ärzten

PiA: „Wir machen eine Ausbildung über 5 Jahre und erhalten nach Abschluss aller Ausbildungteile die Anerkennung für tiefenpsychologisch fundierte Psychotherapie und psychoanalytische Psychotherapie. Die meisten, die ich kenne, nutzten diese Möglichkeit, Psychoanalyse in der Kombination mit tiefenpsychologischer Therapie zu erlernen. Um diese **Doppelanerkennung** zu erhalten, müssen wir 600 Stunden Praktische Ausbildung in tiefenpsychologisch fundierter und 600 Stunden Praktische Ausbildung in psychoanalytischer Psychotherapie nachweisen. Wie bei allen anderen müssen die Stunden im Verhältnis 1:4 supervidiert werden."

■ **Kommentar**

Die alleinige Anerkennung für Psychoanalyse ist selten sinnvoll. Die meisten niedergelassenen Kollegen haben die Anerkennung für psychoanalytische und tiefenpsychologische Psychotherapie. Der Mehraufwand lohnt sich, da bei einigen Fällen nicht klar ist, ob eine Indikation für tiefenpsychologische Therapie oder Psychoanalyse besteht und bei

manchen Patienten die Art der Therapie innerhalb der Behandlung wechseln kann.

PiA: „Ich würde mich wieder für eine Kinder- und Jugendlichentherapieausbildung entscheiden, obwohl ich natürlich weiß, dass mir der Weg in die Erwachsenenausbildung nur nach vollständigem Durchlaufen der Psychotherapeutenausbildung offen steht. Ich arbeite gerne mit Kindern und Jugendlichen und möchte auch in Zukunft in diesem Bereich arbeiten. Das Psychiatriejahr im Erwachsenenbereich zu absolvieren, wäre für mich nicht sinnvoll gewesen. Da auch andere Berufsgruppen Kinder- und Jugendlichenpsychotherapeuten werden können, gibt es manchmal Schwierigkeiten mit der tariflichen Einstufung und der Bezahlung. In meiner Ausbildungsgruppe waren es zur Hälfte Psychologen und zur anderen Hälfte andere Berufsgruppen."

■ **Kommentar**

Wie schon in ▶ Abschn. 3.5 beschrieben, kann die Abrechnungsgenehmigung für Kinder und Jugendliche auf zwei Wegen erworben werden. Zum einen durch Absolvierung der gesamten Ausbildung zum KJP und zum anderen durch eine Ausbildung zum Erwachsenentherapeuten (PP) mit anschließender Zusatzausbildung, um die Abrechnungsgenehmigung für Kinder und Jugendliche zu erwerben. In diesem Erfahrungsbericht wurden Aspekte des Berufsbildes und **das Selbstverständnis der KJP** angesprochen.

PiA: „Durch eine abgeschlossene Familientherapieausbildung konnte ich über die Übergangsregelungen des Psychotherapeutengesetzes die Approbation beantragen. Mit der Approbation allein konnte ich wenig anfangen, da ich eine **Kassenzulassung** mit meiner Ausbildung nicht erwerben konnte. Daher entschloss ich mich, eine Ausbildung in einem der Richtlinienverfahren zu beginnen. Durch die vorhandene Approbation unterscheiden sich meine Ausbildungsbedingungen von denen der anderen. Es gelten die Weiterbildungsrichtlinien, die durch den Fachverband DGIP, Deutsche Gesellschaft für Individualpsychologie, festgelegt werden. Die Ausbildung umfasst z. B. für die Doppelzulassung Tiefenpsychologie und Psychoanalyse 700 Stunden Praktische Ausbildung unter Supervision im Verhältnis 4 bis 6 Therapiestunden zu 1 Supervisionsstunde. Des Weiteren gehören zur Ausbildung: mindestens 300 Stunden Einzelselbsterfahrung/Lehrtherapie,

650 Stunden Theoretische Ausbildung und mindestens 150 Stunden Supervision. Überrascht hatte mich, dass zum Teil die Ausbildungsinstitute nicht wussten, dass bei bereits erworbener Approbation die Praktische Tätigkeit (das „Psychiatriejahr" und das „Psychosomatikhalbjahr") nicht geleistet werden müssen. Es war gar nicht so einfach, ein Ausbildungsinstitut zu finden, das die Bedingungen kannte und mir bestätigte, dass ich als Approbierte kein Psychiatriejahr und Psychosomatikhalbjahr leisten brauchte."

■ **Kommentar**

Da seit der Einführung des Psychotherapeutengesetzes inzwischen einige Zeit vergangen ist, wird es die geschilderte Problematik dieses Einzelfalls bald sicher nicht mehr geben. Viele werden die Approbation erst mit Abschluss der Therapieausbildung erhalten. Es ist aber durchaus weiterhin möglich, nach dem Erlernen eines Therapieverfahrens und der damit verbundenen Approbation weitere Ausbildungen in anderen Therapieverfahren zu absolvieren. In derartigen Fällen gilt, dass nach der Approbation im Rahmen der Zweitausbildung weder die Praktische Tätigkeit abgeleistet noch die staatliche schriftliche Prüfung abgelegt werden muss.

❯❯ **Ein weiteres Verfahren zusätzlich zur Approbation zu erlernen, ist möglich. Es gelten dann andere Bedingungen und es muss auch nicht die gesamte Ausbildung durchlaufen werden.**

PiA: „Derzeit mache ich eine Zusatzausbildung in Gruppenanalyse. Sie umfasst die Teilnahme an 100 Doppelstunden Gruppenselbsterfahrung, 40 Doppelstunden Theorie, 60 Stunden ambulante Gruppentherapie und 40 Stunden begleitende Supervision."

■ **Kommentar**

Inzwischen gibt es unterschiedliche Zusatzausbildungen, um die Berechtigung, diese Formen der Psychotherapie mit den Kassen abzurechnen, zu erwerben. Zusatzausbildungen gibt es für die Zulassung zur Behandlung von Gruppen und zur Behandlung von Kindern und Jugendlichen. Auch für die Abrechnung von Entspannungsverfahren werden zusätzliche Lehrgänge verlangt.

PiA: „Die Facharztausbildung zum Facharzt für Psychiatrie und Psychotherapie erfordert eine Therapieausbildung in einem kassenärztlich anerkannten Verfahren (die Weiterbildungsinhalte finden sich in den jeweiligen Weiterbildungsordnungen der Länderkammern), die von sehr unterschiedlichen Institutionen angeboten werden. Ich wollte eine qualitativ gute Therapieausbildung außerhalb eines Abhängigkeitsverhältnisses vom Arbeitgeber. Daher habe ich mir ein unabhängiges Ausbildungsinstitut gesucht. Ich hatte Zweifel, ob die Anforderungen einer Analyseausbildung mit der Arbeit als Assistenzarzt überhaupt vereinbar sind, wollte mir aber die Option offen halten, sowohl durch die Psychotherapieausbildung in tiefenpsychologisch fundierter Psychotherapie die Anforderungen der Facharztausbildung zu erfüllen, als auch Analytiker zu werden, ohne doppelte Wege zu gehen. Deshalb habe ich mir ein analytisches Ausbildungsinstitut ausgesucht, welches die kombinierte Ausbildung in tiefenpsychologischer fundierter und analytischer Psychotherapie anbietet."

PiA: „Als Ärztin habe ich eine Approbation und muss sie nicht erst durch eine durch die Ärztekammer an mein therapeutisches Institut delegierte Prüfung erwerben, d. h. die schriftliche Multiple-Choice-Prüfung der Psychologen ist nicht notwendig. Die vorhandene Approbation macht es auch leichter, Verträge über ‚Bausteine' abzuschließen, z. B. Theorieteil der Psychotherapieausbildung, Selbsterfahrung oder Balintgruppen etc. Meine Ausbildung als Analytikerin schließe ich einmal durch die Prüfung bei der Ärztekammer und dann durch eine Prüfung durch meine Fachgesellschaft ab. Die Ausbildungsteile Theoretische Ausbildung und Praktische Ausbildung unterscheiden sich wenig von denen der Psychologen."

■ **Kommentar**

Die **psychotherapeutische Ausbildung von Ärzten** unterscheidet sich zum Teil von der psychotherapeutischen Ausbildung von Psychologen. So ist die Praktische Tätigkeit nicht notwendig, da die Ärzte ja als Assistenzärzte während ihrer Facharztausbildungen praktische Erfahrungen sammeln. Auch die schriftliche Prüfung ist nicht notwendig. Die Ausbildungsbedingungen richten sich nach den Weiterbildungsordnungen der Landesärztekammern. Die spezifischen

Inhalte der therapeutischen Anteile werden manchmal von Fachgesellschaften und Ausbildungsinstituten präzisiert.

4.7.2 Entscheidungen bezüglich der Therapieausbildungen

▪▪ Möchte ich eine Ausbildung beginnen?

PiA: „Für mich war seit dem Studium klar, dass ich **therapeutisch arbeiten** möchte. Die Arbeit mit Patienten mit unterschiedlichen psychischen Störungen konnte ich mir gut vorstellen. Allein mit dem Wissen aus dem Studium erlebte ich mich oft als nicht ausreichend ausgebildet und auf verschiedene Situationen vorbereitet, die immer wieder auf mich zukamen. Mit einem fundierten therapeutischen Wissen erhoffte ich mir, dass ich besser mit den Schwierigkeiten umgehen könne. Zusätzlich wurde mir beim Lesen von Stellenanzeigen deutlich, dass immer mehr klinische Stellen als Voraussetzung die begonnene oder sogar abgeschlossene therapeutische Ausbildung in einem der kassenrechtlich anerkannten Verfahren verlangten. An einer Niederlassung war ich erst einmal gar nicht interessiert, wollte mir aber diese Möglichkeit offen halten. Alle diese Überlegungen führten dazu, dass ich nach einer Therapieausbildung gesucht habe, die mit einer Approbation abgeschlossen werden kann."

PiA: „Meine Eltern haben therapeutische Berufe, sodass ich schon immer Kontakt mit diesen Berufszweigen hatte. Ich fand die Gespräche immer sehr interessant und konnte mir gut vorstellen, selbst therapeutisch tätig zu werden. Das Psychologiestudium habe ich absolviert, um die Voraussetzungen für eine therapeutische Ausbildung zu erfüllen."

PiA: „Aus zwei Gründen habe ich mich für die Ausbildung entschlossen: Zum einen gab es zunehmend den Trend, dass in **Stellenausschreibungen** neben der Approbation, die ich als Familientherapeutin über die Übergangsregelegungen erhalten habe, auch die Kassenzulassung in einem Richtlinienverfahren verlangt wurde. Zum anderen konnte ich mir vorstellen, mich irgendwann niederzulassen. Auch dafür braucht man die Ausbildung in einem der kassenrechtlich anerkannten Verfahren."

PiA: „Durch meine fortgeschrittene Körperpsychotherapieausbildung empfand ich mich ausreichend ‚gerüstet' für die Klinikarbeit. Auf meiner Arbeitsstelle begann der Chefarzt und Klinikleiter jedoch zunehmend Druck zu machen, dass er Psychologen ohne Approbation auf Dauer nicht beschäftigen könne. Ich wollte gerne an der Klinik bleiben und habe daher ein bisschen überstürzt eine Psychotherapieausbildung begonnen."

▪ Kommentar

Ganz unterschiedliche Geschichten werden erzählt, wenn man Ausbildungteilnehmer nach ihrer Motivation befragt, eine Ausbildung zu beginnen. Häufig hört man, dass ein Grund für die Ausbildung die Lage auf dem Arbeitsmarkt ist. Ausgeschriebene Stellen im klinischen Bereich enthalten fast immer den Zusatz „mit Approbation in einem Richtlinienverfahren" oder „mit fortgeschrittener Ausbildung". Vielleicht wird sich das irgendwann wieder ändern, da sicher nicht alle Psychologen unter den derzeitigen Bedingungen eine Psychotherapieausbildung machen können.

▪▪ Welche Therapieart oder Ausbildungsart kommt für mich in Frage?

PiA: „Ich war lange unentschlossen, welche Ausbildung ich beginnen wollte. Dass ich eine Therapieausbildung machen werde, stand für mich schon länger fest, der klinische Bereich hat mich schon während meines Studiums interessiert. Durch eigene Erfahrungen mit tiefenpsychologischer Behandlung war ich sehr an einer Ausbildung in diesem Bereich interessiert. Aber auch die Vorgehensweise der verhaltenstherapeutischen Verfahren anzuwenden, konnte ich mir gut vorstellen. Letztendlich hat quasi der Zufall entschieden. Es gab kaum Ausbildungsmöglichkeiten in tiefenpsychologisch fundierter Psychotherapie. Meine Bewerbung an einem Ausbildungsinstitut mit tiefenpsychologisch fundierter Psychotherapie als Schwerpunkt wurde zwar angenommen, der Ausbildungsbeginn verzögerte sich jedoch von Jahr zu Jahr. Ich begann, mich dann bei Instituten mit verhaltenstherapeutischem Schwerpunkt zu bewerben, da zunehmend in Stellenanzeigen die Approbation in diesem Verfahren verlangt wurde. Meine Verhaltenstherapieausbildung hat nun vor einiger Zeit begonnen und ich habe meine Wahl noch nicht bereut."

PiA: „Während des Studiums habe ich mich schon für den klinischen Bereich interessiert und viele Seminare über therapeutische Verfahren besucht.

Ich hatte selbst Erfahrungen mit psychoanalytischer Therapie gemacht. Später habe ich Vorlesungen über psychoanalytische Therapie besucht und die Idee entwickelt, dieses Verfahren selbst zu erlernen. Ich denke, wenn man Pläne hat, sich irgendwann **niederzulassen**, braucht man die Approbation und eine Psychoanalyseausbildung war nach meinem Gefühl die richtige Ausbildung für mich."

PiA: „Die Auswahl des Therapieverfahrens war keine große Schwierigkeit. Schon immer hatte mich die tiefenpsychologische Herangehensweise interessiert. Während ich am Anfang die verhaltenstherapeutische Herangehensweise eher unsympathisch und das Menschenbild eher problematisch fand, war mir aber während des Studiums klar geworden, dass dieser Ansatz auch seine positiven Seiten hat. Trotzdem lag mir die tiefenpsychologische Richtung mehr. Letztendlich habe ich versucht, eine Ausbildung zu finden, die weniger strikt eine Richtung präferiert, sondern auch integrativ arbeitet."

PiA: „Eigentlich musste ich nicht lange überlegen, welches Therapieverfahren ich erlernen wollte. Obwohl ich das tiefenpsychologische Vorgehen sehr interessant fand, konnte ich mehr mit dem methodologischen, manchmal fast technischen Vorgehen der Verhaltenstherapie anfangen. Die Verfügbarkeit vom Manualen und klaren Handlungsanweisungen hat mir besonders als therapeutischer Neuling Sicherheit gegeben. Vielleicht klingt das komisch, aber außerdem hatte ich das Gefühl, das Verfahren passt zu mir und meiner Persönlichkeit."

PiA: „Schon während meines Studiums habe ich meine Praktika fast ausschließlich im **Kinder- und Jugendbereich** gemacht. Die Arbeit mit Kindern und Jugendlichen hat mir sehr viel Spaß gemacht und ich war mir sicher, dass ich auch später weiter mit dieser Zielgruppe arbeiten möchte. Daher habe ich mich entschlossen, eine Kinder- und Jugendlichenpsychotherapieausbildung zu machen. Weiterhin hat mich auch überzeugt, dass ich immer wieder auf Stellenangebote im Kinder- und Jugendbereich gestoßen bin, in denen eine Ausbildung mit Approbation erwünscht oder zum Teil auch verlangt war."

■ **Kommentar**

Diese Beispiele zeigen, wie unterschiedlich die Wege und Herangehensweisen sind, eine Entscheidung darüber zu treffen, mit welcher Ausbildung,

welchem therapeutischen Verfahren oder welchem Klientel begonnen wird. Manche sind sich bereits lange darüber im Klaren, welche Art der Psychotherapie ihnen liegt, manche benötigen für ihre Entscheidung viel Zeit. Entscheidend sind neben den theoretischen und methodischen Unterschieden der therapeutischen Verfahren auch manchmal „banale" organisatorische Gründe, eigene Erfahrungen mit Therapie oder mit therapeutischem Arbeiten, Zufälle sowie die Passung zwischen Therapieverfahren und eigener Persönlichkeit. Es gibt keine klaren Kriterien, für wen welche therapeutische Herangehensweise besser geeignet ist; das muss jeder für sich selbst herausfinden. Es gibt außerdem die Möglichkeit, eine Ausbildung an einem Ausbildungsinstitut zu beginnen, das einen eher integrativen Ansatz lehrt.

❯❯ Wer sich sehr unsicher in der Wahl
  des therapeutischen Verfahrens ist,
  kann auch gezielt nach Therapieinstituten
  mit einem integrativen Ansatz
  suchen.

4.7.3 Belastungen der PiAs während der Therapieausbildung

■ ■ **Persönliche und emotionale Belastungen**
PiA: „Für mich war es belastend und ärgerlich, dass ich während des Psychiatriejahres für meine qualifizierte Tätigkeit keine Entlohnung erhalten habe. Während dieser Zeit war es mir kaum möglich, mich selbst, geschweige denn meine Ausbildung zu finanzieren, sodass ich auf die Hilfe meiner Eltern angewiesen war. Auch die Fahrkosten hatte ich selbst zu tragen. Aber nicht nur die Fahrzeiten während des psychiatrischen Jahres, sondern generell die Fahrzeiten zwischen Wohnort, Stelle, Ausbildungsort, Supervisoren etc. fand ich belastend, da viel von meiner Freizeit dadurch verloren ging. Als weitere Belastung habe ich die ständigen Wiederholungen während der Theoretischen Ausbildung empfunden. Dies war noch schlimmer als woanders und kam, denke ich, durch die Zusammensetzung der Ausbildungsgruppe mit unterschiedlichen Berufsgruppen in der Kinder- und Jugendlichentherapieausbildung."

PiA: „Es ist kaum möglich, die Ausbildung mit einer nebenher laufenden Vollzeittätigkeit zu bewältigen. Wenn man aber keinen Vollzeitjob hat, dann reichen die finanziellen Ressourcen meist nicht aus, um die Ausbildung zu finanzieren. Dieses Dilemma ist kaum zu lösen. Für mich war es eine große Belastung, mit einer Teilzeitstelle mich selbst zu finanzieren und meine Eltern zur Finanzierung der Ausbildung nutzen zu müssen."

PiA: „Belastend fand ich an der Ausbildung die ständigen Unterschiede zwischen eigenen Ansprüchen an die Ausbildung und der Realität. Ich hätte mir z. B. klare Regeln und Vorschriften, mehr Organisation, inhaltlich und didaktisch bessere Theorieveranstaltungen, eine Verzahnung zwischen Theorieveranstaltungen und praktischen Anteilen gewünscht. Insgesamt war das schwierigste, mit dem ständigen Frust zu kämpfen. Mit Beginn der Praktischen Ausbildung wurde es inhaltlich ergiebiger, jedoch waren mein Engagement und meine Motivation zu dem Zeitpunkt nicht mehr die besten, da sich die Ausbildung mit ca. 6 Jahren schon viel zu lange hinzog. Ich wollte einfach nur noch fertig werden. Die emotionale und finanzielle Belastung durch die Ausbildung war deutlich spürbar, die zeitliche Belastung erheblich. Während der gesamten Ausbildung hatte ich ja auch für die Finanzierung durch Teilzeittätigkeiten aufzukommen."

PiA: „Die Ausbildung hat mich bisher insgesamt eher enttäuscht. Obwohl ich versucht habe, mit möglichst geringen Ansprüchen daran zu gehen, hätte ich mir doch mehr gewünscht und eigentlich auch mehr Inhalt und Qualität erwartet. Bisher habe ich wenig Neues und Bereicherndes erfahren und gehört, langsam gehe ich das Ganze nur noch aus der pragmatischen Perspektive an. Die Ausbildung ist eine Legitimation und bisher habe ich am meisten während meiner Tätigkeiten und Praktika gelernt."

PiA: „Da wir am Ausbildungsinstitut erst der zweite Ausbildungskurs waren, gab es immer wieder Unklarheiten und Schwierigkeiten. Das Institut hatte einfach wenige Erfahrungen mit den möglichen Problemen der Ausbildungsteilnehmer und konnte auf viele Fragen auch keine klaren Auskünfte erteilen. Insgesamt habe ich die Atmosphäre als sehr anonym erlebt und z. B. den Institutschef nie gesehen und kennengelernt."

● **Kommentar**
Für jeden sind unterschiedliche Dinge belastend. Übereinstimmend werden oft die zeitlichen und finanziellen Engpässe genannt. Belastungen durch Pendelzeiten sowie familiäre Probleme werden wir in den nächsten Abschnitten aufführen. Die Vorstellungen über die Ausbildung und deren Inhalt sind unterschiedlich. Häufig gibt es mehrere Gründe, die Ausbildung zu beginnen. Es ist sehr einfach, dann enttäuscht zu werden, wenn die Bedingungen der Ausbildung und die Qualität der Ausbildungsteile nicht den eigenen Anforderungen und Vorstellungen entsprechen.

Das letzte Beispiel macht das Problem vieler **PiAs der ersten Generationen** deutlich, die auf viele Fragen keine klaren Antworten und Auskünfte erhielten, weil es an entsprechenden Erfahrungen fehlte. Dieser Umstand schaffte viel Unsicherheit und Unklarheit, aber auch die Chance einer recht freien Gestaltung. In vielen Ausbildungsinstituten hat sich inzwischen eine Routine entwickelt, Erfahrungen sind gesammelt und die Bedingungen oft sehr viel klarer von Anfang an formuliert, manchmal, wie sollte es anders sein, zuungunsten der PiAs.

■■ **Belastungen durch Pendelzeiten und Umzug**
PiA: „Durch einen **unterschiedlichen Ausbildungs- und Wohnort** hat sich meine Ausbildung erheblich verzögert. Mein Wohnort stellte durch die Stelle meine finanzielle Absicherung dar, am Ort selbst gab es aber keine Ausbildungsmöglichkeiten. Während die Theoretische Ausbildung noch durch das Fahren zum Wochenendtheorieblock möglich war, konnte ich die Praktische Ausbildung erst beginnen, nachdem ich zum Ausbildungsort gezogen war. Aber auch nach dem Umzug kamen durch eine Arbeitsstelle an einem dritten Ort und die unterschiedlichen Orte für Selbsterfahrung, Supervision, Ambulanz etc. erhebliche Fahrzeiten auf mich zu. Den Zeitaufwand, die erhebliche Verzögerung des Ausbildungsabschlusses und die finanzielle Belastung dadurch hatte ich zu Beginn der Ausbildung nicht absehen und einschätzen können."

PiA: „Während meiner Ausbildung hatte ich verschiedene **Ausbildungsteile an sehr unterschiedlichen Orten**. Die Fahrzeiten betrugen immer um die 45 Minuten pro Strecke. So fuhr ich von meinem Wohnort zu meiner Arbeitsstelle. Die

4

Theoretische Ausbildung selbst war wieder woanders, die Supervisoren über einen sehr großen Bereich verstreut."

PiA: „Bis auf einige Stunden Praktische Ausbildung und Supervision habe ich inzwischen fast alle Ausbildungsteile abgeschlossen. Durch meinen Ehemann hat es sich ergeben, dass wir umziehen mussten. Ich war überrascht, dass sich für mich eine relativ einfache Lösung mit meinem Ausbildungsinstitut ergeben hat. Ich bin zwar weiterhin in meinem Institut an meinem ehemaligen Wohnort, kann aber meine letzten Fälle an meinem neuen Wohnort machen. Die Anerkennung der Ausbildungsambulanz und auch der Supervisoren an meinem neuen Wohnort durch mein Ausbildungsinstitut und die zuständige Landesbehörde war relativ einfach, da beide Ausbildungsinstitute von demselben Fachverband anerkannt sind. Ich hätte auch wechseln können, aber für die geringe Anzahl der Stunden hätte das nicht gelohnt, außerdem sind mir die voraussichtlichen Prüfer in meinem alten Ausbildungsinstitut wenigstens bekannt."

▪ **Kommentar**

Wie an den Beispielen ersichtlich, stellen Fahrzeiten eine deutliche Belastung finanzieller und zeitlicher Art dar. Da die Ausbildungsteile meistens an unterschiedlichen Orten stattfinden, betrifft diese Erschwernis beinahe alle PiAs.

Tipp

Gerade bei erheblichen Anfahrtswegen zu Selbsterfahrungs- und Supervisionsstunden kann es sinnvoll sein, nachzufragen, ob sich Doppelstunden vereinbaren lassen.

Wohnortwechsel während der Ausbildung oder Wechsel der Ausbildungsinstitute gestalten sich nicht immer so unkompliziert wie im Beispiel angegeben. Die Möglichkeit, sich möglichst kompatible Ausbildungsinstitute eines Fachverbandes zu suchen, steht nicht immer zur Verfügung. Darüber hinaus sind die Ausbildungsinstitute z. T. sehr unterschiedlich organisiert. Ausbildungsinstitute zu wechseln, bedeutet zwar einen erheblichen „Behördenkrieg", manchmal jedoch kann sich dieser

Schritt auch dann lohnen, wenn man mit einem Institutswechsel lediglich die Möglichkeit wahrnehmen möchte, seine Ausbildungsbedingungen zu verbessern, selbst um den Preis eines damit verbundenen Umzugs. Ausbildungsinstitute selbst nehmen „Wechsler" manchmal sogar gern, da sie oft freigewordene Plätze von Abbrechern auffüllen und damit die Ausbildungen für die Ausbildungsinstitute rentabler werden.

▪▪ **Belastungen der Familien und der Kinder**

PiA: „Für mich war insbesondere die zeitliche Belastung erheblich. Neben einer Arbeitsstelle die Anforderungen einer Psychotherapieausbildung zu bewältigen und dann noch Zeit für meine Familie zu haben, war nur sehr schwer möglich. Bis jetzt hatte ich wenige Schwierigkeiten mit der Finanzierung der Ausbildung, da ich meistens eine Stelle mit einem Einkommen hatte, aber während des **Mutterschaftsurlaubs**, den ich verlängert habe, ist die finanzielle Belastung durch die Ausbildung doch erheblich größer geworden als zuvor. Zurzeit mache ich die Praktische Ausbildung und merke, dass es sehr kompliziert ist, die Termine mit Patienten, Supervisoren und der Lehranalyse so zu koordinieren, dass ich meine Familie trotzdem noch sehen kann."

PiA: „Als ich mit der Ausbildung begonnen habe, war meine Tochter noch sehr klein. Da ich immer wieder wegen der Ausbildung wenig Zeit für sie hatte, haben mich oft sehr starke Schuldgefühle gequält. Dies stellte neben der für mich fast existenzielle Ausmaße annehmenden finanziellen Belastung und der Belastung meiner Partnerschaft eine der größten Schwierigkeiten dar."

▪ **Kommentar**

Für eine erhebliche Zahl von Ausbildungsteilnehmern stellt der Wunsch, neben der Ausbildung, der Finanzierung der Ausbildung und eigenen Aufgaben auch die Bedürfnisse ihrer Familien zu beachten, eine Herausforderung dar. Durch den erheblichen Zeitaufwand für die Ausbildung ist dies besonders schwierig. Nun kann man schlecht empfehlen, während der Ausbildungszeit besser keine Familie zu gründen. Ratsam ist jedoch, alle möglichen Belastungen im Familienkreis zu besprechen.

▪ ▪ Therapieausbildung und Schwangerschaft/ Säuglinge

PiA: „Bevor ich schwanger geworden bin, war der größte Teil meiner Ausbildung schon fertig (Theoriestunden, Praktische Tätigkeit, Selbsterfahrung, ein großer Teil der Praktischen Ausbildung und Supervision). Derzeit arbeite ich an einem Nachmittag pro Woche in der Ausbildungsambulanz und führe meine letzten ambulanten Fälle zu Ende. Während dieser Zeit passt mein Mann auf unser Kind auf. Dies lässt sich gut mit der Ausbildung zum derzeitigen Zeitpunkt vereinbaren. Da ich merke, wie viel Zeit mein Kind in Anspruch nimmt, könnte ich mir nicht vorstellen, derzeit auch noch Theoriestunden wahrnehmen zu müssen, was ich ja auch nicht mehr brauche. Mal sehen, wie sich die Vorbereitung auf die Prüfungen mit einem Kleinkind gestalten wird, aber vielleicht lässt sich stundenweise eine Kinderbetreuung organisieren."

PiA: „Während meiner Ausbildung habe ich meine kleine Tochter bekommen. Dadurch habe ich die Ausbildung zwar nicht unterbrochen, ich denke aber, dass sie sich dadurch verlängern wird. In meinem Ausbildungsinstitut wurde sehr ungezwungen mit meiner Schwangerschaft umgegangen. Je nach meinem aktuellen gesundheitlichen Befinden habe ich einen Teil der Theoriestunden ausfallen lassen, um sie später nachzuholen. Als meine Tochter geboren war, konnte ich sie zu einigen Theoriestunden mitnehmen, sodass ich nicht zu viel verpasste. Während des Mutterschutzes habe ich die Zeit genutzt, die Anamneseauflagen zu erfüllen. Inzwischen arbeite ich wieder und beginne die Praktische Ausbildung."

PiA: „In unserem Institut wurden mehrere Frauen schwanger. Das **Mitnehmen der Kinder** wurde nicht gerne gesehen („wenn das einreißt … "). Eine Mutter musste für die Seminare der Theoretischen Ausbildung in einen Extraraum und konnte über eine technische Anlage mithören. Eine weitere pausierte und noch eine andere brach die Ausbildung nach der Geburt ihres Sohnes ab."

▪ Kommentar

Ein großer Anteil der Ausbildungsteilnehmer sind Frauen, die eventuell in der Zeit der Ausbildung auch das Thema Familienplanung zu bedenken haben. Hier wird noch einmal deutlich, dass es schwierig ist, die eigenen Bedürfnisse mit den Anforderungen der Ausbildung zu vereinbaren. Im Regelfall wird sich durch die Versorgung von Kleinkindern die Ausbildung verlängern, da die eigene Flexibilität erheblich eingeschränkt ist. Neben den persönlichen Möglichkeiten, diese verschiedenen Bedürfnisse miteinander zu verbinden, sind natürlich auch die Unterstützung durch die Familie und der Umgang des Ausbildungsinstitutes mit der persönlichen Lage der Ausbildungsteilnehmer wichtig. Es ist möglich, die Ausbildungen für eine gewisse Zeit zu unterbrechen, diese Möglichkeit wird jedoch kaum in Anspruch genommen. Insgesamt gilt, dass die Belastung zum Anfang der Ausbildung durch die Praktische Tätigkeit und Theoretische Ausbildung höher ist, während zur Zeit der Praktischen Ausbildung die Ausbildungsgestaltung erheblich flexibler gehandhabt werden kann.

4.7.4 Finanzierung der Ausbildung und Umgang mit finanziellen Belastungen

PiA: „Um die Kosten der Ausbildung zu decken, habe ich am Anfang ein privates Darlehen aufgenommen. Zu Beginn der Ausbildung habe ich pro Halbjahr ca. 300 € an „reinen" Ausbildungskosten und ca. 400–500 € pro Monat für die Lehranalyse bezahlt. Bald werde ich die Ausbildungsfälle beginnen und dann die weiterhin anstehenden Ausbildungskosten und Supervisionskosten dadurch finanzieren. Wir erhalten ca. 55 € pro abgerechneter Therapiestunde."

PiA: „Meine Ausbildung habe ich durch **Ersparnisse** finanziert, meine eigenen Ausgaben über Jobs. Gerade am Anfang der Ausbildung stellten 1.300 € Gebühren pro Quartal (inkl. Theorie, Selbsterfahrung und Supervision) eine sehr hohe finanzielle Belastung dar. Glücklicherweise habe ich dann eine Praktische Tätigkeit mit einem Gehalt (weitaus geringer als BAT IIa) gefunden. Inzwischen habe ich die ersten Einnahmen aus der Praktischen Ausbildung erhalten, damit hoffe ich, bald die Ausbildungskosten abdecken zu können. Den Job als Psychologin in einer Klinik habe ich nach der Praktischen Tätigkeit mit reduzierter Stundenzahl weiterführen können."

PiA: „Am Anfang habe ich die Ausbildung durch Ersparnisse finanziert. Die Ausbildungsgebühren

4

pro Semester betrugen 307 €, zusätzlich kamen ca. 700–800 € für die Lehrtherapie pro Monat auf mich zu. Seitdem ich die ersten Fälle begonnen habe, finanziere ich die Ausbildung durch die Einnahmen aus den Fällen."

PiA: „Am Anfang finanzierte ich die Ausbildung über meine Teilzeit – **Tätigkeit** als Wissenschaftliche Mitarbeiterin an der Uni. Dadurch, dass keine weiteren großen Kosten außer den monatlichen Gebühren von mir aufgebracht werden mussten, konnte ich von meinem Gehalt an der Uni leben und die Ausbildungsgebühren (damals noch 575 DM pro Monat über 3 Jahre) begleichen. In den Ausbildungsgebühren waren Theoretische Ausbildung, Gruppenselbsterfahrung und Gruppensupervision enthalten. Weitere Ausbildungsteile, die nicht in den monatlichen Gebühren enthalten waren (Einzelselbsterfahrung mit 30 Stunden und Einzelsupervision mit 50 Stunden), begann ich erst, als nach drei Jahren die Ausbildungsgebühren reduziert waren, ich über einen Klinikjob mehr Geld zur Verfügung hatte und die ersten Honorare aus der Praktischen Ausbildung eingingen."

PiA: „Wir haben damals 21.000 DM in Raten für die Ausbildung (inkl. Selbsterfahrung und Supervision) bezahlt. Zur Finanzierung habe ich mein Einkommen aus meiner **Klinikstelle** genutzt. Zusätzlich bot die Klinik eine finanzielle Unterstützung an, die man zurückzahlen muss, wenn man nicht über eine gewisse Zeit nach Ausbildungsabschluss betriebsangehörig bleibt. Zu den allgemeinen Ausbildungskosten kamen noch Übernachtungskosten dazu, da wir unsere Selbsterfahrung nicht vor Ort gemacht haben. Die Ambulanzstunden wurden uns nicht vergütet. Da ich einen Teil der Praktischen Ausbildung an meinem Arbeitsplatz machte, musste ich die Supervision allein finanzieren, ansonsten wäre die Supervision in den Ausbildungsgebühren enthalten gewesen."

PiA: „Die Kosten meiner Ausbildung umfassen monatlich 352 € über 5 Jahre. Darin enthalten sind die Kosten für die Selbsterfahrung, die Supervision und die Theorie. Während der Praktischen Ausbildung werden die ambulanten Fälle bezahlt. Am Anfang konnte ich die monatlichen Gebühren gerade so durch meine Stelle finanzieren. In einer Freistellung, die ich beantragte, um mit der Ausbildung weiterzukommen, reichten die finanziellen Ressourcen

nicht mehr aus. Lange habe ich überlegt, einen Kredit aufzunehmen, nahm aber dann das Angebot meiner Eltern an, mich für eine Zeit lang zu finanzieren. Ich finde diesen Umstand sehr belastend. Derzeit beginne ich eine neue Stelle und hoffe, dadurch und durch die Einnahmen aus der Praktischen Ausbildung wieder selbst in der Lage zu sein, meine Ausbildung zu finanzieren."

PiA: „Während der Ausbildung konnte ich meine halbe Stelle in einer kinder- und jugendpsychiatrischen Praxis halten. Dieses Einkommen machte es mir möglich, auch die Gebühren für die Ausbildung aufzubringen (ca. 270 € pro Monat über 3 Jahre). Diese Ausbildungsgebühren beinhalteten die Theoretische Ausbildung und die Gruppenselbsterfahrung. Die Gruppensupervision und die Einzelsupervision sind nicht enthalten, daher kommen ca. 65–70 € dazu. Während des Psychiatriejahres musste ich die Stunden reduzieren, konnte aber die Stelle mit 10 Stunden pro Woche halten. Das Einkommen reichte natürlich dann nicht mehr aus, um die Ausbildung und mich zu finanzieren, meine Eltern kamen während dieser Zeit für einen Teil meiner Lebenskosten auf. In der Ambulanz wurden uns die Behandlungsstunden vergütet, aber es wurde auch ein erheblicher Anteil für Mietkosten und Verwaltungskosten einbehalten."

■ **Kommentar**

Die finanziellen Strukturen der Ausbildungen sind sehr unterschiedlich. In jedem Ausbildungsinstitut werden die Kosten unterschiedlich berechnet und verschiedene Ausbildungsteile ein- oder ausgeschlossen. Für einen Überblick, worauf man achten muss, um zwischen verschiedenen Kostenmodellen zu vergleichen, sorgt ▶ Abschn. 4.3. Insgesamt sollten die Kosten der Ausbildungen nicht unterschätzt werden.

⏩ **Kalkulieren Sie genau, wo und wann Sie welche Ausbildungsgebühren entrichten müssen. Schauen Sie auch nach möglichen versteckten Kosten.**

Besonders am Anfang der Ausbildung sind die Kosten durch die zu zahlenden Ausbildungsgebühren und die Selbsterfahrung bzw. Lehrtherapie sehr hoch. Gleichzeitig ist dies die Zeit, in der die PiAs im

Psychiatriejahr nichts oder nur sehr wenig verdienen. Im späteren Verlauf der Ausbildung lassen sich einige Kosten durch die Einnahmen aus der Praktischen Tätigkeit decken. In den Beispielen wurde zum einen geschildert, wie viel die Ausbildungsteilnehmer an Kosten aufbringen mussten, zum anderen, wie die Finanzierung durch die Befragten geleistet worden ist. Deutlich wird, dass es meist eine Mischfinanzierung aus Ersparnissen, zeitweiligem Einkommen und familiärer Unterstützung ist.

> **Überlegen Sie sich genau, wie Sie die Ausbildung finanzieren wollen. Besondere Berücksichtigung sollte die Finanzierung möglicher „Durststrecken" z. B. während des Psychiatriejahres finden.**

4.7.5 Ausbildungsinstitute

■ ■ **Struktur der Ausbildungsinstitute und Atmosphäre in den Ausbildungsinstituten**

PiA: „Unser Institut ist eher klein und sehr persönlich. Es wird durch einen Vorstand geleitet. Als Ansprechpartner stehen uns die Sekretärin der Ambulanz, der Vorstand, eine Mentorin und die Leitung der Ambulanz zu Verfügung. Die meisten unserer Dozenten arbeiten kostenlos, sodass dadurch die Kosten der Ausbildung reduziert werden."

PiA: „Das Ausbildungsinstitut wurde geleitet durch eine Geschäftsführerin. Außerdem gab es eine Ausbildungsleiterin, die bei jedem Ausbildungswochenende ansprechbar war. Für die Theoretische Ausbildung und die Supervision standen ausreichend Dozenten und Supervisoren zur Verfügung. Des Weiteren gab es eine Ausbildungsambulanz mit der dazugehörigen Verwaltung."

PiA: „Mein Ausbildungsinstitut ist an die Uni angelagert und mit einer Forschungseinrichtung zur Erforschung von Angst- und Panikstörungen und der Entwicklung von Behandlungsmöglichkeiten kombiniert. Wir haben einen Ambulanzleiter, der die meisten organisatorischen Aufgaben übernimmt und auch als Supervisor zur Verfügung steht. Dieser ist sehr gut erreichbar. Zusätzlich gibt es einen Ausbildungsleiter und eine Reihe von Dozenten und Supervisoren. Wichtig für mich, gerade jetzt am Anfang der Praktischen Ausbildung, ist die Erreichbarkeit

des Ambulanzleiters, der auch kurzfristig Supervisionsstunden zur Verfügung stellen kann."

PiA: „Mein Institut ist mit einem Ausbildungsdurchgang für Verhaltenstherapie und einem für Tiefenpsychologie pro Jahr sehr groß. Inzwischen sind auch noch Ausbildungsgruppen für Kinder- und Jugendlichenpsychotherapie und Gruppentherapie dazugekommen. Dadurch ist auch die Struktur aufwendiger und unpersönlicher als vielleicht in kleineren Ausbildungsinstituten. Es gibt einen Geschäftsführer und für beide Ausbildungsschwerpunkte je ein Leitungsgremium. Die Ausbildungsambulanz ist mit mehreren Mitarbeitern auch eher groß, es gibt ca. 15 Behandlungsräume für die Ausbildungsteilnehmer. Man könnte eher von einem Großbetrieb sprechen."

PiA: „Als ich meine Ausbildung am Institut begonnen habe, war es den Verantwortlichen im Institut sehr wichtig, ob und wie ich mir vorstelle, die Ausbildung selbst zu organisieren. Pro Jahrgang werden 16 Teilnehmer zur Ausbildung zugelassen. Da die Anzahl der Ausbildungswilligen weiter steigt, werden die Kriterien verschärft. Es werden inzwischen die Absicht zu einer Doktorarbeit oder laufende **Doktorarbeiten** als Kriterium genutzt, um die Ausbildungswilligen zuzulassen. Das hat damit zu tun, dass das Institut eng mit der Universität verknüpft ist und inzwischen auch verschiedene Forschungsprojekte laufen."

PiA: „Die Struktur der Ausbildung ist sehr stark durch die Ausbildungsleitung bestimmt. Diese überprüft in regelmäßigen Abständen, wie weit die Teilnehmer in ihrer Ausbildung fortgeschritten sind. Es kann manchmal sehr nervig sein, wenn ständig Briefe eintreffen, die daran erinnern, wie viele Stunden der Theoretischen Ausbildung noch fehlen."

PiA: „Bislang hat es in unserem Bekanntenkreis niemand geschafft, die Vollzeitausbildung in 3 Jahren zu schaffen. Eine Kollegin und ich mussten die geplante Vollzeit in Teilzeit ändern, sprich dem Ministerium entsprechend melden. Die meisten schaffen es auch nicht, die Ausbildung in Teilzeit, also 5 Jahren, zu beenden. Gerade PiAs mit Kindern brauchen oft 8 Jahre oder länger."

■ **Kommentar**

Die **Struktur von Ausbildungsinstituten** kann sich sehr stark unterscheiden, groß vs. klein, durchstrukturiert vs. locker organisiert, sehr verschult vs. sehr wenig Struktur bietend. Entsprechend der Struktur ergeben sich auch spezifische Besonderheiten, wie Forschungsprojekte bei universitären Weiterbildungsstudiengängen. Eine Struktur mit Geschäftsführung, Ausbildungsleitung und Ambulanz ist relativ üblich. Es kann jedoch auch sein, dass mehrere Funktionen in einer Hand liegen, wodurch es Interessenkonflikte gibt. Neben der Struktur, bei der es eher wieder auf die eigenen Ansprüche und Vorstellungen ankommt, ist die Ansprechbarkeit der Ausbildungsleitung von entscheidender Bedeutung. Immer wieder ist es notwendig, Fragen zu klären, Schwierigkeiten zu besprechen und um Hilfe zu bitten.

> **Tipp**
>
> Erkundigen Sie sich bei Ausbildungsteilnehmern in den jeweiligen Institutionen, inwiefern Erreichbarkeit gegeben ist und in welcher Form Hilfe angeboten wird.

Im letzten Beispiel wird noch ein großes Problem angesprochen. Vielen Ausbildungsteilnehmern gelingt es aus unterschiedlichen Gründen nicht, ihre Ausbildungen in den vorgesehenen 3 oder 5 Jahren abzuschließen.

> Gehen Sie nicht davon aus, dass Sie die Ausbildung wirklich in 3 Jahren abschließen werden. Im Regelfall werden Sie länger brauchen. Berücksichtigen Sie dies auch von vornherein in Ihrer Lebensplanung.

▪▪ Suche und Auswahl eines geeigneten Ausbildungsinstitutes

PiA: „Auf die Ausbildungssuche und den Vergleich von verschiedenen Ausbildungsinstituten habe ich kaum Zeit verwendet. Eigentlich wollte ich nach meinem Studium möglichst schnell mit der Therapieausbildung beginnen und habe daher bei einem Ausbildungsinstitut begonnen, das eine staatliche Anerkennung erhalten hatte und bei dem sich der Ausbildungsbeginn nicht lange verzögerte."

PiA: „Zuerst habe ich im Internet nachgeschaut, was es an meinem Wohnort für Therapieausbildungen gab. Eigentlich hatte ich vor, möglichst viele

Informationsabende zu besuchen, um einen Eindruck zu gewinnen. Letztendlich war ich bei einem. Die Ausbilder waren mir sympathisch, die vorgestellten Ausbildungskonzepte fand ich inhaltlich o.k., die Organisation hat mir gefallen. Wichtig waren mir eine wenig eingefahrene Ausbildung und Offenheit für Ausnahmeregelungen und eine gewisse Flexibilität. Dies war in dem Institut gegeben."

PiA: „Für mich war wichtig, darauf zu achten, wie offen die Ausbildungsleitungen für Fragen waren. Ich empfehle allen Ausbildungswilligen, Fragen zu stellen und mit derzeit aktiven Ausbildungsteilnehmern zu sprechen. Für mich war besonders im Bereich der Psychoanalyse der Umgang mit Homosexualität wichtig. Wichtig ist auch die Entscheidung zwischen großen und kleinen Instituten. Insgesamt kommt es also auf eine persönliche Passung an."

PiA: „Ich bin durch Zufall bei meinem Ausbildungsinstitut gelandet. Eine meiner Ausbilderinnen bei meiner Körperpsychotherapieausbildung war in das Institut involviert. Ein zweites Institut, über das ich mir Informationen geholt habe, war mir zu teuer."

PiA: „Meine Entscheidung, eine psychoanalytische Ausbildung zu machen, stand schon länger fest. Bei der Suche nach einem geeigneten Ausbildungsinstitut war mir besonders die Einstellung der Ausbilder sehr wichtig. In manchen Instituten gibt es die Meinung, dass während der Lehranalyse im Leben der Analysanden keine größeren lebensverändernden Entscheidungen getroffen werden sollten. Das sagte mir nicht zu, da ich meine eigene Lebensplanung (z. B. ein Kind zu bekommen) gerne mit der Ausbildung vereinbaren wollte. Das Institut, bei dem ich dann die Ausbildung begann, hatte diese Bedingung nicht."

PiA: „Die Suche nach einem Ausbildungsinstitut ist bei mir eher durch den Zufall bestimmt gewesen. Mein Chef, ein Kinder- und Jugendpsychiater, kooperierte mit einem Institut. Es war auch so ziemlich das Einzige, das von meinem Wohnort aus relativ gut zu erreichen war. Daher informierte ich mich über die dortigen Ausbildungsbedingungen und nahm dort die Möglichkeit in Anspruch, eine Therapieausbildung zu beginnen."

PiA: „Die verschiedenen Institute, die ich kontaktiert habe, hatten unterschiedliche Auswahlkriterien, Aufnahmebedingungen und Aufnahmechancen. Manchmal waren die Auswahlverfahren sehr lang und es dauerte sehr lange bis zur Anerkennung, d. h. zur Aufnahme in die Ausbildung. Letztendlich habe ich mich für ein Institut entschieden, bei dem zwischen Vorgespräch und eigentlichem Anfang am wenigsten Zeit verging (zwei Monate)."

- **Kommentar**

Gemeinsam ist diesen Erfahrungsberichten zur Suche nach einem geeigneten Ausbildungsinstitut, dass sie recht kurz ausfallen und selten von einer intensiven Suche mit einem Vergleich von verschiedenen Möglichkeiten die Rede ist. Eine mögliche Erklärung ist, dass manche wegen ihres Wohnorts keine große Auswahl haben; eine weitere, dass bisher für den Einzelnen oft nicht abzusehen war, wie und in welcher Weise die Güte eines Institutes geprüft oder die Passung zu den eigenen Bedürfnissen und Interessen überprüft werden kann. Aus unserer Sicht ist es jedoch in allen Psychotherapieverfahren sehr wichtig, sich vorher über die Bedingungen und die inhaltliche Ausrichtung der Institute zu informieren. Die Ausbildung kann nämlich, obwohl dasselbe Verfahren gelehrt wird, von Institut zu Institut sehr unterschiedlich sein.

> **Tipp**
>
> Wir empfehlen dringend, sich bei der Suche nach einem passenden Ausbildungsinstitut Zeit zu lassen, um sich genau über die Bedingungen zu informieren. Dies kann viel Ärger ersparen, die Ausbildungszeit verkürzen und einige Belastungen reduzieren. Es kann sehr sinnvoll sein, sich mit PiAs des Institutes zu unterhalten.

■ ■ **Verträge und Versicherungen während der Ausbildung**

PiA: „Mit Beginn der Ausbildung sind wir automatisch durch eine **Berufshaftpflicht** versichert. Dies wird durch unsere Ausbildungsgebühren gedeckt."

PiA: „In meinem Ausbildungsinstitut waren wir durch den Ausbildungsvertrag verpflichtet, spätestens zur Aufnahme der Praktischen Ausbildung eine Berufshaftpflichtversicherung nachzuweisen."

PiA: „Wir mussten während unserer Ausbildung keine Berufshaftpflichtversicherung abschließen. Während der Praktischen Ausbildung waren wir über unser Institut versichert."

PiA: „In meinem Ausbildungsvertrag waren die Rechte und Pflichten von mir und von meinem Ausbildungsinstitut festgelegt. Dort wurden z. B. Fragen wie Ausbildungsgebühren geregelt. Weitere Verträge bestanden in Form von Praktikaverträgen oder Anstellungsverträgen mit den Kliniken, in denen ich meine Praktische Tätigkeit absolvierte. Da ich in einer Klinik meine Praktische Tätigkeit machte, die noch keinen **Kooperationsvertrag** mit meinem Institut hatte, wurde weiterhin ein personenbezogener Kooperationsvertrag zwischen Institut und Klinik abgeschlossen. Später wurde auch ein Vertrag erarbeitet, der das Verhältnis zwischen Teilnehmern und Ausbildungsinstitut während der Praktischen Ausbildung regelte."

PiA: „An unserem Institut müssen wir unterschreiben, dass uns in der Praktischen Ausbildung bei Problemen **zusätzliche Auflagen**, z. B. in Form von zusätzlichen, selbstbezahlten Supervisions- oder Selbsterfahrungsstunden auferlegt werden können. Als ich einen Brief schrieb, um auf fehlende Räumlichkeiten für die Patientenbehandlungen hinzuweisen, wurde mir in einem Antwortschreiben nahegelegt, als ungeeignete Person das Institut zu wechseln. Einer weiteren Person wurde auf eine offensichtlich unbequeme Nachfrage beim Landesprüfungsamt hin die o. g. Auflagen erteilt."

- **Kommentar**

In den Ausbildungsinstituten wird unterschiedlich mit der Berufshaftpflichtversicherung umgegangen. Manchmal besteht über das Institut ein Versicherungsverhältnis, manchmal müssen die Ausbildungsteilnehmer eine Versicherung selbst abschließen. Darüber hinaus sind Bedingungen und Regelungen oft in Verträgen beschrieben und erläutert. Es ist wichtig, dass es diese Verträge mit klarer Regelung der Rechte und Pflichten der beiden Parteien, Ausbildungsteilnehmer und Institut gibt. Lesen Sie sich diese sorgfältig durch. Ausbildungsverträge können jedoch auch dazu führen, wie das letzte Beispiel zeigt, dass die Abhängigkeit der Ausbildungsteilnehmer vom Institut größer wird.

4

▪ ▪ Organisation der PiAs untereinander

PiA: „Es ist wichtig, dass sich die PiAs **untereinander organisieren**. In meinem Ausbildungsinstitut wurde für die Kommunikation der Ausbildungteilnehmer untereinander eine YAHOO_Group eingerichtet. Die wird regelmäßig für den Austausch von Informationen genutzt. So kann man z. B. andere nach möglichen Literaturtipps etc. fragen. Oder Nachrichten über ausfallende Seminare verbreiten."

PiA: „Aufgrund der immensen und ständig steigenden Anforderungen an die Dokumentation der Ausbildungsfälle und weiterer Ungerechtigkeiten während der Praktischen Ausbildung an unserem Institut organisieren sich nun die PiAs, die sich in der Praktischen Ausbildung befinden. Sie treffen sich regelmäßig, besprechen aktuelle Probleme und suchen nach Lösungsmöglichkeiten. Mit diesen versuchen sie im Guten an die Institutsleitung heranzutreten, finden jedoch leider oft kein Gehör. Weitere Schritte sind daher in Planung (Streik, Einschaltung der Presse, rechtliche Schritte). Bislang war ein solcher Zusammenhalt kaum möglich gewesen, da es zu viele „undichte Stellen" gab: PiAs wurden erfolgreich auf die Seite der Leitung gezogen. Wie dies geschah, war nicht transparent. Doch auffällig war, dass diese später z. B. als gut bezahlte Dozierende auftraten. Versuche der Leitung, die organisierten PiAs zu spalten, sind weiterhin erkennbar. Sie zeigen allerdings immer weniger Erfolg."

▪ Kommentar

Wenn Ausbildungsteilnehmer sich organisieren, können sie wichtige Informationen austauschen, z. B. auch aufdecken, dass Ausbildungsteilnehmer unterschiedlich behandelt werden. Es sollte nicht vorkommen, dass manche Ausbildungsteilnehmer bessere Bedingungen haben als andere. Es lassen sich gemeinsam auch Ängste besprechen,

die Teilnehmer haben, sich gegen Ungerechtigkeiten zur Wehr zu setzen. Sie stehen schließlich mitten im Spannungsfeld zwischen Abhängigkeit von den Ausbildern und Einfordern von Dienstleistungen des Institutes. Für die Organisation untereinander kann man die modernen Kommunikationsmittel nutzen. Folgende Anregungen helfen, sich mit anderen Ausbildungsteilnehmern in Ihrem Institut zu einem Austausch virtuell oder auch persönlich zu treffen.

> **Tipp**
>
> So organisieren Sie sich als PiAs richtig:
> ▬ Wichtig ist zunächst einmal, **dass** Sie sich organisieren. Erst **gemeinsam** gelingt es besser, Probleme mit der Ausbildungsleitung zu besprechen und langfristig Veränderungen einzuleiten. Einzelkämpfer werden manchmal durch besondere Zugeständnisse oder auch durch besondere Ausbildungshärten (verweigerte Unterschriften etc.) schnell wieder aufgeben müssen.
> ▬ Wichtig ist, dass Sie alle dasselbe Ziel vor Augen haben. Vergewissern Sie sich, dass alle die gemeinsam erarbeiteten Lösungswege auch vertreten können. Sonst besteht leider sehr schnell die Gefahr, dass die Vorhaben im Sande verlaufen.
> ▬ Stellen Sie Ihre Arbeitsergebnisse und möglichst konkreten Lösungsvorschläge der Leitung vor. Überlegen Sie sich ggf. vorher, wie sie vorgehen wollen, wenn Ihr Engagement ignoriert wird.

Theoretische Ausbildung

© Springer-Verlag Berlin Heidelberg 2016
B. Lindel *Survivalguide PiA*, Psychotherapie: Praxis
DOI 10.1007/978-3-662-49308-3_5

▣ **Tab. 5.1** Aufteilung der Theoriestunden auf „Semester"							
	1. Semester	**2. Semester**	**3. Semester**	**4. Semester**	**5. Semester**	**6. Semester**	**Gesamt**
Grund-kenntnisse	60	60	40	40	–	–	200
vertiefte Ausbildung	60	60	60	80	80	60	400
insgesamt	120	120	100	120	80	60	600

Die Theoretische Ausbildung ist in Grundkenntnisse und vertiefte Ausbildung untergliedert. In diesem Kapitel sind zunächst die gesetzlichen Grundlagen dargestellt, sodann werden die Inhalte erklärt und Beispiele für mögliche Ausgestaltungen der Grundkenntnisse und der vertieften Ausbildung gebracht. Schließlich wird auf die Organisation der Theoretischen Ausbildung, die Lehrveranstaltungen und Fehlstundenregelung eingegangen. Kurz wird auch auf Besonderheiten in der Ausbildung zum KJP hingewiesen.

5.1　Gesetzliche Grundlagen

Im § 3 der PsychTh-APrV wird die Theoretische Ausbildung geregelt. Die Gesamtstundenzahl beträgt mindestens 600 Stunden. Die Theoretische Ausbildung wird durch die Angaben zu den Inhalten in der Anlage 1 der PsychTh-APrV präzisiert. Weiterhin werden die möglichen Lehrveranstaltungsformen definiert. Während die Grundkenntnisse für alle Schwerpunktverfahren identisch sind, werden in der vertieften Ausbildung Spezialkenntnisse im gewählten psychotherapeutischen Schwerpunktverfahren vermittelt.

5.2　Einordnung in den Ausbildungsablauf

Die Theoretische Ausbildung beginnt oft am Anfang der Ausbildung und wird im Regelfall auf die 3 oder 5 Ausbildungsjahre aufgeteilt. Im Falle einer 3-jährigen Vollzeitausbildung können die Stunden der Theoretischen Ausbildung wie in ▣ Tab. 5.1 dargestellt auf 6 Halbjahre/Semester verteilt sein.

Aus der Tabelle wird ersichtlich, dass Grundkenntnisse und vertiefte Ausbildung in diesem Beispiel vom ersten Semester an parallel unterrichtet werden. Die Ausbildungsinstitute vermitteln selten erst ausschließlich die Grundkenntnisse und setzen dann mit der vertieften Ausbildung fort. Außerdem ist die Anzahl der Stunden in den ersten Semestern höher ist als in den weiteren. Dies ist durchaus üblich, da die Inhalte der Theoretischen Ausbildung ja prinzipiell spätestens zur Praktischen Ausbildung, den Fällen, angewendet werden sollten.

5.3　Inhalte der Theoretischen Ausbildung

Die Anlage 1 der PsychTh-APrV, auf die schon verwiesen worden ist (▶ Abschn. 5.1), stellt eine Art Lehrplan dar. Trotz der recht detaillierten Vorgaben ist die eigentliche Ausgestaltung den Instituten überlassen. Die Lehrpläne, auch Curricula genannt, sind von den Ausbildungsinstituten fest vorgegeben und können vorab eingesehen werden. Es lohnt sich jedoch, entweder mit dem Ausbildungsinstitut oder den einzelnen Dozenten auch eigene Interessen zu besprechen, um die Inhalte der Veranstaltungen zu beeinflussen.

> **Tipp**
>
> Bringen Sie Ihre eigenen Interessen aktiv ein. Sie üben dadurch mehr Einfluss auf die Ausgestaltung der Inhalte eines Curriculums aus.

Die Inhalte der Grundkenntnisse können in Instituten, die verschiedene Ausbildungsrichtungen anbieten, auch gemeinsam gelehrt werden. Die Veranstaltungen der vertieften Ausbildung sind dagegen ausschließlich für die Ausbildungsteilnehmer des jeweiligen Schwerpunktverfahrens relevant.

5.3.1 Curriculum einer verhaltenstherapeutischen Ausbildung in Vollzeitausbildung

Der postgraduale Weiterbildungsstudiengang zum Psychologischen Psychotherapeuten im Schwerpunkteverfahren Verhaltenstherapie an der Universität Trier hat seinen Lehrplan unter (www.uni-trier.de/index.php?id=30096, abgerufen am 12.2.2016) veröffentlicht. An diesem Beispiel soll hier exemplarisch die Ausgestaltung der Lehrinhalte in einer **Vollzeitausbildung** verdeutlicht werden (◘ Tab. 5.2). In Klammern hinter der jeweiligen Lehrveranstaltung ist die Zugehörigkeit zu den Themen aus den Grundkenntnissen (Punkte A1 bis A12) und der vertieften Ausbildung (Punkte B1 bis B8) nach Anlage 1 PsychThG-APrV angegeben sowie die veranschlagte Stundenzahl.

Aus dieser Tabelle ist ersichtlich, dass bei den Grundkenntnissen die Inhalte **große Überschneidungen zum Psychologiestudium** aufweisen. Trotz dieser Redundanzen wird der PiA, der unmittelbar vor Aufnahme der Ausbildung sein Diplom erhalten hat, nicht von der Veranstaltung freigestellt oder die Ausbildung verkürzt, was eine Kostenreduzierung zur Folge hätte. Dieser Punkt wird auch in Befragungen von PiAs oft als Hauptproblem der Theoretischen Ausbildung benannt (Kröner-Herwig et al. 2001).

Ein weiteres Problem ist, dass manche wirklich wichtige theoretische Voraussetzungen erst gelehrt werden, wenn die Ausbildungsteilnehmer schon längst die meist selbst erworbenen Kenntnisse anwenden. Was nützt einem z. B. ein Seminar über Persönlichkeitsstörungen im 6. Semester, wenn man ab dem 4. Semester in der Ambulanz mit Patienten mit Persönlichkeitsstörungen arbeitet? Solche Beispiele dafür, dass Kenntnisse viel zu spät

im Ausbildungsverlauf vermittelt werden, lassen sich sicher mehrfach finden.

In den letzten Jahren hat sich durch die Einführung des Gegenstandskataloges des IMPP (Abschn. 4.2.1) ein weiteres Problem ergeben: Im Gegenstandkatalog sind Themen beschrieben, welche PP und KJP zur schriftlichen Prüfung beherrschen sollen. Andererseits hat dies nur in geringem Maße in die Theoretische Ausbildung Eingang gefunden, sodass PiAs oft die ungenügende Vorbereitung auf die schriftliche Prüfung bemängeln.

5.3.2 Curriculum einer tiefenpsychologischen Ausbildung in Teilzeitausbildung

Zur Ergänzung noch ein weiteres Beispiel: Hier wird der Lehrplan einer tiefenpsychologischen Ausbildung genutzt. Zusätzlich sei darauf hingewiesen, dass es sich hierbei um das Curriculum für eine Vollzeitausbildung handelt (◘ Tab. 5.3), die ebenfalls dem Internet entnommen wurde (www.dgps.de/index.php?id=2000308, abgerufen am 12.2.2016).

Im Falle einer Teilzeitausbildung werden Curricula meist über 5 Jahre erstellt, da die Teilzeitform der Ausbildung **mindestens 5 Jahre** dauern muss (§ 5 Abs. 1 PsychThG). Sind die Theoriestunden auf die gesamten 5 Jahre verteilt, ist die wöchentliche Belastung durch die Anzahl der Theoriestunden im Vergleich zur Vollzeitausbildung reduziert. Manchmal wird die Theoretische Ausbildung aber auch in den ersten 6 Semestern vermittelt, um den Ausbildungsteilnehmern genügend Zeit zu geben, in den letzten Ausbildungsjahren ihre Praktische Ausbildung zu gestalten.

Viele, die sich für eine psychoanalytische Ausbildung interessieren, nutzen die Gelegenheit, eine kombinierte Ausbildung mit der späteren Zulassung für tiefenpsychologisch fundierte und analytische Psychotherapie zu machen. In diesem Fall werden oft mehr als die 600 Theoriestunden verlangt, was sehr stark vom Ausbildungsinstitut abhängt. Im Regelfall liegt die Anzahl der Theoriestunden für eine kombinierte Ausbildung zwischen 700 und 1.000 Theoriestunden.

Tab. 5.2 Inhalte der Grundkenntnisse und der vertieften Ausbildung in einer verhaltenstherapeutischen Vollzeitausbildung

Sem.	Grundkenntnisse	Vertiefte Ausbildung
1	- Medizinische und pharmakologische Grundkenntnisse für Psychotherapeuten (A8, 8 Std.) - Grundlagen der Psychotherapie: entwicklungs-, sozial-, persönlichkeits-, bio-/neuropsychologische Aspekte (A1, 8 Std.) - Geschichte der Psychotherapie (A12, 4 Std.) - Methoden und differenzielle Indikation wissenschaftlich anerkannter Verfahren (A9, 4 Std.) - Klassifikation und Differenzialdiagnostik psychischer Störungen inkl. Testverfahren (A4, 8 Std.) - Dokumentation sowie quantitative und qualitative Evaluation psychotherapeutischer Behandlungsverläufe (A10, 12 Std.) - Methoden und differenzielle Indikation psychotherapeutischer Verfahren: Entspannungsmethoden I (A9, 12 Std.)	- Verfahrensspezifische Behandlungskonzepte und -techniken sowie Anwendungen I: Grundlagen und Methoden der kognitiv-behavioralen Psychotherapie und Verhaltenstherapie (B3, 28 Std.) - Theorie und Praxis der verfahrensspezifischen Diagnostik: Anamnese, Indikation und Prognose (B1, 12 Std.) - Verfahrensspezifische Fallkonzeptualisierung und Behandlungsplanung: therapeutische Entscheidungsprozesse B2, 12 Std.) - Rahmenbedingungen der Psychotherapie: Behandlungssettings, Einleitung und Beendigung der Behandlung (B2, 8 Std.)
2	- psychiatrische Kasuistiken (A2, 8 Std.) - Ätiologie psychischer und psychisch mitbedingter Störungen in verschiedenen Altersgruppen (Krankheitslehren) (A2, 8 Std.) - Entwicklungs-, und geschlechtsspezifische Aspekte der Persönlichkeit, Psychopathologie und Psychotherapie verschiedener Altersgruppen (A5, 8 Std.) - Prävention und Rehabilitation (A7, 8 Std.) - Methoden und Erkenntnisse der Psychotherapieforschung (A3, 8 Std.) - Berufsethik und Berufsrecht für Psychotherapeuten (A11, 8 Std.) - Methoden und differenzielle Indikation psychotherapeutischer Verfahren: Entspannungsmethoden II (A9, 12 Std.)	- Therapiemotivation von Patienten (B6, 16 Std.) - therapeutische Arbeitsbeziehung im psychotherapeutischen Prozess (B6, 16 Std.) - Verfahrensspezifische Behandlungskonzepte und -techniken sowie Anwendungen II (B3, 28 Std.)
3	- Intra- und interpersonelle Aspekte psychischer Störungen im sozialen Kontext (Paarbeziehungen, Familien, Gruppen) (A6, 8 Std.) - Methoden und differenzielle Indikation psychotherapeutischer Verfahren: Grundlagen und Methoden der tiefenpsychologisch fundierten, psychodynamischen Psychotherapie (A9, 16 Std.) - Methoden und differenzielle Indikation psychotherapeutischer Verfahren: Grundlagen und Methoden der Klient-zentrierten Psychotherapie (A9, 16 Std.)	- Verfahrensspezifische Behandlungskonzepte und -techniken sowie Anwendungen III (B3, 16 Std.) - Verfahrensspezifische Behandlung von Kindern und Jugendlichen I (B7, 16 Std.) - Verfahrensspezifische Krisenintervention und Notfall-Psychotherapie (B4, 16 Std.) - Verfahrensspezifische Techniken der Kurz- und Langzeit-Psychotherapie (B5, 12 Std.)

Tab. 5.2 Fortsetzung

Sem.	Grundkenntnisse	Vertiefte Ausbildung
4	- Organisatorische Fragen der psychotherapeutischen Praxis: medizinische und psychosoziale Versorgungssysteme, Organisationsstrukturen und interdisziplinäre Kooperation (A11, 8 Std.) - Methoden und differenzielle Indikation psychotherapeutischer Verfahren: Grundlagen und Methoden der Psychoanalyse (A9, 16 Std.) - Methoden und differenzielle Indikation psychotherapeutischer Verfahren: Grundlagen und Methoden der Psychotherapie in Familien und bei Paaren (A9, 16 Std.)	- Verfahrensspezifische Behandlungskonzepte und -techniken sowie Anwendungen IV (B3, 16 Std.) - Verfahrensspezifische Behandlung von Kindern und Jugendlichen II (B7, 16 Std.) - Verfahrensspezifische Behandlung spezieller Störungen I: Angst- und Zwangsstörungen (B3, 12 Std.) - Verfahrensspezifische Behandlung spezieller Störungen II: Affektive Störungen (insbesondere depressive Störungen) (B3, 12 Std.) - Verfahrensspezifische Behandlungen spezieller Störungen III: Neuropsychologische Störungen (B3, 12 Std.) - Verfahrensspezifische Behandlung spezieller Störungen IV: Substanzabhängigkeit und -missbrauch (B3, 12 Std.)
5		- Verfahrensspezifische Behandlungskonzepte und -techniken sowie Anwendungen V (B3, 12 Std.) - Verfahrensspezifische Behandlung von Kindern und Jugendlichen III (B7, 8 Std.) - Verfahrensspezifische Behandlung von Gruppen I (B8, 12 Std.) - Verfahrensspezifische Behandlung von Paaren und Familien I (B8, 12 Std.) - Verfahrensspezifische Behandlung spezieller Störungen V: Somatoforme Störungen (B3, 12 Std.) - Verfahrensspezifische Behandlung spezieller Störungen VI: Ess-Störungen (B3, 12 Std.) - Verfahrensspezifische Behandlung spezieller Störungen VII: Geriatrische Störungen (B3, 12 Std.)
6		- Verfahrensspezifische Behandlung von Gruppen II (B8, 12 Std.) - Verfahrensspezifische Behandlung von Paaren und Familien II (B8, 12 Std.) - Verfahrensspezifische Behandlung spezieller Störungen VIII: Anpassungsstörungen und posttraumatische Belastungsstörungen (B3, 12 Std.) - Verfahrensspezifische Behandlung spezieller Störungen IX: Persönlichkeitsstörungen (B3, 12 Std.) - Verfahrensspezifische Behandlung spezieller Störungen X: Schizophrenie und wahnhafte Störungen (B3, 12 Std.)

Anmerkungen: Sem. = Semester; in Klammern Zuordnung zu den Stichpunkten der Anlage 1 der PsychTh-APrV + Anzahl der Unterrichtsstunden

◘ Tab. 5.3 Inhalte der Grundkenntnisse und der vertieften Ausbildung in einer tiefenpsychologischen Teilzeitausbildung

Semester	Thema	GK oder VA
1–2	- Klassifikation psychischer Störungen nach ätiologischen Einflüssen (A2, 24 Std.) - Psychologische Medizin: Neuropsychologie, Naturheilverfahren, Gesundheitspsychologie, Prävention, Rehabilitationspsychologie (A1, 6 Std.) - Pathogenetische Mechanismen psychischer Störungen (A2, 6 Std.) - Medizinische und pharmakologische Grundkenntnisse für Psychotherapeuten (A1, 6 Std.) - Psychotherapie und Pharmakotherapie: Allgemeine und störungsspezifische Integrationsbehandlung (A8, 6 Std.) - Intra- und interpersonelle Aspekte psychischer Störungen: Paarbeziehungen, Familien und Gruppen (A6, 20 Std.) - Psychoanalytisch begründete psychosomatische Krankheitslehre unter Berücksichtigung wissenschaftlich anerkannter Konzepte (A2, 16 Std.) - Einführung in die psychiatrische Krankheitslehre und die psychiatrische Krankenvorstellung einschließlich der Abgrenzung von Psychosen und Neurosen von körperlich begründbaren psychischen Störungen (A2, 6 Std.) - Persönlichkeit, Psychopathologie und Psychotherapie (A2, 6 Std.) - Psychotherapieforschung und Dokumentation: Methoden der Psychotherapieforschung und Qualitätssicherung in der Psychotherapie, ätiologiespezifische Ansätze, Prozess- und Effizienzstudien (A3, 20 Std.)	GK
3–4	- Diagnostik, Differenzialdiagnostik, Testdiagnostik: Möglichkeit und Begrenzungen der Aussagekraft relevanter Klassifikationsschemata (DSM, ICD etc.); differenzialdiagnostische Befunderhebung, Anamnese (A4, 12 Std.) - Prävention und Rehabilitation: Zur Bedeutung von Prävention und Rückfallprophylaxe in der Ambulanz und Möglichkeiten und Grenzen (teil-)stationärer Rehabilitation, der Krisenintervention und stationären Akutbehandlung in den Versorgungssystemen (A7, 6 Std.) - Methoden bzw. Methodenkombination und differenzielle Indikationsstellung psychoanalytisch begründeter und anderer wissenschaftlich anerkannter psychotherapeutischer Verfahren (A9, 6 Std.) - Geschlechtsspezifik in der Psychotherapie (A5, 24 Std.) - Methoden der Dokumentation und Evaluation in der klinischen Praxis (A10, 24 Std.) - Berufsethik und -recht, medizinische und psychosoziale Versorgungssysteme, Organisationsstrukturen des Arbeitsfeldes, Kooperation mit Ärzten und anderen Berufsgruppen (A11, 6 Std.) - Geschichte der Psychotherapie (A12, 10 Std.)	GK
5	- Einführung in die psychoanalytisch begründeten Behandlungsverfahren bei Kindern und Jugendlichen (B7, 12 Std.) - Differenzielle Behandlungsplanung (B1, 6 Std.) - Psychodynamik als Verständniszugang zur Symptomatik und zur therapeutischen Beziehungsgestaltung (B6, 22 Std.) - Neurosentherapie I: allgemeine Grundlagen (B3, 1 Std.) - Tiefenpsychologische Anamneseerhebung und Indikationsstellung an praktischen Beispielen (B1, 8 Std.) - Besonderheiten in der Jugendlichenpsychotherapie (B7, 12 Std.)	VA
6	- Neurosentherapie II: Intervention bei unterschiedlichen Neurosenformen (B3, 18 Std.) - Krisenintervention in der Kinder- und Jugendlichenpsychotherapie (B4, 12 Std.) - Traumatherapie I: Akut-Trauma (B3, 12 Std.) - Intervention in der Gruppentherapie bei Prozessen der Übertragung, Gegenübertragung, des Widerstands (B8, 12 Std.) - Steuerung des Therapieverlaufes in der Verhaltenstherapie (B2, 6 Std.) - Traumatherapie II: Chronifizierte Störungen; chronifizierte komplexe Störungen mit dissoziativer Abwehr: Behandlungstechniken (B3, 12 Std.)	VA

⬛ Tab. 5.3 Fortsetzung

Semester	Thema	GK oder VA
7	- Krisenintervention: Theorie und Praxis bei ausgewählten Fallbeispielen (B4, 12 Std.) - Strukturelle Defizite: Kurz- und Langzeittherapie (B5, 10 Std.) - Psychotherapie bei psychotischen Störungen (B3, 12 Std.) - systemische Paar- und Familientherapie (B8, 12 Std.) - Untersozialisation und Dissozialität I: Entwicklung von Regelbewusstsein (B3, 12 Std.) - Traumatisch bedingte Störungen – Kurz- und Langzeittherapie (B5, 14 Std.)	VA
8	- Variation der psychotherapeutischen Technik (B2, 12 Std.) - Suizid und suizidale Handlungen (B4, 16 Std.) - Anwendungen der psychologischen Medizin (B9, 24 Std.) - Erstellung einer Verhaltensanalyse (B1, 6 Std.) - Untersozialisation und Dissoziatät II: Aufbau von Empathie und Selbstempathie (B3, 12 Std.)	VA
9	- Biologische und körperbezogene Intervention I: Psychopharmakotherapie (B3, 12 Std.) - Biologische und körperbezogene Intervention II: Anwendungen der Regulationsmedizin (B3, 12 Std.) - Polyätiologische Therapieplanung (B1, 20 Std.) - Notfallmaßnahmen: Institutionelle, formale und rechtliche Aspekte (B4, 8 Std.) - Rogers Variablen (B2, 8 Std.) - Differenzielle Behandlungsplanung in der Traumatherapie (B1, 12 Std.)	VA
10	- Biologische und körperbezogene Intervention III: Psychobiologische Faktoren im Rahmen einer polyätiologischen Interventionsstrategie (B3, 12 Std.) - Stationäre Psychotherapie (B3, 6 Std.) - Biologische Ätiologie und Beurteilung: Regeln für Kurz- und Langzeittherapie (B5, 10 Std.) - Untersozialisation: kurz- und langzeittherapeutische Interventionen (B5, 10 Std.) - Neurotische Störungen – Kurz- und Langzeittherapie (B3, 10 Std.) - Umgang mit Übertragung und Gegenübertragung (B3, 6 Std.) - Imaginative Techniken in der Traumabehandlung (B3, 6 Std.)	VA

Anmerkungen: GK = Grundkenntnisse, VA = Vertiefte Ausbildung

5.3.3 Lehrveranstaltungsarten

Folgende, z. T. gesetzlich geregelte Veranstaltungsformen werden in der Theoretischen Ausbildung genutzt:

- Vorlesungen
- Seminare
- praktische Übungen
- evtl. Kolloquien

Vorlesungen werden meist zu Themen der Grundkenntnisse angeboten. Da es in den Vorlesungen keine Beschränkung der Teilnehmerzahl gibt, können versäumte Ausbildungsinhalte in den Veranstaltungen der nachfolgenden Jahrgänge nachgeholt werden. Manchmal werden die Vorlesungen der Grundkenntnisse von Teilnehmern verschiedener Ausbildungsrichtungen besucht, da die Inhalte ja nicht spezifisch für eine Therapierichtung sind.

Anwendungsbezogener sind dagegen die Seminare gestaltet. Sie vertiefen Inhalte und psychotherapeutische Fragestellungen. Im Gegensatz zu den Vorlesungen gibt es eine Teilnehmerbeschränkung von 15 Teilnehmern (gemäß § 3 Abs. 2 S. 4 PsychTh-APrV). Dabei gilt zu berücksichtigen, dass es sich bei der rechtlichen Regelung um eine sog. „Soll-Bestimmung" handelt, d. h. die Teilnehmerzahl kann durchaus höher liegen. Wünschenswert ist es, dass in dieser Veranstaltung möglichst viel in Kleingruppen gearbeitet wird, um die Inhalte zu vertiefen.

Unter praktischen Übungen wird die Aufbereitung von Falldarstellungen und das konkrete Einüben von Behandlungstechniken der praktischen psychotherapeutischen Arbeit verstanden. Denkbar sind hier Übungen mit Patienten, Kleingruppenarbeit, Simulierung von psychotherapeutischen Gesprächen im Rollenspiel mit anderen Ausbildungsteilnehmern etc.

In manchen Instituten werden Kolloquien angeboten, z. B. zur Aufbereitung und Präsentation psychotherapeutischer Fachliteratur, für Vorträge von Gastrednern oder zum Austausch über die Erfahrungen während der Praktischen Tätigkeit.

5.3.4 Nachweis der Theoriestunden

Die meisten Ausbildungsteilnehmer erhalten von ihren Instituten Studienbücher. Diese enthalten die geplanten Lehrveranstaltungen mit Ort, Zeit und Dozent. In welcher Form auch immer die Lehrveranstaltungen angekündigt werden, ein Beleg über die Teilnahme ist immer zu erbringen. Lassen Sie sich also die Teilnahme durch den Dozenten in Ihrem Studienbuch oder formlos schriftlich bestätigen.

> Lassen Sie sich die Teilnahme an sämtlichen Veranstaltungen schriftlich bestätigen.

5.3.5 Dozenten und Qualität der Theoretischen Ausbildung

Die Qualität der Dozierenden ist sehr unterschiedlich und hängt vom einzelnen Dozenten ab. Manchmal werden wenig niedergelassene Psychotherapeuten als Dozenten verpflichtet, da diese oft teurer sind als Mitarbeiter der Universitäten. Aber auch die Lehre durch erfahrene und sicherlich sehr gute Therapeuten kann massive qualitative Mängel haben, wenn die Praktiker über keine didaktischen Fähigkeiten verfügen. Welche Dozenten gut oder welche schlecht sind, sollte sich in den hoffentlich durchgeführten Evaluationen wiederfinden. Welche Konsequenzen aus den Evaluationen gezogen werden, ist jedoch sehr unterschiedlich.

Tipp

Wenn Sie große Schwierigkeiten mit der Qualität bestimmter Dozenten haben, lohnt es sich zum Teil, sich beim Ausbildungsinstitut zu beschweren. Ggf. werden Sie bei den weiteren Ausbildungsstunden dann davor bewahrt, weiterhin frustriert in die Theoretische Ausbildung zu gehen.

5.4 Organisation der Theoretischen Ausbildung

Die Lehrveranstaltungen für die Theoretische Ausbildung sind meist über die 3 oder 5 Jahre verteilt. Wichtig ist, sich zu überlegen, welche Regelungen bezüglich der zeitlichen Verteilung und des Umgangs mit versäumten Stunden jedem Ausbildungsteilnehmer persönlich am ehesten entsprechen. Hier wird besonders auf folgende Aspekte eingegangen:

- Ferienregelungen
- Verteilung der Stunden auf die Woche oder Wochenenden
- Fehlstundenregelungen

▪ Ferienregelungen

Universitäre Ausbildungsstudiengänge orientieren sich häufiger an den Semesterferien. Private Ausbildungsgänge orientieren sich eher an den Schulferien der Bundesländer. Wer schulpflichtige Kinder hat, wird für Reisen und familiäre Aktivitäten sehr stark an die Schulferien gebunden sein und es ist immer schwierig, wenn durch die Ausbildung diese Zeit noch eingeschränkt ist. Andere Vor- und Nachteile der Schulferien- oder Semesterferienregelungen sind immer abhängig von der persönlichen Situation der Ausbildungsteilnehmer.

▪ Zeitliche Verteilung

Die Ausbildungsinstitute unterscheiden sich oft erheblich bei der zeitlichen Organisation der Ausbildungsstunden. Meist sind Termine am Wochenende oder abends vorgesehen, die genauen Regelungen der Unterrichtszeiten unterscheiden sich jedoch von Institut zu Institut. Einige Varianten mit ihren Vor- und Nachteilen sind in ◻ Tab. 5.4 dargestellt.

■ Tab. 5.4 Vor- und Nachteile unterschiedlicher zeitlicher Verteilungen der Theoriestunden

Organisation	Beispiele	Stundenanzahl + Frequenz	Vorteile	Nachteile
Nur abends	Montag, Mittwoch und Freitag	Je 2–4 UE, ca. 50–100 Abende pro Jahr	- Verteiltes Lernen - Erholung am Wochenende	- Pünktliches Erscheinen am Abend wegen Arbeit evtl. schwierig - Eingeschränkte Freizeit in der Woche (z. B. Einkäufe nicht möglich) - Hohe Belastung, wenn mehrmals pro Woche - Fahrzeiten und -kosten sehr hoch
Nur ein Wochen-endtag	Samstag	Ca. 8–10 UE, ca. 20–25 Mal pro Jahr	- Ein freier Wochenendtag für Familie und Freizeit - Ein Erholungstag	- Eher hohe Frequenz pro Ausbildungsjahr
Ein Tag abends und ein Wochen-endtag	Freitag-abends und Samstag	Ca. 12–15 UE, ca. 14–17 Mal pro Jahr	- Ein freier Wochenendtag für Familie und Freizeit - Ein Erholungstag	- Pünktliches Erscheinen am Abend wegen Arbeit evtl. schwierig - Eher hohe Frequenz pro Ausbildungsjahr
Ganzes Wochen-ende	Samstag und Sonntag	Ca. 16–20 UE, ca. 10–13 Mal pro Jahr	- Geringere Frequenz pro Ausbildungsjahr - Anreise möglich, wenn man nicht am Ausbildungsort wohnt	- Keine Zeit für Familie am Wochenende - Extrem anstrengend, wenn zwischen zwei Arbeitswochen
Block-unterricht	Mittwoch-abend bis Sonntag- mittag	Ca. 28–40 UE, ca. 5–7 Mal pro Jahr	- Freizeit nach der Arbeit - Erholung an freien Wochenenden - Längere Phasen der theoriefreien Zeit, d. h. eher geringe Frequenz pro Jahr	- Massiertes Lernen - Schwierig zu organisieren für Ausbildungsteilnehmer mit Kindern, besonders Kleinkindern - Viele Fehlstunden, wenn Teilnahme nicht möglich

Anmerkungen: UE = Unterrichtseinheiten (= 45 Minuten)

Bei den postgradualen Studiengängen, d. h. an universitären Ausbildungsstätten, überwiegen die Modelle mit wöchentlichen abendlichen Veranstaltungen und gelegentlichen Veranstaltungen am Wochenende (meist nur Samstag). Bei den privaten Ausbildungsinstituten überwiegt das Wochenendmodell.

> **Tipp**
>
> Die Organisation der Theoriestunden ist ein wichtiges Kriterium bei der Auswahl des Ausbildungsinstituts, da jeder individuelle Bedürfnisse bzgl. der Arbeitsorganisation hat.

■ **Fehlstundenregelung**

Für viele Ausbildungsteilnehmer ist äußerst wichtig, wie mit dem Problem Fehlstunden umgegangen wird. Es ist sehr wahrscheinlich, dass man nicht immer alle Termine wahrnehmen kann, z. T. wegen anderer Verpflichtungen, Erkrankung oder „einfach nur" Erschöpfung. Manche Institute erlauben **Fehlzeiten bis zu 10%**, ohne dass man die ausgefallenen Stunden nachholen muss, manche erlauben **gar keine Fehlzeiten**.

Wichtig ist auch zu klären, in welcher Form die Fehlstunden nachgeholt werden müssen. Einige Institute lassen das Ausfüllen der Fehlzeiten durch externe Veranstaltungen (z. B. Kongresse etc.) zu. Manchmal besteht die Möglichkeit, mit dem Dozierenden abzusprechen, ob er für eine ersatzweise **schriftliche Ausarbeitung** des Veranstaltungsthemas die Teilnahme bestätigt. Am schwierigsten wird es natürlich, wenn das Ausbildungsinstitut auf dem **Nachholen einer identischen Veranstaltung** besteht.

> **Tipp**
>
> Erkundigen Sie sich vorab bei Ihrem Institut nach den Regelungen bezüglich der Fehlstunden, sowohl ob Fehlstunden möglich sind, als auch welche Regelungen für das Nachholen bestehen. Lassen Sie sich diese möglichst schriftlich geben, sodass Sie sich ggf. darauf berufen können.

Wichtig ist auch abzuklären, wie die Regelung ist, wenn Sie zu Lehrveranstaltungen nicht immer pünktlich kommen können oder früher gehen müssen. Für manche PiAs trifft das wegen ungünstig gelegener Arbeitszeiten und/oder Fahrtzeiten (öffentliche Verkehrsmittel) zu.

> **Tipp**
>
> Klären Sie im Einzelfall ggf. mit dem Dozenten ab, ob Unterschriften geleistet werden, wenn Sie zum Beispiel zu Lehrveranstaltungen später kommen oder früher gehen müssen.

Viele Frauen sind während der Ausbildung in einem Alter, in dem eine Familiengründung ansteht. So sind nach Ergebnissen von Hölzel (2006) 78,6% der PiAs weiblich und davon zwei Drittel zwischen 26 und 40 Jahren alt. Laut PsychTh-APrV § 6 Abs. 1 S. 2 werden Ausfallzeiten von höchstens 4 Wochen je Kalenderjahr auf die Ausbildungszeit angerechnet. Diese Vier-Wochen-Regelung gilt auch bei Entbindungen, da die PiAs nicht den Regelungen des BBiG unterliegen. Für alle, die ihre Ausbildung nicht unterbrechen wollen, sind längere Fehlzeiten besonders dann vorprogrammiert, wenn das Institut oder die Ausbildungsgruppe die Anwesenheit von Säuglingen während der Theoretischen Ausbildung nicht erlauben (► Abschn. 4.2.4 und ► Abschn. 4.2.5).

5.5 Besonderheiten bei der Kinder- und Jugendlichentherapieausbildung

Die gesetzlichen Vorgaben für die Ausbildung zum KJP sind fast identisch mit denen der Ausbildung zum PP. In der Anlage 1 der KJPsychTh-APrV werden die Inhalte der Theoretischen Ausbildung präzisiert. Vergleicht man diese mit der Anlage der Erwachsenenausbildung, gibt es **kaum Unterschiede**. Die meisten Punkte sind nur um die spezifische Klientel Kinderund Jugendliche und deren bedeutsame Beziehungspersonen ergänzt. Lediglich folgende Aspekte sind etwas anders als bei der Erwachsenausbildung:

■ B7 Gesprächsführung mit den Beziehungspersonen des Kindes oder Jugendlichen im

Hinblick auf deren psychische Beteiligung an der Erkrankung und im Hinblick auf deren Bedeutung für die Herstellung und Wiederherstellung des Rahmens der Psychotherapie des Patienten
- B8 Einführung in die Säuglingsbeobachtung und in den Umgang mit Störungen der frühen Vater-Mutter-Kind-Beziehung

Für die Zusatzqualifikation, um die Abrechnungsgenehmigung für Kinder und Jugendliche zu erwerben, gelten andere Regeln (▶ Abschn. 3.5).

Eine weitere Besonderheit in der Ausbildung zum KJP ist, dass die Ausbildungsteilnehmer unterschiedlichen Berufsgruppen angehören können und daher unterschiedliche Vorbildungen mitbringen. Unter Umständen kann dies zu zahlreichen **Wiederholungen** für die Teilnehmer mit Psychologie-Diplom führen.

5.6   Zusammenfassung

Zusammenfassend lässt sich festhalten, dass von der PsychTh-APrV der Nachweis von 200 Theoriestunden Grundkenntnisse und 400 Theoriestunden vertiefte Ausbildung verlangt werden. Die vertiefte Ausbildung muss in dem gewählten Schwerpunktverfahren erworben werden. Problematisch an der Theoretischen Ausbildung ist, dass sich viele Inhalte des Studiums wiederholen und die wirklich relevanten Themen für die Praktische Ausbildung häufig zu spät vermittelt werden.

> **Wichtiges zur Theoretischen Ausbildung**
> - Die Theoretische Ausbildung mit Grundkenntnissen (mindestens 200 Stunden) und vertiefter Ausbildung (mindestens 400 Stunden) beginnt oft mit dem Anfang der Ausbildung und verteilt sich meist über die gesamte Ausbildungszeit.
> - Die Inhalte der Theoretischen Ausbildung werden durch die PsychTh-APrV vorgegeben, jedoch durch die Ausbildungsinstitute ausgestaltet.

> - Oft gibt es Gestaltungsmöglichkeiten: Bringen Sie daher Ihre eigenen Ideen und Wünsche bezüglich der Lehrveranstaltungen in Ihrem Institut oder bei dem jeweiligen Dozenten ein. Achten Sie dabei auch auf eine ausreichende Vorbereitung auf die schriftliche Prüfung.
> - Achten Sie darauf, dass Sie sich die Teilnahme an allen Lehrveranstaltungen schriftlich bestätigen lassen.
> - Beschweren Sie sich über mangelnde Qualität von Dozenten.
> - Achten Sie auf die zeitliche Verteilung der Lehrveranstaltungen über das Jahr (Ferien, zeitliche Organisation) und überlegen Sie sich, wie Sie dies mit Ihren eigenen Wünschen und Bedürfnissen in Übereinstimmung bringen können.
> - Erkundigen Sie sich frühzeitig über den Umgang mit Fehlstunden. Es ist sehr wahrscheinlich, dass Sie nicht an allen Lehrveranstaltungen teilnehmen können.

5.7   Erfahrungen zur Theoretischen Ausbildung

In diesem Kapitel berichten PiAs von ihren Erfahrungen mit den Veranstaltungen der Theoretischen Ausbildung. Es soll ein Eindruck davon vermittelt werden, wie unterschiedlich auch dieser Ausbildungsabschnitt erlebt wird:
- Organisation der Theoretischen Ausbildung
- Bedingungen während der Theoretischen Ausbildung
- Inhalte und Qualität von Lehrveranstaltungen
- Fehlstundenregelung

5.7.1   Organisation der Theoretischen Ausbildung

PiA: „Unsere Theoretische Ausbildung fand komplett **am Wochenende** statt. Wir hatten im Regelfall 1- bis 2-mal pro Monat Samstag und Sonntag von jeweils 9 bis 17 Uhr Theoretische Ausbildung.

Das war für mich sehr gut, weil ich in der Woche keine Ausbildungsveranstaltungen hätte besuchen können, da ich sehr weit von meinem Ausbildungsort entfernt wohnte. Andererseits gab es dadurch keine Möglichkeit, sich vor dem Beginn der nächsten Woche an einem freien Tag zu erholen. In seltenen Fällen hatten wir an zwei aufeinander folgenden Wochenenden Ausbildung, was neben einem 40-Stunden-Job oder mit Familie sehr an die Substanz ging."

PiA: „Am Anfang der Ausbildung hatten wir neben den Wochenendveranstaltungen auch einige **Abendveranstaltungen**. Da viele von uns sehr weit fahren mussten, nutzten wir die Möglichkeit, mit unserer Ausbildungsleitung zu sprechen, um die Frequenz der Wochenendtermine zu erhöhen. Wir hatten entweder Freitag halbtags oder ganztags und Samstag Ausbildung oder ganztags Samstag und Sonntag Theorieveranstaltungen. Wenn dies gelegentlich auf aufeinanderfolgende Wochenenden fiel, war das ziemlich anstrengend."

PiA: „Insgesamt sind 700 Stunden Theorie zu sammeln. Die Theoriestunden werden geballt in den ersten 2 Jahren der 5-jährigen Ausbildung angeboten. Wenn man alle Theorieveranstaltungen besucht, kann man nach 2 Jahren die erforderliche Theorie zusammenhaben. Es gibt ca. einmal im Monat ein Ausbildungswochenende mit Samstag und Sonntag ganztags und Seminare an Montagen zwischen 19.30 und 21.30 oder 22.30 Uhr. Die Wochenenden und die Montage sind unregelmäßig übers Jahr verteilt. Manchmal kann es zu Ballungen der Stunden in wenigen Monaten kommen, dann ist es sehr schwer, wenn schon private Pläne gemacht wurden, die Stunden wahrzunehmen."

PiA: „Unsere Theoretische Ausbildung fand immer am Freitagabend zwischen 19 und 22 Uhr und am Samstag zwischen 9 und 17 Uhr statt. Wir hatten üblicherweise 2- bis 3-mal pro Monat Ausbildung, manchmal zusätzlich Selbsterfahrung. Wer rechtzeitig abgesagt hatte, konnte die Seminare im nächsten Jahr **kostenfrei nachholen**. Die Qualität der Lehrveranstaltungen war meist gut, die Dozenten eine Mischung aus Uni-Angestellten und Praktikern."

PiA: „Die Organisation der Theoretischen Ausbildung lag vollständig bei mir. Es gab eine Kooperation zwischen verschiedenen Ausbildungsinstituten. Im Lehrverbund konnte ich dann die angebotenen Stunden zu den unterschiedlichen Themen nutzen. Meist fanden die Seminare am Abend statt, manchmal gab es auch am Wochenende **Blockveranstaltungen**. Durch die Verteilung auf 5 Jahre war es kein Problem, die verschiedenen Themen abzudecken. Es war nur sehr mühselig, alles im Überblick zu haben und die relevanten Lehrveranstaltungen nicht zu verpassen."

- **Kommentar**

Die **Lehrveranstaltungen** sind in den Ausbildungsinstituten sehr unterschiedlich organisiert. Daher werden bei der Auswahl eines geeigneten Ausbildungsinstitutes persönliche Vorlieben und das eigene Zeitmanagement eine große Rolle spielen. Der eine mag eher Lehrveranstaltungen an Wochentagen, der andere bevorzugt Lehrveranstaltungen am Wochenende. Der eine zieht einen vollständig erstellten Stundenplan mit wenig eigenen Gestaltungsmöglichkeiten vor, der andere die Freiheit, seine Lehrveranstaltungen selbst zusammenzustellen."

> **Tipp**
>
> Überlegen Sie sich, welche Bedingungen Ihnen entgegenkommen.

5.7.2 Bedingungen während der Theoretischen Ausbildung

PiA: „Unsere Lehrveranstaltungen fanden in unterschiedlichen **Räumlichkeiten** statt. Die meisten Räume waren eher ungemütlich, oft gab es keine **technische Ausstattung**. Ärgerlich war auch, dass es meist keine Möglichkeit gab, von wichtigen Unterlagen Kopien anzufertigen. Eher komisch waren die Rollläden mit Zeitschaltuhr, sodass immer pünktlich, zu bestimmten Zeitpunkten, die Rollläden herunterfuhren."

PiA: „Das Ausbildungsinstitut befand sich im Aufbau und die Organisation der Theoretischen Ausbildung war mehr als mangelhaft. Die Ausweichräume waren nicht nur unkomfortabel, sondern es fehlten fast immer alle notwendigen

Ausrüstungsgegenstände. Obwohl die Dozenten die Möglichkeit hatten, bestimmte Geräte zu bestellen, waren diese so gut wie nie vorhanden. Alle Möglichkeiten der modernen Technik blieben uns daher ‚erspart'. Ärgerlich war, dass fast alle angekündigten Lehrfilme, Übungen mit Videokameras etc. nie zustande kamen. Trotz mehrfacher Beschwerden änderte sich über 3 Jahre an diesen Problemen nichts. Inzwischen werden die provisorischen Räume nicht mehr genutzt und die nachfolgenden Generationen haben bessere Arbeitsbedingungen."

PiA: „Einige unserer Seminare haben im Institut stattgefunden. Dort gibt es einen größeren Raum, der soweit ganz gut war, aber die technische Ausstattung war eher dürftig. Zum Teil fanden Seminare auch in den Praxen von Dozenten statt, dann waren die Bedingungen ebenfalls meist eher dürftig. In den letzten Jahren hat das Institut begonnen, eine Teilnehmerbibliothek aufzubauen. Die Idee ist eigentlich gut, die Bedingungen sind jedoch so, dass ich das kaum nutzen kann. Am Wochenende hat keiner einen Schlüssel, noch nicht mal eine Liste mit vorhandenen Materialien, und um in das Institut zu fahren, habe ich nicht genug Zeit."

- **Kommentar**

Die **Ausstattung der Räume** ist nicht zu unterschätzen. Man wird in diesen Räumen einige Zeit verbringen und ohne eine gewisse Ausstattung können viele technisch-didaktische Ideen nicht umgesetzt werden.

> **Tipp**
>
> Überprüfen Sie, ob Sie einen Zugang zu technischen Möglichkeiten (Fernseher, Video, Projektionstechnik) haben und ob es weitere Räume für Kleingruppenarbeit gibt.

5.7.3 Inhalte und Qualität der Lehrveranstaltungen

PiA: „Insgesamt empfand ich das **Niveau** der Lehrveranstaltungen als sehr niedrig. Viele Themen aus dem Grundstudium wurden wiederholt, oft sehr ausführlich und dann auch noch in schlechter Qualität.

Es gab einige wenige Ausnahmen, einige wenige wirklich gute Dozenten und einige wenige interessante Vertiefungsthemen. Besonders schlecht fand ich, dass manche Dozenten deutlich gezeigt haben, dass sie sich selbst als erfahrene Therapeuten sehen, die den unerfahrenen, ‚dummen' Anfängern zeigen müssen, was sie noch alles lernen müssen. Dabei sind viele Ausbildungsteilnehmer erfahrene Therapeuten. Genauso nervig fand ich, wenn Dozenten Diskussionen über Veränderungen in den letzten Jahren zum Teil auf Stammtischniveau führten, die für uns selbstverständlich sind.

PiA: „Am Anfang der Theoretischen Ausbildung wurden sehr viele Sachen wiederholt, die schon im Studium gelehrt worden sind. Aufgrund meines Interesses für Klinische Psychologie hatte ich schon sehr viele Seminare zum Thema Klinische Psychologie und Psychotherapie besucht und mit diesem Vorwissen erlebte ich oft **Wiederholungen**. Auch die Qualität der Lehrveranstaltungen war sehr unterschiedlich. Von sehr guten Lehrveranstaltungen bis hin zu Lehrveranstaltungen, die ihrem eigenen Anspruch nicht genügten."

PiA: „Bei den Veranstaltungen zur Theoretischen Ausbildung waren nur etwa zur Hälfte Praktiker, d. h. approbierte Psychotherapeuten, die auch in einer Praxis arbeiteten, als Dozenten im Einsatz. Die andere Hälfte setzte sich aus universitätsinternen Personen zusammen, die vermutlich auch ‚billiger' waren. Meist waren deren Seminare ‚praxisferner'. Auch auf die **Prüfung** bereiteten die Veranstaltungen nicht vor. Bei Nachfragen waren die Dozierenden zumeist völlig überfordert. Anhand eines Einzelfalls soll hier verdeutlicht werden, mit welcher Motivation die Dozenten zum Teil die Lehrveranstaltungen gestalteten: Einmal klingelte bei einer Dozentin mitten in der Veranstaltung das Handy und sie telefonierte eine gute halbe Stunde vor allen Teilnehmern des Seminars, ohne sich zu entschuldigen. Dass sie am nächsten Tag das Seminar ebenfalls halten sollte, war ihr nicht bekannt. Darauf aufmerksam gemacht, erschien sie komplett unvorbereitet. Aus Gesprächen mit dem nächsten Ausbildungsjahrgang wurde deutlich, dass unsere schlechte Bewertung dieser Dozentin im Rahmen der Evaluation der Lehre keinerlei Konsequenzen zur Folge hatte und sie trotz mehrfacher deutlicher Beschwerden wieder eingesetzt wurde."

PiA: „Für mich war zum einen inhaltlich vieles in der Theoretischen Ausbildung neu. Zum anderen habe ich vermieden, an Seminaren teilzunehmen, deren Inhalt mir aufgrund meines Medizinstudiums bekannt vorgekommen war. Die Qualität der Seminare war zum Teil gut und zum Teil auch schlecht. Dies war sehr abhängig von den jeweiligen Dozenten. Was mich insgesamt sehr gestört hat, war der Umstand, dass viele Themen in den Seminaren nur angerissen wurden. An der Uni hatte man die Möglichkeit, in den fortlaufenden Seminaren Themen weiterzuführen und auch zu diskutieren. Durch die Struktur der Ausbildung war das nicht möglich, da am nächsten Wochenende oder am nächsten Ausbildungsabend schon wieder jemand anderes zuständig war."

PiA: „Während unserer Theoretischen Ausbildung hatten wir einen Dozenten, den fast der gesamte Kurs zwar als möglicherweise guten Therapeuten einschätzte, jedoch nicht als guten Dozenten. Wir wünschten uns daher von der Leitung, dass weitere geplante Seminare dieses Dozenten durch andere Dozenten abgedeckt werden. Dazu gab es offensichtlich in unserem Institut keine Routine. Oft wurde auch im Hinblick auf die schlechte Evaluation der Lehrveranstaltungen nur mit den Dozenten ‚geredet'. Da das jedoch nach unserer Meinung immer noch keine Veränderung brachte, haben wir uns letztendlich mit großen Mühen durchgesetzt."

PiA: „Meine Ausbildungsgruppe in der Kinder- und Jugendlichenpsychotherapieausbildung bestand ca. zur Hälfte aus Psychologen und zur Hälfte aus Sozialpädagogen und Pädagogen. Unsere Voraussetzungen waren sehr unterschiedlich. Dies wurde immer wieder in den Lehrveranstaltungen deutlich, sodass die Theorie zusätzlich zu den massiven Überschneidungen mit dem Studium auch noch durch die Erklärungen und Erläuterungen zu Konzepten, Theorien und Begriffen gekennzeichnet war, von denen eine Hälfte des Kurses noch nie was gehört hatte. Es gab allerdings auch einige wenige Bereiche, in denen die Nicht-Psychologen uns etwas voraushatten."

■ **Kommentar**

In den Beispielen wird auf verschiedene Probleme eingegangen. Viele stellen z. T. erhebliche **Überschneidungen** zum Studium fest.

Ausbildungsteilnehmer, die während ihres Studiums viel über Psychotherapie gelesen oder viele Veranstaltungen in der klinischen Psychologie besucht haben, werden sich erfahrungsgemäß oft langweilen. Des Weiteren wurde auf die besondere Struktur der Ausbildung hingewiesen, die dazu führt, dass die Themen sehr nebeneinander stehen und es selten die Möglichkeit gibt, Themen aus vorangegangenen Seminaren in der nächsten Lehrveranstaltung fortzuführen. Dadurch kann das Gefühl entstehen, dass viele Themen nur angerissen werden. Manchmal haben Dozenten das Problem, ihre Zeit einzuteilen. So wird beispielsweise zu viel Zeit in theoretische Erläuterungen investiert, sodass kaum noch Zeit für die praktischen Anteile in Lehrveranstaltung vorhanden ist. In vielen Instituten werden inzwischen Evaluationen der Lehrveranstaltungen vorgenommen. Der Umgang mit diesen Rückmeldungen ist jedoch sehr unterschiedlich. Im letzten Beispiel dieses Abschnittes wurde durch einen Erfahrungsbericht auf die besondere Situation der KJP aufmerksam gemacht. Durch die unterschiedlichen Ausbildungen und den entsprechenden Wissensstand der verschiedenen Berufsgruppen werden oft Erklärungen notwendig in Bereichen, die Psychologen schon bekannt sind.

Checkliste: Qualität der Lehrveranstaltungen
- ▬ Achten Sie auf die psychotherapeutische Erfahrung und Qualifikation der Dozierenden.
- ▬ Sprechen Sie ggf. mit den Dozenten den Inhalt der Lehrveranstaltungen ab, manchmal ist es möglich, Wiederholungen zum Studium zu vermeiden und eher ergänzende Aspekte des Themas anzusprechen.
- ▬ Achten Sie frühzeitig darauf, dass Sie auf die Abschlussprüfungen vorbereitet werden.
  - Fragen Sie nach, welche Themen aus dem Gegenstandkatalog bearbeitet werden.
  - Fragen Sie zum jeweiligen Thema nach Beispielfragen für die Prüfung.

> - Fragen Sie nach Evaluationen der Veranstaltungen und deren Konsequenzen.
>   - Was wird wie evaluiert?
>   - Welche Qualitätskriterien gibt es?
>   - Gibt es auch Evaluation durch Externe?
>   - Was passiert, wenn ein Dozierender schlecht beurteilt wird?

5.7.4 Fehlstundenregelungen

PiA: „Während der Ausbildung können wir 20% der 700 Theoriestunden fehlen. Wer höhere Fehlquoten aufweist, hat bis zum Ende der Ausbildung Zeit, die Stunden nachzuholen. Dazu erhält man auf Anforderung von der Ausbildungsleitung eine Liste mit möglichen Theorieveranstaltungen, die besucht werden können."

PiA: „Die Theoretische Ausbildung empfand ich sehr verschult. Wir hatten ca. einmal pro Monat am Samstag und Sonntag ganztags Ausbildung. Die 600 Stunden waren auf 3 Jahre verteilt. Schwierig empfand ich die Fehlstundenregelungen. Durch meine Vollzeittätigkeit habe ich viele Ausbildungswochenenden nicht wahrnehmen können. Mit einem Antrag mussten wir unsere Leitung über verpasste Lehrveranstaltungen informieren. Da mir die Zeit oft zu lang wurde, bis ich Ersatzveranstaltungen zugewiesen bekam, habe ich manchmal einfach Lehrveranstaltungen anderer Jahrgänge besucht. Dies hat meiner Ausbildungsleiterin überhaupt nicht gefallen. Ich glaube, da die Gruppen dann zu groß wurden. Im Nachhinein würde ich die Theoretische Ausbildung anders gestalten: In meinem Institut wird auch die Möglichkeit angeboten, die Theorie in längeren Blöcken von 5 Tagen ca. 5-mal im Jahr zu machen. Da hätte ich zwar immer Urlaub nehmen müssen, mich aber besser darauf einrichten können und vielleicht auch weniger Fehlstunden angesammelt."

PiA: „Wer an bestimmten Lehrveranstaltungen nicht teilnehmen konnte, hatte diese im darauffolgenden Jahr mit dem nachfolgenden Kurs nachzuholen. Das war immer dann schwierig, wenn zum selben Zeitpunkt eine eigene Veranstaltung stattfand oder die Inhalte und Bezeichnung von Lehrveranstaltungen sich verändert hatten."

PiA: „Eine **Fehlstundenregelung** gab es an unserem Institut nicht, auch nicht schriftlich. Unterschriften wurden je nach Gutdünken des Dozierenden und dessen Großzügigkeit unterschiedlich vergeben. PiAs schleppten sich aufgrund dieser Unsicherheiten gar mit Fieber zu Veranstaltungen, um eine möglichst schnelle Durchführung ihrer Weiterbildung nicht zu gefährden."

- **Kommentar**

Mit Fehlstunden wird unterschiedlich umgegangen. Wenn Sie wissen, dass Sie durch persönliche Umstände wahrscheinlich viele Lehrveranstaltungen verpassen werden, erkundigen Sie sich genau über die Modalitäten, um zu erfahren, wie damit umgegangen wird.

Tipp		
Lassen Sie sich die Fehlstundenregelungen schriftlich geben.		

Praktische Tätigkeit – Inhalt der Praktischen Tätigkeit

© Springer-Verlag Berlin Heidelberg 2016
B. Lindel *Survivalguide PiA*, Psychotherapie: Praxis
DOI 10.1007/978-3-662-49308-3_6

Das Ziel **dieses Kapitels besteht** darin, einen Überblick über die Praktische Tätigkeit zu geben. Bei der Suche nach einer passenden Ausbildung ist es hilfreich, gut über die Praktische Tätigkeit informiert zu sein. So gibt es mehrere Möglichkeiten, in welchem Rahmen die Praktische Tätigkeit (Ausbildungsstätte, Beschäftigungsverhältnis usw.) durchgeführt wird. Je besser der einzelne PiA diese kennt, desto wahrscheinlicher ist es, dass er optimale Bedingungen für die Praktische Tätigkeit findet. Auch ist es förderlich, bereits im Vorfeld dieses Ausbildungsteiles zu wissen, was einen PiA schlimmsten- oder bestenfalls erwarten kann. Es werden die gesetzlichen Grundlagen erläutert und ein Einblick in mögliche Probleme und Schwierigkeiten gegeben.

6.1   Gesetzliche Vorgaben für die Praktische Tätigkeit

Im § 2 der PsychTh-APrV wird das Ziel der Praktischen Tätigkeit beschrieben und die jeweiligen Abschnitte benannt. In diesem Paragrafen wird die Dauer der Praktischen Tätigkeit mit insgesamt 1.800 Stunden angegeben. Die Praktische Tätigkeit hat zum Ziel, praktische Erfahrungen in der Behandlung von psychischen Störungen mit Krankheitswert zu erwerben. Während in der PsychTh-APrV § 2 die reine Stundenanzahl angegeben wird, wird im eigentlichen Psychotherapeutengesetz die Definition über die Stundenanzahl und die Mindestdauer in Monaten eingeführt (▶ PsychThG § 8 Abs. 3).

Es ist möglich, die Praktische Tätigkeit in unterschiedlichen Kliniken zu leisten. Dabei sollte beachtet werden, dass die Abschnitte jeweils mindestens 3 Monate lang sind. Die PiAs sind an der Diagnostik und Behandlung von mindestens 30 Patienten zu **beteiligen.** Des Weiteren haben die PiAs Kenntnisse und Erfahrungen über unterschiedliche psychiatrische Erkrankungen zu erwerben sowie die Patientenbehandlungen fallbezogen zu **dokumentieren.**

Einer der größten Kritikpunkte an der Psychotherapeutenausbildung ist die Länge der Praktischen Tätigkeit. Es kann bezweifelt werden, ob für das „Kennenlernen" psychischer Störungen 1.800 Stunden benötigt werden. In diesem Zusammenhang stellt besonders die nicht geregelte Bezahlung ein Problem dar. Aufgrund dieser beiden Probleme,

der Länge dieses Ausbildungsabschnittes und der ungeklärten Finanzierung (▶ Abschn. 6.7), wird dieser Ausbildungsteil oft als „Nadelöhr" der Ausbildung bezeichnet.

6.2   Einordnung in den Ausbildungsverlauf

Die Praktische Tätigkeit steht oft neben der Theoretischen Ausbildung am Anfang der Therapieausbildung. Viele Ausbildungsteilnehmer sind daran interessiert, den langen Ausbildungsabschnitt möglichst schnell zu absolvieren. Bedauernswerterweise gibt es häufig kaum eine Verzahnung zwischen der Praktischen Tätigkeit und den anderen Ausbildungsteilen.

Zwei Ausbildungsteile werden häufig verwechselt. Dies liegt zum einen an der ähnlichen Bezeichnung (Praktische Tätigkeit und Praktische Ausbildung) und zum anderen an der gleichen Stundenanzahl. **600 Stunden Praktische Tätigkeit** (das Kennenlernen von psychischen Störungen in einer von einem Sozialversicherungsträger anerkannten Einrichtung) werden schnell verwechselt mit **600 Stunden Praktische Ausbildung** (die eigenständige Behandlung von Patienten mit psychischen Störungen von Krankheitswert im Schwerpunktverfahren unter Supervision). Es mag zusätzlich verwirrend sein, dass der zweite Teil der Praktischen Tätigkeit, das „Psychosomatikhalbjahr", auch in psychotherapeutischen Praxen absolviert werden kann (▶ Abschn. 6.5).

> ▶ Bitte trennen Sie immer sorgfältig die Begrifflichkeiten Praktische Tätigkeit und Praktische Ausbildung, dann gibt es keine Verwirrung.

6.3   Aufgaben der PiAs während der Praktischen Tätigkeit

Laut den gesetzlichen Vorgaben ist Inhalt der Praktischen Tätigkeit das bloße Kennenlernen von Störungen mit Krankheitswert. Dabei sollte die Praktische Tätigkeit angeleitet sein. Zum einen ist es, wie bereits erwähnt, zweifelhaft, ob zur Zielerreichung insgesamt 1.800 Stunden notwendig sind, zum anderen sicht die Realität der Psychologen in der Praktischen Tätigkeit oft vollkommen anders aus. Die Auszubildenden werden als vollwertige Arbeitskräfte angesehen und eingeplant und übernehmen alle anfallenden Aufgaben (s. auch Dittrich u. Winzer 2003).

Man kann sich darüber streiten, ob das reine Hospitieren oder der Einsatz als vollwertige Arbeitskraft ohne Bezahlung die gesetzlichen Vorgaben am meisten erfüllt. Auf die realistischen möglichen Aufgaben der PiAs oder generell von Psychologen wird in den nächsten Kapiteln näher eingegangen (▶ Abschn. 7.2 und ▶ Abschn. 7.4). Zu den gesetzlich geregelten Tätigkeiten gehören lediglich die Einbeziehung in die Behandlung von mindestens 30 Patienten und die entsprechenden fallbezogenen Dokumentationen. Zusammenfassend sind folgende **Aufgaben**, die unter Fachaufsicht und Anleitung stehen, **gesetzlich geregelt**:

- Beteiligung bei der Diagnostik von mindestens 30 Patienten
- Beteiligung bei der Behandlung von mindestens 30 Patienten
- Einbezug von Familien oder anderen Sozialpartnern in das Behandlungskonzept bei mindestens 4 Patienten
- Sammeln von Kenntnissen und Erfahrungen über die akute, abklingende und chronifizierte Symptomatik unterschiedlicher Erkrankungen
- Dokumentation von Patientenbehandlung

6.4 Exkurs 1: Positionierung der PiAs während der Praktischen Tätigkeit

Bereits in der Einleitung (▶ Kap. 1) wurde auf die unterschiedlichen Begrifflichkeiten hingewiesen. Während der Praktischen Tätigkeit wird oft von „Psychologen im Praktikum, PiP" gesprochen. Diese Bezeichnung möchten wir vermeiden, da es einen bedeutenden Unterschied zum Praktikum während des Studiums gibt. Psychotherapeuten in Ausbildung hatten früher ein Diplom, heute i. d. R. einen Master. Des Weiteren soll dahin gehend sensibilisiert werden, dass mit dem Begriff „Praktikant" meist auch von einer unentgeltlichen Tätigkeit ausgegangen wird, obwohl ein Praktikant und selbstverständlich ein PiA während seiner Praktischen Tätigkeit durchaus bezahlt werden kann und sollte.

> **Die PiAs haben mit dem Diplom in Psychologie einen berufsqualifizierenden Abschluss und können daher während ihrer Praktischen Tätigkeit als Psychologen eingestellt und beschäftigt werden.**

Es gibt einige PiAs, die eine Stelle angetreten haben, in deren Rahmen sie bezahlt ihre Praktische Tätigkeit absolvieren können. Dies ist jedoch eher die Ausnahme. Viele werden als „Praktikanten" beschäftigt und daher überwiegend nicht bezahlt. Für das Auftreten und das Selbstverständnis der PiAs wäre es jedoch wünschenswert, dass sie sich als in einer Zusatzausbildung befindliche Diplom-Psychologen und nicht als Praktikanten verstehen.

Missverständnisse durch den Begriff „Praktikant" (Ditterich u. Winzer 2003)
1. Verwechslung mit Praktikanten während des Studiums
2. Unklare Abgrenzung der Kompetenzbereiche:
   - Überforderung (z. B. therapeutische Aufgaben ohne Anleitung)
   - Unterforderung (z. B. das Überlassen ausschließlich administrativer Aufgaben)
   - Fachfremde Aufgaben (z. B. pflegerische Tätigkeiten)
3. Entlohnung:
   - Nichtbezahlung

Mit **Überforderung** ist gemeint, dass PiAs unter Umständen Aufgaben von pflegerischen über seelsorgerische bis hin zu psychotherapeutischen Tätigkeiten übertragen werden, für die sie nicht oder noch nicht ausgebildet sind. Häufig ist die gesetzlich vorgeschriebene Anleitung auch nicht vorhanden. Oft machen PiAs die Erfahrung, dass sie während ihrer Praktischen Tätigkeit den Anleiter sehr selten sehen. Die Anleitung wäre jedoch besonders für die PiAs, die gleichzeitig Berufsanfänger sind, sehr sinnvoll und notwendig. Von **Unterforderung** wird gesprochen, wenn PiAs rein zur Psychodiagnostik eingesetzt werden oder ausschließlich administrative

Aufgaben übernehmen sollen. Auf das Problem der Entlohnung wird noch in einem weiteren Abschnitt eingegangen (▶ Abschn. 6.7). Empfehlenswert ist es daher, im eigenen Interesse und im Interesse weiterer PiAs die Missverständnisse durch die verwendeten Begrifflichkeiten zu minimieren.

> **Tipp**
>
> Stellen Sie sich, auch wenn es etwas kompliziert klingt, als Psychologe in Psychotherapieausbildung, der gerade seine Praktische Tätigkeit absolviert, vor. Stellen Sie es richtig, wenn Sie als Praktikant vorgestellt oder behandelt werden.

6.5 Zwei Teile der Praktischen Tätigkeit

Die beiden Teile der Praktischen Tätigkeit unterscheiden sich nicht nur in ihrer Länge, sondern auch darin, an welchen Stätten bzw. Kliniken sie absolviert werden können. Für die klinische psychiatrische Tätigkeit („**Psychiatriejahr**") kommen nur solche Kliniken oder Institutionen infrage, die die folgenden Bedingungen erfüllen:
- Weiterbildungszulassung für die ärztliche Weiterbildung zum Facharzt für Psychiatrie und/oder Facharzt für Psychotherapie
- Möglichkeit, verschiedene Störungen mit Krankheitswert kennenzulernen
- Teilnahme an der Versorgung psychisch kranker Menschen

Zu diesen Kliniken gehören meist nur Psychiatrien, die mit Universitäten eng zusammenarbeiten und als Lehrkrankenhäuser fungieren. Es lohnt sich jedoch, genauer nachzufragen, da auch manche nicht mit einem Ausbildungsinstitut kooperierenden Kliniken die geforderte Weiterbildungszulassung haben. Auch wenn sie nicht an der allgemein-psychiatrischen Versorgung teilnehmen, kommen sie als Ort für die Praktische Tätigkeit infrage.

Der zweite Teil der Praktischen Tätigkeit („**Psychosomatikhalbjahr**") kann an einer von einem Sozialversicherungsträger anerkannten Einrichtung der psychotherapeutischen oder psychosomatischen Versorgung sowie in der Praxis eines Arztes mit einer ärztlichen Weiterbildung in der Psychotherapie oder eines psychologischen Psychotherapeuten geleistet werden. Zu den Sozialversicherungsträgern gehören Rentenversicherungsträger, Krankenkassen etc. Mögliche Einrichtungen sind z. B.:
- psychotherapeutische Privatpraxen unter Leitung von Ärzten mit einer ärztlichen Weiterbildung in Psychotherapie oder PP
- Praxisgemeinschaften
- Kliniken aller Arten, z. B. Rehabilitationskliniken oder Kurkliniken
- Evtl. therapeutische Wohngruppen
- In seltenen Fällen manche Beratungsstellen

Die Auswahl an Ausbildungsorten für den zweiten Teil der Praktischen Tätigkeit ist somit sehr viel größer. Oft ist es daher möglich, spätestens für diesen Teil eine Stelle zu finden, in der die Praktische Tätigkeit auch **vergütet** wird. Die Praktische Tätigkeit kann selbstverständlich auch insgesamt an einer Institution oder Klinik geleistet werden, wenn sie sowohl die Anerkennung für den ersten als auch den zweiten Teil der Praktischen Tätigkeit hat. Dies ist z. B. oft bei Landeskrankenhäusern gegeben, die sowohl über eine Psychiatrie als auch über eine psychosomatische und/oder psychotherapeutische Abteilung verfügen. Manchmal wird gefordert, dass im zweiten Teil der Praktischen Tätigkeit die Anleitung durch einen **Psychologischen Psychotherapeuten (PP) der eigenen Schwerpunktausbildung** gegeben sein muss. Wer z. B. eine Ausbildung zum PP mit Schwerpunkt tiefenpsychologisch fundierte Psychotherapie macht, sollte einen Tiefenpsychologen als Anleiter nachweisen können.

> **Vorsicht Falle**
> Im zweiten Teil der Praktischen Tätigkeit wird manchmal gefordert, dass die Anleitung durch einen Psychotherapeuten der eigenen Schwerpunktausbildung erfolgt.

Zur Übersicht sind in ▪ Tab. 6.1 für die Praktische Tätigkeit noch einmal beide Teile der Praktischen Tätigkeit mit ihren wichtigsten Unterscheidungsmerkmalen dargestellt.

◻ Tab. 6.1 Unterscheidungsmerkmale zwischen den Teilen der Praktischen Tätigkeit

	Praktische Tätigkeit, Teil 1 („Psychiatriejahr")	Praktische Tätigkeit, Teil 2 („Psychosomatikhalbjahr")
Dauer	Mindestens 1.200 Stunden	Mindestens 600 Stunden
Ort	Eine klinisch-psychiatrische Einrichtung, die im Sinne des ärztlichen Weiterbildungsrechts zur Weiterbildung für Psychiatrie und Psychotherapie zugelassen ist	Eine von einem Sozialversicherungsträger anerkannte Einrichtung der psychotherapeutischen oder psychosomatischen Versorgung, in der Praxis eines Arztes mit einer ärztlichen Weiterbildung in der Psychotherapie oder eines PP
Anleitung	Anleitung durch PP	Ggf. Anleitung durch PP mit gleichem therapeutischem Schwerpunkt

6.6 Ablauf und Bedingungen der Praktischen Tätigkeit

Jedes Ausbildungsinstitut hat bei der Anerkennung nachzuweisen, dass es die Kriterien nach § 6 Abs. 2 PsychThG erfüllt. Zu diesen Kriterien gehört auch, dass für die Ausbildungsteilnehmer eine ausreichende Anzahl von Möglichkeiten für das Leisten der Praktischen Tätigkeit existiert (Nilges 2003, Abs. 28). Die meisten Ausbildungsinstitute sichern dieses durch sog. Kooperationsverträge mit umliegenden Kliniken (▶ Abschn. 6.6.1). Wo und in welchem Umfang Stellen zur Verfügung stehen, wird in den Ausbildungsinstituten meist über Listen bekannt gegeben.

Die Ausbildungsteilnehmer bewerben sich dann bei den möglichen Kliniken direkt. Die Kliniken entscheiden über die Bewerbungen unabhängig vom Institut. Bislang ist kein Fall bekannt, in dem ein Bewerber bei Anschreiben aller möglichen Kliniken aus den Listen keinen Platz für die Praktische Tätigkeit gefunden hat. Interessant wäre die Frage, wie das Ausbildungsinstitut die Durchführung der Praktischen Tätigkeit gewährleistet, wenn sämtliche Bewerbungen eines PiAs bei den kooperierenden Kliniken abgelehnt würden.

Es besteht jedoch auch die Möglichkeit, sich selbst eine Stelle für die Praktische Tätigkeit zu suchen. Dabei sollte das Ausbildungsinstitut frühzeitig in die Verhandlungen eingebunden werden, da diese mit der möglichen Klinik einen sog. personengebundenen Kooperationsvertrag abschließen müssen. In diesem wird oft festgehalten, dass die Voraussetzungen für die Zulassung der klinischen

Einrichtung zur ärztlichen Weiterbildung nach § 2 PsychTh-APrV gegeben sind und die Zulassung ausgesprochen werden kann. Der Anerkennung der Klinik durch das Ausbildungsinstitut muss oft auch noch die Anerkennung durch die Landesbehörde folgen. Dabei muss der Prozess jeweils in dem Bundesland durchlaufen werden, in dem der Sitz des Ausbildungsinstitutes ist. Sinnvoll wäre die bundesweite Anerkennung von Einrichtungen für die Praktische Tätigkeit. Dies ist bisher aufgrund der föderalistischen Struktur der Bundesrepublik noch nicht möglich.

Mögliche Gründe für die Suche nach einer „eigenen" Klinik sind:
- Der eigene Wohnort liegt sehr weit von den Stellen für die Praktische Tätigkeit entfernt, die das Ausbildungsinstitut anbietet.
- Sie arbeiten als angestellter Psychologe in einer Klinik, die die Weiterbildungszulassung hat, und möchten natürlich wegen der Ausbildung die Stelle nicht wechseln.
- Auf der Liste des Ausbildungsinstitutes werden nur unbezahlte Stellen angeboten. Sie suchen nach einer bezahlten Stelle.
- Sie haben die Möglichkeit, eine bezahlte Stelle in einer klinisch-psychiatrischen Einrichtung anzutreten, die alle gesetzlichen Voraussetzungen erfüllt.
- Die angebotenen Stellen sind derzeit belegt und Ihnen droht eine erhebliche Wartezeit, bis Sie Ihre Praktische Tätigkeit antreten können.

Wer nach einer eigenen Stelle sucht, kann einerseits den Weg gehen, erst ein Institut zu finden, das personengebundene Kooperationsverträge zulässt und dann nach einer Stelle zu suchen. Andererseits ist es auch möglich, besonders für die örtlich flexiblen PiAs, erst nach einer bezahlten Stelle zu suchen und sich dann nach einem Ausbildungsplatz bei einem bereits kooperierenden Ausbildungsinstitut umzusehen oder ggf. Ausbildungsinstitute in der Nähe nach einer möglichen Kooperation zu fragen.

> **Tipp**
>
> Für manchen kann es sinnvoll sein, zunächst die Suche nach einer bezahlten Stelle in einer ausbildungsberechtigten Klinik zu beginnen und danach erst die Aufnahme der Ausbildung in einem kooperierenden Ausbildungsinstitut oder einem Institut, das personengebundene Kooperationsverträge akzeptiert, anzustreben.

Es sei hier aber deutlich darauf hingewiesen, dass die Praktische Tätigkeit oft erst ab Ausbildungsbeginn anerkannt wird. Diese Interpretation mancher Landesbehörden bezieht sich auf § 5 Abs. 1 S. 2 PsychThG. Insgesamt sind Sie auf der sicheren Seite, wenn Sie Ihre Praktische Tätigkeit nicht vor dem Beginn der Ausbildung antreten. Es sind aber auch Fälle von einigen Ausbildungsteilnehmern bekannt, denen es gelungen ist, direkt bei der Landesbehörde auf Antrag eine Anerkennung ihrer Praktischen Tätigkeit zu erwirken, die vor Ausbildungsbeginn abgeschlossen gewesen ist oder davor begonnen wurde. Empfehlenswert ist es sicher nicht, es darauf ankommen zu lassen, aber wer in dieser Situation ist, sollte es durchaus versuchen.

> **Achten Sie darauf, das „Psychiatriejahr" erst mit Aufnahme der Ausbildung zu beginnen. In zahlreichen Fällen wurden die vor Ausbildungsbeginn abgeleisteten Stunden nicht anerkannt.**

Checkliste: Weg zur Praktischen Tätigkeit
- Erkundigung nach möglichen Stellen, d. h. nach Kooperationskliniken Ihres Ausbildungsinstitutes oder nach Kliniken mit Weiterbildungsermächtigung
- Kontaktaufnahme, ob Stellen zur Verfügung stehen
- Bewerbung evtl. bei mehreren Kliniken
- Vorstellungsgespräche
- Zusagen oder Absagen der Kliniken abwarten
- Auswahl aus den Zusagen je nach eigenen Überlegungen (Wohnortnähe, Bezahlung etc.)
- Bei nicht vorhandenen Kooperationsverträgen: Abschluss von Kooperationsvertrag zwischen Ausbildungsinstitut und Klinik, ggf. Anerkennung durch die Landesprüfungsbehörde erwirken
- Vertragsverhandlungen mit der Klinik, Abschließen eines Arbeitsvertrages oder Praktikantenvertrages
- Beginn der Praktischen Tätigkeit

6.6.1 Exkurs 2: Beziehung zwischen Ausbildungsinstitut und Klinik: Kooperationsverträge

Die Ausbildungsinstitute erfüllen ihre Pflicht nach § 6 Abs. 2 PsychThG oft dadurch, dass zwischen den Instituten und geeigneten anderen Einrichtungen sog. Kooperationsverträge geschlossen werden (Nilges 2003, Abs. 29). Kooperationsverträge regeln die Beziehung zwischen Institut und Einrichtung, in der die Praktische Tätigkeit absolviert wird. In diesen Kooperationsverträgen verpflichten sich die Kliniken oder Praxen, dass sie die Bedingungen erfüllen, die nach § 2 PsychTh-APrV für die Praktische Tätigkeit vorgegeben sind. In den Kooperationsverträgen wird also u. a. festgelegt:
- Die Einrichtung erfüllt die gesetzlichen Bedingungen (z. B. Weiterbildungszulassung).
- Die Einrichtung ermöglicht das Kennenlernen psychischer Störungen.
- Die Einrichtung leitet die Ausbildungsteilnehmer an.
- Das Ausbildungsinstitut gibt die Adresse der Einrichtung weiter, sodass sich PiA bewerben können.
- Es wird oft die Maximalanzahl von Stellen festgelegt.

Gelegentlich wird die Zahlung eines Gehaltes oder einer Vergütung vertraglich geregelt.

Gelegentlich werden versicherungsrechtliche Belange festgelegt.

6.6.2 Exkurs 3: Beziehung zwischen Ausbildungsteilnehmer und Klinik: Arbeits- oder „Praktikanten"-Verträge

Der Ausbildungsvertrag zwischen Institut und PiA regelt die Beziehung zwischen beiden Parteien. Ist die Klinik, an der die Praktische Tätigkeit absolviert wird, identisch mit dem Institut, ist durch den Ausbildungsvertrag oft auch dieser Punkt geklärt. Häufiger ist jedoch der Fall, dass Ausbildungsinstitut und Klinik voneinander getrennt sind. In derartigen Fällen ist das Verhältnis zwischen PiA und Klinik hinsichtlich der Praktischen Tätigkeit nicht über den Ausbildungsvertrag geklärt. Hier sollte also ein entsprechender Vertrag geschlossen werden, der dies regelt. Dies kann im günstigen Falle der Abschluss eines Arbeitsvertrages als Psychologe mit entsprechender Bezahlung oder im ungünstigen Falle der Abschluss eines „Praktikanten"-Vertrages ohne monatliches Einkommen oder mit geringem Entgelt sein. Im Vertrag sollten u. a. festgelegt sein:

- Aufgaben
- Arbeitszeiten
- Arbeitsbedingungen
- Vergütung
- Haftungs- und Versicherungsfragen

Ohne einen Vertrag bestehen weder Versicherungsschutz noch Befugnis, an der Diagnostik und Behandlung innerhalb der Klinik teilzunehmen. Bei Fehlern etc. würden Sie nicht als Mitarbeiter der Klinik, sondern als Privatperson haftbar gemacht. Mit vertraglicher Bindung an die Klinik greift der üblicherweise vorhandene **Versicherungsschutz** der Klinik (▶ Abschn. 8.4.1).

> Achten Sie darauf, dass ggf. ein weiterer Vertrag mit der Klinik, in der Sie die Praktische Tätigkeit ableisten, geschlossen wird.

6.6.3 Dokumentationspflicht im Rahmen der Ausbildung

Während der Praktischen Tätigkeit sollen die PiAs an der Diagnostik und Behandlung von mindestens 30 Patienten teilgenommen haben. Bei mindestens vier dieser Patienten soll die Familie oder andere Sozialpartner mit einbezogen werden. Gesetzlich vorgeschrieben ist die fallbezogene Dokumentation mit Angabe von Umfang und Dauer. Konkretere Angaben gehen aus den gesetzlichen Regelungen nicht hervor. Daher ist es wichtig, sich zu informieren, wie diese Anforderung von der Landesbehörde oder dem Ausbildungsinstitut konkretisiert werden. Meist ist die Dokumentation durch den Anleiter der Praktischen Tätigkeit durch seine Unterschrift zu bestätigen.

Manchmal geben die Institute vor, wie diese Dokumentationen aussehen sollen. Zum Teil gibt es Formulare, die dafür genutzt werden können. Erkundigen Sie sich daher vorher, ob und ggf. welche Formulare dafür bereitstehen. Die sollten Sie sich zu Beginn der Praktischen Tätigkeit besorgen und Sie sollten versuchen, möglichst kontinuierlich während der Praktischen Tätigkeit die Fälle zu dokumentieren. So ist es z. B. denkbar, die Fälle in einem tabellarischen Überblick mit der Anzahl der geleisteten Stunden oder durch ausführliche schriftliche Falldokumentationen zu protokollieren. Die tabellarischen Überblicke enthalten oft folgende Informationen:

- Fallchiffre
- Beginn des Klinikaufenthaltes
- Ende des Klinikaufenthaltes
- Diagnosen
- Anzahl der Einzel- und Gruppentherapiestunden
- Beteiligung von Sozialpartnern ja/nein

Die Patientenchiffren setzen sich üblicherweise aus dem ersten Buchstaben des Nachnamens und des Geburtsdatums des Patienten zusammen. Mit der Angabe der Diagnose wird sichergestellt, dass die PiA möglichst viele Bereiche möglicher psychischer Störungen während der Praktischen Tätigkeit kennengelernt haben. Manchmal wird gefordert, dass jeweils Patienten aus den folgenden großen Diagnoseabschnitte des ICD-10 unter den 30 Fällen sein sollen: F1 (Abhängigkeitserkrankungen), F2

(Psychotische Störungen), F3 (Stimmungserkrankungen), F4 (Ängste, Zwänge und Belastungsreaktionen) und F6 (Persönlichkeitsstörungen). Durch die häufige Vergabe von komorbiden Diagnosen fällt es den PiAs, auch wenn sie auf einer eher spezialisierten Station arbeiten, nicht schwer, diese Bedingung zu erfüllen.

Manchmal wird die Zeit der Praktischen Tätigkeit auch dazu genutzt, das Schreiben der späteren Kassenanträge zu üben. Entweder anhand der Fälle in der Praktischen Tätigkeit oder durch Anamneseerhebungen von Patienten aus der Ausbildungsambulanz werden die Anamnesen erstellt. Viele Institute geben die Anzahl der Anamnesen vor, die z. T. auch vorgewiesen werden müssen, um die Behandlungserlaubnis zu erhalten. Der Aufbau ist oft analog den Krankenkassenanträgen (▶ Abschn. 10.2.4). Natürlich fallen während der praktischen Tätigkeit noch zahlreiche andere dokumentarische Aufgaben an, wenn PiAs die Aufgaben eines Psychologen übernehmen. Diese Aufgaben sind in ▶ Abschn. 7.2 näher ausgeführt.

6.6.4 Zum Abschluss der Praktischen Tätigkeit: Art und Form der Bestätigungen oder Zeugnisse

Zum Abschluss der Praktischen Tätigkeit werden Art und Umfang der Tätigkeit bestätigt. In den verschiedenen Ausbildungsinstituten gibt es unterschiedliche Vorgaben über Art und Inhalt dieser Bestätigungen. Die Bestätigungen sollten jedoch mindestens folgende Bestandteile enthalten:
- Anzahl der geleisteten Stunden, Beginn und Ende der Praktischen Tätigkeit
- Art der Praktischen Tätigkeit: klinisch-psychiatrisch oder psychosomatisch-psychotherapeutisch
- Für beide Teile: Bestätigung, dass der Ausbildungsteilnehmer Kenntnisse und Erfahrungen über akute, abklingende und chronifizierte Symptomatik unterschiedlicher psychiatrischer Erkrankungen erworben hat
- Während der klinisch psychiatrischen Tätigkeit:
  - Bestätigung, dass der Ausbildungsteilnehmer an Diagnostik und Behandlung bei

mindestens 30 Patienten mit verschiedenen psychischen Störungen von Krankheitswert teilgenommen hat
  - Bestätigung, dass bei mindestens 4 dieser Patienten die Familie oder andere Sozialpartner des Patienten in das Behandlungskonzept einbezogen wurden
  - Bestätigung, dass der Ausbildungsteilnehmer die Patientenbehandlungen fallbezogen und unter Angabe von Umfang und Dauer dokumentiert hat

> **Tipp**
>
> Neben der formalen Bestätigung über die Praktische Tätigkeit besteht ein Anspruch auf ein Arbeitszeugnis, egal ob die Tätigkeit bezahlt oder unbezahlt war. Bestehen Sie darauf! Verzichten Sie nicht auf dieses Recht, da die Praktische Tätigkeit ein Teil Ihrer Berufserfahrung darstellt und als solche sinnvoll für weitere Bewerbungen sein kann.

6.7 Bezahlung der Praktischen Tätigkeit

Eines der größten Probleme in Bezug auf die Praktische Tätigkeit ist die oft ungeregelte und nicht angemessene Bezahlung. Zuerst soll noch einmal auf die Sondersituation hingewiesen werden, die sich durch die Konstruktion einer zwischen Ausbildung und Weiterbildung schwankenden gesetzlichen Vorgabe ergibt. Das PsychThG verneint ausdrücklich, dass das Berufsbildungsgesetz (BBiG) Anwendung findet (▶ Abschn. 2.1). Dadurch steht die Ausbildung außerhalb des Systems der beruflichen Bildung und die Teilnehmer haben **kein Recht auf eine Ausbildungsvergütung**. Wir kennen verschiedene Auffassungen und Umgangsweisen mit der Entlohnung der PiAs während der Praktischen Tätigkeit:
- PiAs sind im Regelfall Diplom-Psychologen und arbeiten als solche in den Kliniken. Sie sollten daher als Psychologen eingruppiert werden, d. h. BAT IIa erhalten.
- PiAs sind Berufsanfänger und erhalten aufgrund dessen ein geringeres Gehalt.

- Der Arbeitgeber Klinik beteiligt sich an den Ausbildungskosten und zahlt den Ausbildungsteilnehmern daher weniger Gehalt.
- Praktische Tätigkeit bedeutet „Praktikum", d. h. maximal geringfügiges Praktikantenentgelt oder Verpflegungsentgelt.
- PiAs sind Auszubildende, die während ihrer Praktischen Tätigkeit, die Teil einer Ausbildung ist, nicht bezahlt werden dürfen.

Die Tatsache, dass PiAs nicht bezahlt werden dürfen, ist aus der Missinterpretation heraus entstanden, dass das Berufsbildungsgesetz ausgesetzt ist und daher eine mögliche Vergütung innerhalb der Ausbildung nicht gezahlt werden dürfe. Richtig ist jedoch, dass ein Anspruch auf eine Vergütung nicht gegeben ist, also **nicht gezahlt werden muss, aber natürlich darf.**

> Durch die Nichtanwendbarkeit des Berufsbildungsgesetzes gibt es keinen Anspruch auf Bezahlung, PiAs in der Praktischen Tätigkeit müssen nicht, dürfen aber bezahlt werden.

Derzeit ist die Lage insgesamt davon bestimmt, dass viele PiAs Stellen für die Praktische Tätigkeit suchen und daher wegen der großen Nachfrage kaum eine Notwendigkeit für die Kliniken besteht, bezahlte Stellen zur Verfügung zu stellen. Die meisten PiAs sind froh, wenn sie die Gelegenheit erhalten, ihre Praktische Tätigkeit irgendwo ableisten zu „dürfen". Mehr Chancen auf eine bezahlte Stelle gibt es in weniger attraktiven Regionen in Deutschland. Wer also bezüglich seines Wohnortes flexibel ist, sollte diese auch nutzen. Dort, wo es viele Ausbildungsinstitute gibt, sind kaum bezahlte Stellen zu finden.

Tipp

Eine bezahlte Praktische Tätigkeit zu finden, ist schwierig. Die Suche nach bezahlten Stellen in „unattraktiven" Regionen Deutschlands kann sich lohnen. Es lohnt sich auch, sich bei der Suche nach der Praktischen Tätigkeit etwas Zeit zu lassen, um ggf. eine bezahlte Stelle zu finden.

Nicht zu vergessen ist, dass je nach Höhe der Vergütung Beiträge an Sozialversicherungen fällig werden und ggf. Steuern entrichtet werden müssen. Davon ist man während der Praktischen Tätigkeit nicht befreit. Beiträge sind zu entrichten an (▶ Abschn. 8.4):

- Kranken- und Pflegeversicherung
  - Bei normalem oder reduziertem Gehalt wird dies vom Arbeitgeber im Rahmen der Lohn- oder Gehaltsabrechnung abgeführt.
  - Bei fehlendem Gehalt muss sich der PiA selbst an eine Krankenkasse wenden und die dortigen Tarife erfragen.
- Rentenversicherung u. a.
  - Bei normaler Anstellung ist der Beitrag abhängig von der Höhe der Einkünfte. Die jeweiligen Beiträge werden automatisch im Rahmen der Lohn- oder Gehaltsabrechnung abgeführt.
  - Bei fehlendem Gehalt sind keine Beiträge notwendig. Manchmal ist es sinnvoll, zu überlegen, ob man freiwillig in die gesetzliche und/oder private Rentenversicherung einzahlt, um Rentenansprüche für die Zeit der Ausbildung, insbesondere der Praktischen Tätigkeit, nicht zu verlieren.
- Steuern (Einkommenssteuer, Solidaritätszuschlag und ggf. Kirchensteuer)
  - Werden nur fällig, wenn ein Einkommen besteht. Im Regelfall werden die Steuern automatisch bei der Gehaltsabrechnung abgeführt. Die Ausbildungskosten sowie Fahr- und Verpflegungskosten können im Rahmen des Lohnsteuerjahresausgleiches als Werbungskosten angegeben werden und der PiA erhält im Regelfall einen Teil der gezahlten Steuern zurück.

6.8 Anerkennung des „Psychiatriejahres"

Manche Ausbildungsteilnehmer hatten und haben Probleme mit der Anerkennung ihrer Praktischen Tätigkeit. Daher sollen hier die Kriterien benannt werden, die für die Anerkennung maßgeblich sind. Auf einige Streitpunkte wird im Folgenden auch eingegangen. Achten Sie darauf, dass folgende Kriterien erfüllt sind:

- Beginn der Praktischen Tätigkeit nicht vor Beginn der Therapieausbildung
- Anerkennung der Klinik durch das Ausbildungsinstitut und die Landesbehörde sicherstellen
- Ggf. Anerkennung durch die Einrichtung und die Landesbehörde beantragen (wichtig: die gesetzlichen Voraussetzungen müssen gegeben sein)
- Mögliche Bestimmungen der Ausbildungsinstitute und Landesbehörden beachten
- Sich an der Behandlung von mindestens 30 Patienten beteiligen und dies dokumentieren
- Auf die Formulierungen in der Bestätigung über die Praktische Tätigkeit achten

Eines der häufigsten Probleme ist schon mehrfach angesprochen worden: Die Praktische Tätigkeit wird möglicherweise nicht anerkannt, wenn der Beginn vor Ausbildungsbeginn lag (▶ Abschn. 6.6). Versuchen Sie, dieses Problem zu vermeiden.

Manchmal gibt es Schwierigkeiten, wenn während der Praktischen Tätigkeit eine sehr ausgewählte Klientel behandelt wird. So sollten zukünftige Erwachsenentherapeuten ihre Praktische Tätigkeit möglichst nicht komplett in der Kinder- und Jugendpsychiatrie absolvieren. Fragen Sie in Ihrem Ausbildungsinstitut nach, welche Bedingungen bezüglich der Klientel zu beachten sind. Manchmal wird verlangt, dass die dokumentierten 30 Patienten möglichst Diagnosen aus verschiedenen Klassen des üblichen Klassifikationssystems ICD-10 haben.

In manchen Bundesländern kann es schwierig sein, eine Praktische Tätigkeit anzuerkennen, die auf einer vorhandenen Stelle mit normaler Bezahlung absolviert worden ist. Erkundigen Sie sich dazu genau. Fragen Sie ggf. auch noch einmal in der Landesbehörde direkt nach, ob es bei der Anerkennung Probleme geben kann. Aus der oft geforderten Bestätigung über die Praktische Tätigkeit geht aber andererseits nicht hervor, ob die Tätigkeit bezahlt oder unbezahlt gewesen ist, von daher ist dies vielleicht ein Schlupfloch.

Eine weitere Schwierigkeit ergibt sich durch die unterschiedlichen Formulierungen im PsychThG und in der PsychTh-APrV. Während im **PsychThG**

§ 8 Abs. 3 die Dauer der Praktischen Tätigkeit mit mindestens einem Jahr für den ersten Teil der Praktischen Tätigkeit in den Psychiatrien und mit mindestens 6 Monaten für die Tätigkeit bei einer von einem Sozialversicherungsträger anerkannten Institution angegeben ist, wird in der **PsychTh-APrV** § 2 Abs. 2 diese Angabe durch die abzuleistende Mindeststundenzahl ersetzt. 1.200 Stunden entsprechen etwa der durchschnittlichen Arbeitszeit pro Kalenderjahr (unter Beachtung von Urlaubsanspruch und durchschnittlichen Fehltagen). Unter Verzicht auf Urlaub, Fehlzeiten und bei einer 40-Stunden-Woche wäre es jedoch durchaus möglich, 1.200 Stunden praktische Tätigkeit innerhalb von ca. 30–32 Wochen (ca. 8 Monate) zu sammeln oder bei einer 30-Stunden-Woche in knapp einem Jahr zu absolvieren. Für das Psychosomatikhalbjahr verkürzte sich die Dauer ebenfalls. So könnten die 600 Stunden Tätigkeit auf einer 40-Stunden-Stelle innerhalb von ca. 4 Monaten abgeleistet werden.

In diesen Fällen entsteht ein möglicher Widerspruch zwischen der Aussage des PsychThG, das für die Praktische Tätigkeit eine **Mindestdauer von insgesamt 1,5 Jahren** vorsieht und der Regelung der PsychTh-APrV, die die abzuleistende Mindestanzahl von insgesamt 1.800 Stunden verlangt. Diese kurze Rechnung macht deutlich, dass ein unbezahlter 40-Stunden-Vertrag über ein Jahr gerechnet, weit über die Vorgaben hinausgehen kann. Sie arbeiten dann deutlich mehr, als verlangt wird. Dies deckt sich mit realen Erfahrungen von PiAs im Psychiatriejahr (Mösko 2006). Ein möglicher Ausweg ist die Festlegung einer geringeren Wochenarbeitszeit, die etwas offenere Formulierung der Bestätigung nach Abschluss der Praktischen Tätigkeit sowie die Klärung, wie Ausbildungsinstitut und Landesbehörde die gesetzlichen Vorgaben interpretieren.

> **Vorsicht Falle**
> Da die PsychTh-APrV eine Präzisierung der Vorgaben des PsychThG ist, ist nach der, unter Juristen bekannten, „lex specialis"-Regel davon auszugehen, dass die Stundenanzahl eine höhere Relevanz hat. Stimmen Sie jedoch diese Auslegung mit Ausbildungsinstitut und Landesprüfungsamt ab.

Wer innerhalb der Praktischen Tätigkeit mehrfach die Stelle gewechselt hat, ist an die Regel gebunden, dass die Abschnitte jeweils mindestens 3 Monate lang sein müssen. Achten Sie darauf, wenn Sie sich die Praktische Tätigkeit bestätigen lassen, dass Sie diese Regel erfüllen.

6.9 Besonderheiten bei der Praktischen Tätigkeit bei Ausbildung zum Kinder- und Jugendlichenpsychotherapeuten

Prinzipiell gilt für die KJP-Ausbildung dasselbe wie für die PP-Ausbildung. Die Praktische Tätigkeit ist jedoch an Kliniken oder Institutionen abzuleisten, die mit Kindern und Jugendlichen arbeiten. In der KJPsychTh-APrV § 2 Abs. 2 werden die beiden Teile der praktischen Tätigkeit folgendermaßen spezifiziert:

- Mindestens 1.200 Stunden an einer kinder- und jugendpsychiatrischen Einrichtung, die im Sinne des ärztlichen Weiterbildungsrechts zur Weiterbildung für Kinder- und Jugendpsychiatrie und Kinder- und Jugendpsychotherapie zugelassen ist.
- Mindestens 600 Stunden an einer von einem Sozialversicherungsträger anerkannten Einrichtung, die der psychotherapeutischen oder psychosomatischen Versorgung von Kindern und Jugendlichen dient, in der Praxis eines Arztes mit einer ärztlichen Weiterbildung in der Kinder- und Jugendlichenpsychotherapie oder eines Kinder- und Jugendlichenpsychotherapeuten.

Bisherige Erfahrungen zeigen, dass Kollegen, die sich zum KJP ausbilden lassen, größere Schwierigkeiten haben, passende Plätze und Stellen für die Praktische Tätigkeit zu finden. Zum einen trägt dazu bei, dass die Anzahl der Kinder- und Jugendpsychiatrien geringer ist als die der Erwachsenenpsychiatrien, zum anderen gestaltet es sich schwierig, da nicht nur Psychologen, sondern auch andere Berufsgruppen (z. B. Pädagogen und Sozialpädagogen) diese Ausbildung machen können. Dies stiftet in den Kliniken manchmal Verwirrung, da sie entweder nicht

wissen, dass Ausbildungsteilnehmer auch Psychologen sein können, oder sie nicht wissen, wie sie andere Berufsgruppen innerhalb ihrer Klinikstruktur einsetzen sollen. Manche Kliniken stellen daher keine Plätze zur Verfügung.

> **Tipp**
>
> Klären Sie vorher ab, ob Ihr Ausbildungsinstitut ausreichend Stellen für die Praktische Tätigkeit zur Verfügung stellen kann.

Hier gilt aber genau wie für die anderen Ausbildungsteilnehmer auch, dass das Institut verpflichtet ist, eine ausreichende Anzahl von Stellen für die Praktische Tätigkeit zur Verfügung zu stellen. Die große Nachfrage bei den wenigen adäquaten Stellen führt jedoch dazu, dass die Bereitschaft der Kliniken, die Praktische Tätigkeit zu vergüten noch geringer ausfällt als bei den PiAs zum PP. Auch die eigene Suche nach möglichen bezahlten Stellen gestaltet sich in diesem Bereich schwierig.

6.10 Zusammenfassung

Die Praktische Tätigkeit ist einer der umfangreichsten Ausbildungsteile. Aufgrund der zahlreichen Schwierigkeiten und Probleme mit fehlender Bezahlung bei extremer Arbeitsbelastung, unzureichender Anleitung und Problemen bei der Anerkennung wird dieser Teil der Ausbildung manchmal als **„Nadelöhr" der Psychotherapieausbildung** bezeichnet. Während dieses Ausbildungsteiles ist die Wahrscheinlichkeit am größten, dass Teilnehmer ihre Ausbildung abbrechen, da sie den zeitlichen Aufwand nicht bewältigen können und die finanziellen Ressourcen nicht zur Verfügung haben.

> **Wichtiges zur Praktischen Tätigkeit**
> - Die Praktische Tätigkeit besteht aus zwei Teilen: 1.200 Stunden klinisch-psychiatrische und 600 Stunden psychosomatisch-psychotherapeutische Tätigkeit. Erkundigen Sie sich bei

Ihrem Ausbildungsinstitut nach den Bedingungen für die beiden Teile der Praktischen Tätigkeit. Erkundigen Sie sich frühzeitig über die Art der Dokumentation der 30 Patientenbehandlungen.

— Rechnen Sie mit einer starken Belastung während der Praktischen Tätigkeit, zum einen aufgrund der zeitlichen Dauer, zum anderen wegen der finanziellen Belastung. Darüber hinaus finden die Theoretische Ausbildung und die Selbsterfahrung im Regelfall an den Wochenenden oder Abenden statt. Dieser zeitliche Aufwand kann zusätzlich zur Vollzeittätigkeit dazukommen. Bei vielen stellt die Praktische Tätigkeit die erste klinische Stelle dar und die Einarbeitung in die zahlreichen Aufgaben und die Entwicklung von Routinen nimmt zusätzlich zeitliche und nervliche Ressourcen in Anspruch.

— Nutzen Sie alle Möglichkeiten, für die Praktische Tätigkeit eine bezahlte Stelle zu finden. Jede auch noch so geringe Bezahlung erleichtert Ihnen diesen Ausbildungsschritt enorm. Meist ist es möglich, spätestens für den zweiten Teil, für die 600 Stunden, in einer von einem Sozialversicherungsträger anerkannten Einrichtung eine bezahlte Stelle zu finden.

— Suchen Sie aktiv nach Anleitung, insbesondere dann, wenn Sie als vollwertige Arbeitskraft eingesetzt werden und für bestimmte Aufgaben ja noch gar nicht ausgebildet sind. Tauschen Sie sich mit den Kollegen aus, die ja ebenso wie Sie mit denselben Schwierigkeiten kämpfen.

— Beachten Sie, dass Sie mit der Klinik einen Arbeitsvertrag oder „Praktikanten"-Vertrag abschließen, damit Sie rechtlich und versicherungstechnisch als Mitarbeiter der Klinik abgesichert sind.

— Lassen Sie sich nicht wie einen Praktikanten behandeln.

— Falls Sie Schwierigkeiten wegen der Anerkennung der Praktischen Tätigkeit befürchten, erkundigen Sie sich frühzeitig nach Lösungsmöglichkeiten. Nutzen Sie dazu die Ressourcen des Ausbildungsinstitutes und gehen Sie bei Fragen auch direkt auf die Landesbehörde zu.

— Lassen Sie sich am Ende Ihrer Tätigkeit diese bestätigen. Lesen Sie die Bestätigung sorgfältig durch. Verzichten Sie auf keinen Fall auf ein Arbeitszeugnis.

Praktische Tätigkeit – Strukturen der Psychiatrien und Aufgaben von Psychologen

© Springer-Verlag Berlin Heidelberg 2016
B. Lindel *Survivalguide PiA*, Psychotherapie: Praxis
DOI 10.1007/978-3-662-49308-3_7

Dieses Kapitel hat das Ziel, Informationen über die Aufgaben von Psychiatrien, ihre Strukturen und Hierarchien zu geben. Innerhalb dieser Strukturen erfüllen PiAs oft die Aufgaben von Stationspsychologen und arbeiten mit Kollegen aus unterschiedlichen Fachbereichen zusammen. In die damit verbundenen Aufgaben wir ein Einblick gewährt und für evtl. Schwierigkeiten der eine oder andere Tipp geben, damit die Praktische Tätigkeit gerade für PiAs ohne Berufserfahrung kein Praxisschock wird. Dabei wird sowohl auf die personaltechnischen Angelegenheiten als auch auf die inhaltlichen Aufgaben und die Dokumentation eingegangen. Am Ende des Kapitels sind einige Beispiele für schwierige Situationen geschildert, mit denen sich PiAs konfrontiert sehen.

7.1   Aufbau von Psychiatrien

Die meisten PiAs werden ihre Praktische Tätigkeit in Kliniken absolvieren, die entweder psychiatrische Stationen aufweisen oder eine psychiatrische Klinik darstellen. Natürlich sind auch andere Orte denkbar, besonders für den zweiten Teil der Praktischen Tätigkeit (▶ Abschn. 6.5).

7.1.1   Strukturen und Abläufe der Klinik und ihre Konsequenzen

Als erste Informationsquelle, um sich einen Überblick zu verschaffen, dienen sog. Management-Handbücher, die inzwischen in vielen Kliniken und Institutionen üblich sind. Dort sind Strukturen anhand sog. **Organigramme** und Abläufe mithilfe von Flussdiagrammen beschrieben. Die Namen der zuständigen Mitarbeiter und Vorgesetzten können Sie, wenn diese nicht explizit in den Organigrammen benannt sind, im Regelfall aus den hausinternen Telefonlisten entnehmen.

Anhand dieses Organigramms wird schon deutlich, dass verschiedene Bereiche klar voneinander getrennt sein können (aber nicht müssen). Manchmal ist der nicht-ärztliche Bereich und damit auch die Psychologen/Psychotherapeuten dem ärztlichen Bereich untergeordnet. In besonderem Maße ist die Verwaltung mit Personalabteilung etc. immer wieder

relevant. Folgende Fragen helfen, die Strukturen und Prozesse kennenzulernen:

- **Hierarchien:**
  - Wem gegenüber sind Sie unter- oder übergeordnet?
  - Von wem müssen Sie Anweisungen entgegennehmen?
  - Wem gegenüber sind Sie weisungsberechtigt?
  - Welche Hierarchien bestehen zwischen den Abteilungen und gegenüber der zentralen Verwaltung (die Personalabteilung hat oft das letzte Wort, ob Stellen geschaffen werden)?
  - Welche Hierarchien bestehen zwischen den Berufsfeldern? Der psychologische Bereich ist beispielsweise oft dem ärztlichen Bereich untergeordnet.
- **Zuständigkeiten:**
  - Wem gegenüber sind Sie auskunftspflichtig?
  - Welcher Ihrer Vorgesetzten hat welche Entscheidungsbefugnis? (Wer entscheidet z. B. über Veränderungen bei Therapieprozessen?)
  - Wen können Sie bei Problemen und Schwierigkeiten ansprechen? Wer ist für Ihre Anleitung zuständig?
  - Welche Abteilung und gegebenenfalls welcher Mitarbeiter hat welche Aufgabenbereiche? (Wer entscheidet über Urlaubsanträge?)
  - Wie laufen in der Verwaltung die Prozesse ab?
- **Vertretungen:**
  - Wer ist im Regelfall Ihr Vertreter?
  - Welche Regelungen gelten, wenn Sie selbst oder andere Mitarbeiter nicht im Dienst sind?
  - Mit wem müssen Sie in welcher Form Übergabe machen?
  - Wer ist der Vertreter Ihres Vorgesetzten in welchem Entscheidungsbereich?
  - Wer ist der Vertreter eines Mitarbeiters in welchem Aufgabengebiet?
  - Wo erfahren Sie, ob ein Vorgesetzter/Mitarbeiter im Dienst ist (z. B. im Chefarztsekretariat oder bei der Pflegedienstleitung)?
- **Fristen:**
  - Gibt es in bestimmten Bereichen Fristen für die Einreichung von Anträgen (z. B.

Urlaubsantrag, Materialbeschaffung, Kündigung usw.)?

- Ab wann kann ein Antrag frühestens gestellt werden?
- Bis wann muss ein Antrag spätestens gestellt worden sein?
- Gibt es Bewilligungsfristen, innerhalb derer entschieden werden muss?
- **Betriebliche Mitarbeitervertretung:**
  - Gibt es einen Betriebs- oder Personalrat?
  - Wo, wann und wie ist dieser zu erreichen?

> **Informieren Sie sich frühzeitig über die Strukturen Ihrer Klinik. Es ist immer besser, zuständige Ansprechpartner zu kennen und sich an diese direkt wenden zu können.**

Eine wichtige Anlaufstelle bei Problemen und Schwierigkeiten ist der Personalrat. So sollten Sie sich sachkundig machen, wer der Personalrat ist, wo Sie ihn finden und wann er als Gesprächspartner zur Verfügung steht. Gleiches gilt für die Gleichstellungs-, Schwerbehinderten- und Suchtbeauftragten. Unter Umständen ist es auch möglich, über den Personalrat eine angemessene Bezahlung der PiAs der Klinik zu erreichen.

Manche Bereiche sind besonders für die tägliche Arbeit wichtig. So ist es nicht unwesentlich, einen groben Überblick über den Alltag im Krankenhaus zu gewinnen. Dafür seien hier einige Situationen exemplarisch genannt:

- Wen spreche ich an, wenn es Fragen zur Verpflegung der Patienten, Reinigung und Krankenhaushygiene gibt?
- Welche Regelungen gibt es hinsichtlich Pförtnerdienst, Umgang mit dem „Verschwinden" von Patienten, Todesfällen?

Das uninteressanteste und bestimmt lästigste Thema wird die Auseinandersetzung mit Verwaltungsabläufen sein. Gerade in großen Kliniken kann dies ggf. sehr kompliziert sein.

> **Es ist ratsam, sich einen groben Überblick über die wichtigsten verwaltungsinternen Abläufe zu verschaffen.**

Jeder wird irgendwann mit dem unübersichtlichen Bereich der Personalangelegenheiten in Berührung

kommen: Bei der Einstellung oder den Vertragsverhandlungen, spätestens aber bei Urlaubsanträgen. Die Kenntnis von Strukturen und Abläufen ist dabei natürlich hilfreich.

Oft werden Sie erleben, dass die Praxis jedoch ganz anders aussieht und die Bearbeitung z. B. von Urlaubsanträgen nicht reibungslos klappt. Wenn man von einem perfekten Ablauf ausgeht, läge spätestens nach 3 bis 4 Tagen die Bewilligung der Personalstelle vor. Da aber viele Personen involviert sind, können auch einige Fehler passieren. Im Folgenden stellen wir mögliche Probleme und ihre Lösungen dar:

- Sie wissen nicht, welcher Ihrer Kollegen Sie vertreten muss. Sie wissen nicht, welcher Ihrer Vorgesetzten den Urlaubsantrag gegenzeichnen muss. → Erkundigen Sie sich im Vorfeld!
- Sie wissen nicht, auf welchem Wege Urlaubsanträge gestellt werden und wer zuständig ist. → Erkundigen Sie sich frühzeitig über **Abläufe, Zuständigkeiten und Fristen!**
- Ihr Vorgesetzter ist nicht zu erreichen, um Ihren Urlaubsantrag zu unterschreiben. → Erkundigen Sie sich, wer der Vertreter ist.
- Fertigen Sie von allen Anträgen Kopien an.
- Sie haben nach einer langen Wartezeit noch keine offizielle Bestätigung Ihres Urlaubsantrages erhalten. → Gehen Sie auf die zuständigen Mitarbeiter zu und erfragen Sie den Stand, protokollieren Sie die Gespräche.
- Ihr Urlaubsantrag ist verlorengegangen. → Stellen Sie einen zweiten Antrag, weisen Sie auf den ersten Antrag hin, legen Sie eine Kopie des ersten Antrages bei und stellen Sie eine Frist, bis zu welcher Sie die Entscheidung erwarten. Lassen Sie sich dabei von Ihrem Vorgesetzten unterstützen.
- Wenn es immer noch Probleme gibt. → Schalten Sie den Personalrat oder Betriebsrat ein. Dieser hat nicht nur in Urlaubsfragen Mitbestimmungsrecht, er kann bei sämtlichen Streitigkeiten im Personalbereich schlichtend eingreifen. Wenn Sie den Personalrat einschalten, dem Sie Ihre Unterlagen (Kopien, Protokoll) wiederum in Kopie zur Verfügung stellen, dürfte es keine Schwierigkeiten mehr geben.
- Bei weiteren Schwierigkeiten. → Wenden Sie sich an das zuständige **Arbeitsgericht**. Per

einstweiliger Verfügung oder im Eilverfahren wird dann im Gerichtsbeschluss entschieden. Sie können in derartigen Fällen davon ausgehen, dass das Gericht innerhalb von 1 bis 2 Wochen eine Entscheidung treffen wird.

7.1.2 Stationsaufbau und seine Konsequenzen

Neben dem Überblick über die Strukturen der gesamten Klinik ist es auch wichtig, die jeweiligen Funktionen und Aufgaben sowie die Verantwortungsbereiche der einzelnen Mitarbeiter der Station oder des Bereiches zu kennen, in dem der PiA eingesetzt ist. In den meisten Fällen arbeiten die Stationen relativ autonom nebeneinander her. Bezogen auf die Zusammenarbeit innerhalb einer Station, gibt es im günstigsten Falle ein kooperatives Miteinander aller Berufsgruppen im Dienste der Patienten (▶ Abschn. 7.3). Doch unabhängig davon, wie gut oder schlecht eine Zusammenarbeit klappt, spätestens in einer brenzligen Situation sollte man sowohl Verantwortungsbereiche und Zuständigkeiten als auch die Arbeitsabläufe genauestens kennen.

In vielen Psychiatrien tragen die jeweiligen Stationsärzte die Verantwortung für die Patienten. Dies bedeutet, dass ein Stationsarzt über alles, was seine Patienten angeht, informiert werden muss. Wird mir beispielsweise in meiner Funktion als Stationspsychologe die Suizidalität eines Patienten bekannt, habe ich den Stationsarzt über diesen Umstand zu informieren. **Im strukturellen Sinne** liegen nun alle weiteren Maßnahmen alleine in der Verantwortung des Stationsarztes. **Im ethischen Sinne** bin ich natürlich ebenfalls dafür verantwortlich, dass für das Wohl des Patienten die notwendigen Schritte unternommen werden. Es gibt allerdings auch Psychiatrien, in denen Patienten bestimmten Ärzten und Psychologen zugeordnet werden. Sie übernehmen dann im gewissen Sinne die Rolle eines **Stammtherapeuten**. In diesem Falle trage ich als Psychologe sowohl strukturell als auch ethisch die Verantwortung dafür, dass alle Maßnahmen ergriffen werden, die notwendig sind, um den Patienten zu stabilisieren.

Auf einer psychiatrischen Station selbst arbeiten meist nur Ärzte, Psychologen und der Pflegedienst. Mitarbeiter anderer Berufsgruppen (z. B.

Physiotherapeuten, Ergotherapeuten, Sozialarbeiter etc.) werden oft im Sinne eines Konsiliarmodells dazugeholt oder mit der Übernahme bestimmter Aufgaben betraut. Je nach Struktur der Klinik sind die Stationsmitarbeiter verschiedenen Leitungsmitgliedern gegenüber rechenschaftspflichtig. Die Leitungsmitglieder (z. B. Oberarzt, Chefarzt, Leitender Psychologe) arbeiten meistens stationsübergreifend und informieren sich in regelmäßigen Visiten oder Teambesprechungen über den Behandlungsstand und sollten bei schwierigen Situationen ansprechbar sein. Häufig gibt es keine Leitenden Psychologen, sodass die Verantwortung für die Psychologen oder Psychotherapeuten beim Oberarzt oder Chefarzt liegen kann. Um bei Konflikten sicher mit den verschiedenen Hierarchien umgehen zu können, ist es wichtig die Situation für den jeweiligen Arbeitsplatz zu klären.

7.1.3 Verortung von Psychologen, PiA oder Psychologischen Psychotherapeuten in der Klinikstruktur

Für Außenstehende wird der Unterschied zwischen diesen Berufsgruppen kaum deutlich werden, es gibt jedoch einige wichtige Unterschiede bezüglich Stellung und Verantwortungsbereich. Vielleicht ist die wichtigste, dass Psychologen und PiAs nicht selbstständig heilkundlich oder therapeutisch tätig sein dürfen. Sie arbeiten im heilkundlichen Kontext immer **unter der Leitung** von approbierten Ärzten oder Psychotherapeuten. Psychologische Psychotherapeuten haben mit ihrer Ausbildung auch die Approbation erworben, sodass sie dann selbstständig heilkundlich tätig werden können und nicht mehr der Aufsicht durch einen approbierten Arzt bedürfen.

Auch wenn Psychologen in der Praxis sehr selbstständig arbeiten und eine große Berufserfahrung haben, sind sie nicht-heilkundlich tätig. PiAs sind Psychologen gleichgestellt, Eingangsvoraussetzung für die Ausbildung ist schließlich der Master Psychologie mit Prüfungsfach Psychologie, sie haben aber noch nicht die Berechtigung, Heilkunde selbstständig auszuüben, da sie noch keine Approbation haben.

❯❯ Der Verantwortungsbereich von Psychologen und PiAs ist auf nicht-heilkundliche Tätigkeiten beschränkt. Wenn sie heilkundlich tätig sind, also psychotherapeutische Aufgaben übernehmen, geschieht dies immer „unter Aufsicht".

Paradox ist die gesetzlich unklare Position und Stellung der PiAs. Während die Aufgaben von Psychologen im Klinikbetrieb aus der Psychiatrie-Personalverordnung, PsychPV hervorgehen, werden Psychologische Psychotherapeuten und PiAs dort nicht erwähnt. Dieser Umstand lässt sich darauf zurückzuführen, dass die PsychPV am 18.12.1990 in Kraft trat, als es das PsychThG noch nicht gab, und seitdem unverändert Gültigkeit besitzt. Durch die Regelung, dass Aufgabenbereiche und Tätigkeiten einer Berufsgruppe unter gewissen Umständen von einer anderen Berufsgruppe übernommen werden können, haben Psychologische Psychotherapeuten aber auch ohne eine Veränderung der PsychPV eine Berechtigung. Die Stellung der PiAs ist jedoch sehr stark abhängig von der Auffassung der Klinik, die PiAs entweder als Psychologen oder als Praktikanten betrachtet. Auch das PsychThG nebst PsychTh-AprV trägt nicht zur Klärung bei. Dort wird der Ausbildungsauftrag für die Praktische Tätigkeit so formuliert, dass das Kennenlernen von Patienten mit psychiatrischen Störungen und die Beteiligung an deren Behandlung den Inhalt ausmache. Natürlich kann man diesem Ausbildungsziel als Praktikant mit rein beobachtenden Aufgaben nachkommen, genauso aber auch als Psychologe, der vor dem Hintergrund seines Aufgabenspektrums, wie in der PsychPV dargelegt, eingestellt wird.

❯❯ PiAs werden in der Praktischen Tätigkeit vielfältig eingesetzt und oft mit Aufgaben angestellter Psychologen betraut. Ihre Stellung ist jedoch weder in der PsychPV noch im PsychThG geregelt.

7.1.4 Spezifische Stationen und Patientengruppen

Psychologen und damit auch PiAs können auf unterschiedlichen Stationen eingesetzt werden. Je nach Patientengruppe kommen dabei spezifische

Schwierigkeiten und Anforderungen auf sie zu. So erhalten viele PiAs eine Art Praxisschock, wenn sie gleich zu Beginn ihrer Praktischen Tätigkeit in der Akutpsychiatrie eingesetzt werden. Hier lernen sie akute Patienten kennen und sehen ein breites Spektrum an schweren psychiatrischen Störungen, der Behandlungsschwerpunkt liegt jedoch eher auf der medikamentösen Behandlung. Dennoch kann es sinnvoll sein, einen Teil der Praktischen Tätigkeit auf der Akutstation zu verbringen, um die Anzeichen für Krisen kennenzulernen und sicherer zu entscheiden, wann eine akutpsychiatrische Behandlung notwendig ist.

Erst mit der Stabilisierung werden Patienten auf die offenen, psychotherapeutischen und psychosomatischen Stationen überwiesen. Hier liegen die **Anforderungsprofile und Lernmöglichkeiten für die PiAs** je nach Diagnosestellung und Zustand des Patienten oft überwiegend in der Durchführung von Diagnostik, psychotherapeutischen Interventionen und dokumentarischen Aufgaben. Üblich ist die Zusammenfassung von Patienten mit ähnlichen Störungsbildern auf einer Station. Daher ist es sinnvoll, während der Praktischen Tätigkeit verschiedene Stationen mit unterschiedlichen Patientengruppen kennenzulernen.

❯❯ Nutzen Sie die Möglichkeit, während der Praktischen Tätigkeit viele verschiedene Stationen mit unterschiedlichen Patientengruppen kennenzulernen.

▪ ▪ Chronifizierte vs. akute Patienten

Auf der Akutstation trifft man neben Patienten mit akuten Störungen auch Patienten mit chronischen Störungen, die immer wieder wegen Krisen aufgenommen werden müssen. Dazu gehören psychotische Störungen, schwere affektive Erkrankungen und bestimmte Persönlichkeitsstörungen. Diese Patienten werden auch „Drehtürpatienten" genannt. Der Behandlungsschwerpunkt liegt auf medikamentöser Behandlung, Psychoedukation und therapeutischen Ansätzen wie Soziotherapie, Ergotherapie und Arbeitstherapie. **Psychoedukation** verbessert das Wissen der Patienten über ihre Störungen und verbessert ihre Bewältigungsmöglichkeiten. Wichtig ist in diesem Bereich auch die **Zusammenarbeit mit den Vor- und Nachbehandlern** oder die

Organisation sinnvoller Betreuungsformen. Durch eine integrierte Versorgung besteht die Chance, die Anzahl der Psychiatrieaufenthalte zu reduzieren. Wenn es Angehörige gibt, sind diese – falls möglich – miteinzubinden.

■ ■ **Abhängigkeitserkrankungen**

Der eine oder andere PiA wird mit Patienten mit Abhängigkeitserkrankungen in Berührung kommen. Die Behandlung dieser Patienten wird oft durch komorbide Störungen erschwert. Nicht nur auf „reinen" Stationen für Abhängigkeitserkrankte, sondern auch auf anderen Stationen treten Abhängigkeitserkrankungen als komorbide Diagnose auf. Eine wesentliche Rolle für die Behandlungsprognose von Suchtpatienten spielt, inwieweit der Alkohol- oder Drogenkonsum bereits zu Folgeschäden geführt hat (z. B. Korsakow-Syndrom), da sie einen maßgeblichen Einfluss auf die Interventionsmöglichkeiten und Therapiestrategien haben.

Meist wird bei der Behandlung von Abhängigkeitserkrankungen ein mehrstufiges Programm durchlaufen. Der erste Schritt ist hier, die **Motivation** des Patienten zu überprüfen, um eine Therapieempfehlung auszusprechen, der nächste Schritt ist die **Entgiftung.** Erst danach beginnt die psychotherapeutische **Behandlung,** entweder auf mehr oder weniger spezifischen Stationen in Psychiatrien oder in spezialisierten Kliniken. Die psychotherapeutische Behandlung geht oft über in sog. **Adaptationsmaßnahmen,** d. h. Maßnahmen zur Förderung der sozialen und beruflichen Integration.

■ ■ **Persönlichkeitsstörungen**

Im Allgemeinen wird der Umgang mit Patienten mit Persönlichkeitsstörungen als „schwierig" empfunden, manchmal bringen aber auch Patienten mit traumatischen Erfahrungen Psychologen und Psychotherapeuten an ihre Grenzen. Generell gilt jedoch, dass jeder Psychologe oder Psychotherapeut andere Patienten als „anstrengend" erlebt. Wichtig ist, sich entsprechender Empfindungen bewusst zu sein und diese zu reflektieren, denn nur eine gute Kenntnis der eigenen Persönlichkeit, der eigenen Reaktionen auf bestimmte Patienten und der **eigenen Grenzen** ermöglicht eine fundierte Entscheidung über die Hilfe, die man anbieten kann.

■ ■ **Neurologische Patienten und Rehabilitation**

Die meisten Psychologen, die in diesem Bereich arbeiten, werden wahrscheinlich irgendwann Weiterbildungen oder Ausbildungen im Bereich Neuropsychologie besuchen. Die erforderlichen Kenntnisse sind eher speziell und werden nur an wenigen Universitäten gelehrt. Sie umfassen neuropsychologische Störungen (Hirnschädigungen, Aufmerksamkeits- und Gedächtnisstörungen) und deren Auswirkungen, Interventionen sowohl bei kognitiven und motorischen Einschränkungen als auch bei Verhaltensänderungen sowie Rehabilitationsmöglichkeiten und therapeutische Möglichkeiten bei neurologischen Störungen. In der Behandlung von neurologischen Störungen werden **komplexe** meist auf lerntheoretischen Prinzipien aufbauende **Behandlungsprogramme** angewendet. Die Arbeit mit Patienten mit neurologischen Störungen mag für manche Therapeuten sehr anstrengend sein, da die kommunikativen Fähigkeiten der Patienten meist eingeschränkt sind.

■ ■ **Physische Erkrankungen**

Auch in die Behandlung verschiedener physischer Erkrankungen werden Psychologen eingebunden. Zum einen können psychische Faktoren oder Störungen die physischen Erkrankungen oder deren Bewältigung beeinflussen, zum anderen kann eine psychische Störung die Folge einer physischen Erkrankung sein. Eine gute psychische Krankheitsverarbeitung kann den Verlauf der Erkrankung positiv beeinflussen. Außerdem werden Patienten dabei begleitet und beraten, wie sie mit möglichen Einschränkungen umgehen. Als Beispiel seien hier onkologische Erkrankungen genannt, die oft mit erheblichen Schmerzen und anstrengenden Behandlungen einhergehen. Je nach vorliegender psychischer Faktoren und Störungsausbildungen sind die therapeutischen Ansätze sehr unterschiedlich. Sie reichen von der **Beratung, Psychoedukation** (z. B. zur Schmerzbewältigung) über **Entspannungsverfahren, Biofeedback** und **stützende Begleitung** bis hin zur **Psychotherapie,** die insgesamt erheblich zur Linderung der Erkrankungen oder der Krankheitsfolgen beitragen können. Eine besondere Anforderung für Psychologen stellt die Erfordernis dar, in diesem Bereich über gute Kenntnisse der physischen Erkrankungen zu verfügen

Dazu gehört Wissen über Symptome, Verläufe und Folgen.

■ ■ **Kinder und Jugendliche**
Während die zukünftigen KJP überwiegend mit dieser Klientel arbeiten werden, kommen manche zukünftige PP in einem Teil ihrer Praktischen Tätigkeit mit dieser Altersgruppe in Berührung. Es ist wichtig zu wissen, dass sich die Störungsbilder bei Kindern und Jugendlichen manchmal anders als bei Erwachsenen (z. B. Depressionen) äußern. Außerdem sind typische Störungen des Kindes- und Jugendalters überwiegend nur dort anzutreffen (z. B. Entwicklungsstörungen). Der Umgang mit Kindern und Jugendlichen erfordert daher spezifische entwicklungspsychologische Kenntnisse, das Wissen um mögliche Interventionsformen und die Fähigkeit, sie einzusetzen. Es sind in besonderer Form die kognitive und moralische Entwicklung der Kinder und Jugendlichen zu beachten und ihre Fähigkeiten und Fertigkeiten einzubeziehen. Viele Interventionen nutzen das **Spiel als möglichen Ansatz**, um einen Zugang zum Erleben der Kinder zu bekommen. Mit zunehmendem Alter wird das Spiel durch das Gespräch ersetzt.

Wichtig in diesem Bereich ist, dass die Kinder und Jugendlichen in geringerem Maße als Erwachsene die **Auftraggeber der Behandlung** sind. Oft ist es die Umgebung, z. B. Eltern, Lehrer, Mitschüler, die eine Verhaltensänderung wünscht. Die Kinder und Jugendlichen selbst sind dazu oft nicht motiviert. Aus diesem Grunde wird zu Beginn der Tätigkeit häufig Motivationsarbeit im Mittelpunkt stehen. Im weiteren Ausmaße als bei Erwachsenen ist hier **das persönliche Umfeld**, meistens die Familie, einzubeziehen. Nicht nur die Eltern, auch Geschwister haben einen erheblichen Einfluss auf die Entwicklung und Behandlung psychischer Störungen. Die Einbindung reicht von Erziehungsberatung über Familientherapie bis hin zur Nutzung der Eltern als Co-Therapeuten in der Behandlung ihrer Kinder.

■ ■ **Ältere Patienten**
Eine weitere Altersgruppe mit besonderen Anforderungen an Psychologen, PiAs oder Psychotherapeuten sind ältere Menschen, die häufig komorbide physische Erkrankungen präsentieren. Dabei können diese physischen Erkrankungen der Grund der psychischen Problematik, ein Teil der Problematik oder ein zusätzlicher komplizierender Faktor sein. Die behandlungsbedürftigen Störungen im Alter reichen von **Somatisierungsstörungen** über **somatopsychische Störungen** (d. h. reaktive psychische Störungen bei körperlichen Veränderungen) bis hin zu **hirnorganischen Störungen** (z. B. Demenz).

Besondere Themen bei der therapeutischen Behandlung älterer Menschen sind **Tod, Alter**, Auseinandersetzung mit der persönlichen Einstellung zum Thema Alter und **Anpassung an Alterungsprozesse**. Es werden unterschiedliche Konzepte genutzt, um ältere Menschen zu therapieren. Überwiegend werden **stützende Maßnahmen** eingesetzt. Für verschiedene Störungen stehen auch **Trainingsformen** zur Verfügung. Es ist manchmal schwierig für ältere Patienten, junge Therapeuten zu akzeptieren. Ein kompetenter und professioneller Umgang mit diesen Patienten sowie das Verständnis für deren aktuelle Probleme überwinden diese Hürde jedoch meist sehr schnell.

7.2 Aufgaben von PiAs in Kliniken

Psychologen können in unterschiedlicher Funktion auf Stationen oder in Kliniken eingesetzt werden. Schon an diesen verschiedenen Funktionen lässt sich ablesen, dass die Aufgaben der Psychologen sehr vielfältig sein können. Nachdem wir die Funktionen erläutert haben, werden wir anhand des Prozesses, den Patienten in Kliniken durchlaufen, die Aufgaben genauer beschreiben.

Oft werden Psychologen als sog. Stamm- oder Bezugstherapeuten tätig. Dies bedeutet, dass sie die Verantwortung für alle therapeutischen Belange für die Patienten haben. In manchen Kliniken haben sie durch diese Funktion auch die Verantwortung für weitere Bereiche und sind den Ärzten, die dann eher die medizinischen Aufgaben übernehmen oder für einen anderen Teil der Patienten als Stammtherapeuten zuständig sind, gleichgestellt.

Darüber hinaus können Psychologen zusätzlich oder ausschließlich stationsübergreifende Aufgaben übernehmen. Wenn PiAs nicht als Stationspsychologen eingestellt werden oder unbezahlt deren Aufgaben übernehmen, ist der Einsatz als zusätzliche Kraft mit stationsübergreifenden Aufgaben wahrscheinlich. Das kann beispielsweise in folgenden Bereichen geschehen:

- Leitung und Durchführung von Entspannungsgruppen
- Durchführung von Gruppen zur Stress- oder Schmerzbewältigung
- Durchführung eines sozialen Kompetenztrainings
- Anbieten psychoedukativer Gruppen

Möglich ist aber auch die Ausübung einer sog. Liaisontätigkeit. Das bedeutet, dass die Psychologen oder PiAs regelmäßig an Teambesprechungen einer Station teilnehmen und im Sinne von Beratung psychologisches Handeln anregen.

Zuletzt noch einige Worte zur sog. Konsiliartätigkeit. Psychologen oder Psychotherapeuten werden durch das jeweilige Stationspersonal bei Bedarf hinzugeholt. Derartige Aufgabenfelder finden sich eher in Allgemeinkrankenhäusern, die im Bedarfsfall einen Krankenhauspsychologen oder den psychologischen Dienst hinzuziehen. Allerdings ist diese Form der Tätigkeit auch in der Psychiatrie möglich, wenn z. B. auf der Akutstation keine Psychologen fest angestellt sind. Derartige Fälle können eintreten bei:

- **diagnostischen Konsilien** zu Fragen der Diagnoseabsicherung, Überprüfung der kognitiven Fähigkeiten, der neuropsychologischen Funktionen etc.
- **Gutachten** zu verschiedenen Fragen

7.2.1 Aufnahme von Patienten

Auf den **Akutstationen** werden die Patienten im Regelfall von den **diensthabenden Ärzten** aufgenommen. **Psychologen** werden oft erst im Fall der psychotherapeutischen **Behandlungsplanung** oder nach Verbesserung des Zustandes durch medikamentöse Therapie hinzugezogen. Auf den anderen Stationen ist die Wahrscheinlichkeit größer, als Psychologe an der Aufnahme von Patienten, die häufig geplant geschieht, beteiligt zu werden. Die Tätigkeiten können von der Beteiligung bei der psychologischen **Diagnostik und Therapieplanung** bis hin zur vollständigen Verantwortung für die **Aufnahme** reichen. Zu den Aufgaben gehören:

- Erhebung von demografischen Basisdaten
- Erheben der Anamnese: Krankheitsanamnese, Vorbehandlungen, biografische Anamnese
- Erheben des psychischen Befundes inklusive Bewertung der Suizidalität
- Durchführung und Auswertung der psychologischen Diagnostik
- Ggf. Durchführung und Auswertung der neuropsychologischen Diagnostik
- Aufstellung von Hypothesen zur Psychodynamik oder zur Verhaltensanalyse
- Diagnosestellung nach ICD-10
- Herausarbeitung der Therapieziele
- Therapieplanung inkl. der Begleittherapien

Meist gibt es in den Kliniken klare Vorgaben zu diesen Aufgaben, z. B. sind manche Schritte mithilfe von Formblättern zu erstellen. Daher ist es auch hier wichtig, die Prozesse der jeweiligen Klinik im Rahmen einer Einarbeitung kennenzulernen. Nach einer gewissen Einarbeitungszeit entwickelt sich bald Routine. Des Weiteren gibt es eine Reihe von **spezifischen Situationen**, welche bei der Aufnahme von Patienten auftreten können, auf die Psychologen vorbereitet sein sollten. Sich daraus ergebende Aufgaben umfassen:

- Initiierung eines Krisenmanagements
- Initiierung von Maßnahmen bei Suizidalität
- Überweisung an andere Stationen bei nicht vorhandener Passung
- Hinzuziehen von Kollegen, Chefs etc. bei Problemen
- Umgang mit kritischen Situationen bei z. B. aggressiven Patienten
- Begutachtungsaufgaben

Neben den bereits benannten Aufgaben kommen auf Psychologen eine Reihe von Dokumentationsaufgaben zu (Rief 2004). Sie stellen besonders am Anfang der Tätigkeit eine erhebliche Herausforderung dar. Zur Aufnahme eines Patienten sind folgende Aufgaben sehr wahrscheinlich, von denen evtl. einige auch von den Verwaltungsmitarbeitern der Klinik oder dem Pflegedienst übernommen werden:

- Prüfung der Kostensicherung
- Akte oder „Kurve" anlegen
- Aufnahmediagnostik protokollieren
- Klassifikation aller Krankheiten
- Aufnahmebefund dokumentieren

- Aufnahmemitteilung an Kostenträger
- ggf. Mitteilung an die Arbeitgeber des Patienten erstellen

7.2.2 Während des Krankenhausaufenthaltes von Patienten

Wenn die Patienten auf Station aufgenommen und dem Psychologen als Bezugs- bzw. Stammpatienten zugeordnet sind, fallen folgende Aufgaben in den Tätigkeitsbereich des Psychologen:
- Therapieplan umsetzen
- Einzel- und Gruppentherapie durchführen
- Indikationen für andere therapeutische Angebote erstellen
- Durchführung von verschiedenen, zumeist offenen Gruppenangeboten (z. B. Entspannung, soziales Kompetenztraining etc.)
- ständige Überprüfung der Zweckhaftigkeit und Effektivität des Behandlungsplans durch therapiebegleitende Diagnostik und die Evaluation des Behandlungsfortschrittes
- Kommunikation mit den Begleittherapeuten
- ggf. Modifikation der therapeutischen Angebote
- ggf. weiterführende Diagnostik zur Absicherung der Diagnose

Die im Folgenden aufgelisteten Aufgaben fallen nicht bei jedem Patienten an, sondern nur im Bedarfsfall:
- Krisengespräche führen
- Überweisung an andere Stationen, z. B. Akutstationen oder Stationen mit anderem Behandlungsschwerpunkt
- Ermittlung von weiterem Behandlungs- oder Betreuungsbedarf – Kontaktaufnahme zum Sozialarbeiter der Klinik, Kontaktaufnahme zu weiteren Behandlern:
  - ambulante Psychotherapie
  - Selbsthilfegruppen
  - ambulante Beratungsangebote, z. B. Suchtberatung
  - stationäre Psychotherapie
  - stationäre oder berufliche Rehabilitation
  - Betreutes Wohnen

- finanzielle oder behördliche Hilfen
- Amtsbetreuung
- Gespräche mit Angehörigen führen

Auch im Verlauf des Aufenthaltes der Patienten sind wieder einige Dokumentationsaufgaben zu bewältigen:
- ggf. Verlängerungsanträge an die Kostenträger stellen
- Verlaufsdokumentation
- Kommunikation mit beteiligten Therapeuten dokumentieren

Da oft wenig Zeit für die Dokumentation zur Verfügung steht, ist es sinnvoll, sich zu überlegen, was notwendigerweise dokumentiert werden muss. Sinnvoll sind folgende Stichpunkte in der fortlaufenden Behandlungsdokumentation:
- Angaben zu durchgeführten Interventionen
- wesentliche inhaltliche Aspekte der therapeutischen Begegnungen
- Ergebnisse der Interventionen
- Verhaltensbeobachtungen zu Veränderungen der Symptomatik
- Dokumentation von Krisen und Problemen
- ggf. Dokumentation von weitergeleiteten Informationen an das Pflegepersonal oder andere Kollegen

Die Dokumentation dient der eigenen **Gedächtnisstütze**, aber auch zur Information an beteiligte Behandler. Die Notizen dienen außerdem als Grundlage für die am Ende zu erstellenden Arztbriefe oder Epikrisen.

Wenn Sie in einer Klinik arbeiten, werden Sie sich wahrscheinlich an die dortige Form der Aktenführung **anpassen**, die entweder als vorgegebene Aktensysteme oder als computerunterstützte Akte, manchmal auch „Kurven" genannt, existiert. Alle Mitarbeiter innerhalb des Teams haben unterschiedliche Aufgaben bei der Aktenführung: So ist der Pflegedienst zuständig für die Dokumentation der pflegerischen Tätigkeiten, der Medikamentengabe und der Verhaltensbeobachtungen. Die Ärzte sind dafür zuständig, ihre medizinischen Anweisungen zu dokumentieren, z. B. Veränderungen der Medikation. Psychologen dokumentieren diagnostische Informationen und psychotherapeutische Maßnahmen.

Tipp

Sehen Sie sich exemplarisch Akten an, um sich einen Eindruck zu verschaffen, wie in der Klinik üblicherweise Dokumentationen, Formblätter, Verlängerungsanträge, Arztbriefe, Stellungnahmen oder Epikrisen erstellt werden. Aus den Akten können Sie unter Umständen Formulierungen sowie Textbausteine nutzen.

Die Akten enthalten meistens sog. Systeme zur Basisdokumentation, d. h. allgemeine Daten über die Patienten, deren Krankheitsverläufe, weitere Erkrankungen, frühere Krankenhausaufenthalte und therapeutische Vorerfahrungen. Diese Basisdokumentationen sind meist computergestützt und dienen bei Wiederaufnahmen dazu, vorhandene Akten und Informationen schnell wiederzufinden. Erstellung, Ergänzung und ggf. Korrektur der Basisdokumentation fallen zumeist in den Kompetenzbereich des Pflegepersonals, manchmal sind auch die jeweils behandelnden Therapeuten zuständig.

In regelmäßigen Abständen müssen Verlängerungsanträge geschrieben werden, in denen die Gründe für eine weitere Behandlung der Patienten dem Kostenträger dargelegt werden. Üblich ist die Beantragung einer weiteren zweiwöchigen Behandlung, es kann aber auch bei ausreichender Begründung mehr beantragt werden. Zur Erleichterung dieses Vorganges haben die meisten Kliniken **Vordrucke** erstellt oder von den Kostenträgern vorgegeben bekommen, in denen die notwendigen Informationen eingetragen werden. Erfahrungen zeigen, dass die Verlängerungsanträge oft deutlich kürzer ausfallen können, als man denkt. Schwierig ist es manchmal, den richtigen Zeitpunkt für den Verlängerungsantrag zu finden – er darf nicht zu spät gestellt werden, sodass ausreichend Zeit für die Bewilligung bleibt. Er kann aber auch nicht zu früh gestellt werden, da unter Umständen noch nicht genügend Informationen über die Patienten gesammelt sind. Übliche **Inhalte** sind:

- bisherige und geplante Aufenthaltsdauer
- Aufnahmegrund
- ggf. kurze Beschreibung der derzeitigen Symptome

- Diagnose
- ggf. kurzer bisheriger Behandlungsverlauf
- Begründung für die Verlängerung der Aufenthaltsdauer (z. B. fehlende Stabilisierung; erfolgreiche Motivationsarbeit, die jetzt in die therapeutische Arbeit mündet; Fortsetzung der Arbeit an den Therapiezielen; Vorbereitung auf die Entlassung und Organisation der Nachbehandlung; Einstellung auf eine neue Medikation)
- Prognose über den erwarteten Behandlungsverlauf

7.2.3 Zum Therapieende

Gegen Ende der Behandlung ist der Psychologe of zuständig dafür, Informationen aus den verschiedenen involvierten Bereichen zu sammeln, abschließend zu dokumentieren und an weitere Behandler zu übergeben. Zu den Aufgaben bei wahrscheinlich jedem Patienten gehören:

- Durchführung der Abschlussdiagnostik
- Überprüfung der Diagnosen
- Zusammenfassung und Evaluation der Behandlungsergebnisse aus allen therapeutischen Bereichen
- Notfallkoffer (Strategien für Krisen) bzw. Rückfallprophylaxe mit den Patienten erarbeiten
- Abschlussgespräch führen
- evtl. Nachsorge, Anschlussbehandlungen in die Wege leiten

Dokumentarische Aufgaben bei und nach Entlassung sind:

- Abschlussdiagnostik und -evaluation in den Akten dokumentieren
- Entlassungsmitteilung an interne Abrechnungsstelle und Kostenträger verfassen
- Verlaufsbericht verfassen
- Psychologische Stellungnahme oder Arztbrief verfassen
- Basisdokumentation ergänzen
- Entlassungsbericht oder Epikrise verfassen
- ggf. Anfragen von Nachbehandlern beantworten

Mit Entlassung und nach Entlassung des Patienten stehen eine Reihe von schriftlichen Aufgaben an

Wir wollen hier kurz auf den Arztbrief und die Epikrise eingehen. Mit der Entlassung wird der Arztbrief fällig. Er wird den Patienten häufig nach deren Erteilung der Schweigepflichtentbindung für den behandelnden Arzt mitgegeben. Wenn Psychologen ihn verfassen, wird auch von **psychologischer Stellungnahme** gesprochen. Insgesamt gilt, dass der Arztbrief kurz und knapp sein sollte. Nach Broda u. Senf (2004) sollten Arztbriefe folgende Punkte enthalten:

- Beschreibung der krankheitswertigen und behandlungsbedürftigen Symptome
- diagnostische Zuordnung nach ICD-10
- evtl. einen kurzen Abschnitt zum Behandlungsverlauf und zu den Behandlungsergebnissen
- eine Behandlungsempfehlung bzw. Empfehlung zum weiteren Vorgehen (z. B. medikamentöse Strategien oder weitere notwendige Maßnahmen zur Verbesserung oder Stabilisierung des Gesundheitszustandes)
- Telefonnummer für evtl. Nachfragen

Zum Ende der Behandlung oder nach Entlassung werden sog. Epikrisen erstellt. Sie enthalten einen **ausführlichen Bericht** über den Behandlungsverlauf und die Ergebnisse der Behandlung. Adressaten sind die weiteren Behandler und die Hausärzte, die über die Epikrisen einen Einblick in den Behandlungsverlauf erhalten. Manchmal gehen Epikrisen auch an die Krankenkasse, weitere behandelnde Einrichtungen etc. Die Patienten müssen über die Adressaten informiert werden und die Kliniken jeweils von der Schweigepflicht entbinden. Der Aufbau der Epikrisen ist oft sehr stark den Behandlern überlassen, meist findet man jedoch einen sehr ähnlichen Aufbau. Auch hier gilt, dass die Epikrisen nicht zu detailliert werden müssen, bei konkreten Nachfragen zum Behandlungsverlauf können die Nachbehandler persönlich Kontakt aufnehmen. Epikrisen sind Teil der Akten und werden dort abgelegt. Ein typischer **Aufbau einer Epikrise** ist:

- Aufenthaltsdaten
- Aufnahmegrund mit kurzer Beschreibung der Symptome zur Aufnahme
- relevante biografische Kerndaten
- Untersuchungsbefunde
- Diagnose nach ICD-10
- Behandlungsverlauf

- medikamentös (Medikamentendosierung, Veränderungen der Medikamente, Reaktionen auf Veränderungen)
- psychotherapeutisch (Art der Interventionen, Reaktionen auf die Interventionen, Veränderungen der Symptome)
- Behandlungsergebnisse
- Empfehlungen für weitere Behandlungsmaßnahmen, Entlassungsmedikation etc.

Zusammenfassend eine Abbildung zu den anfallenden, typischen Aufgaben der PiAs (◼ Abb. 7.1).

7.2.4 Weitere Aufgaben von Psychologen

Unabhängig von den geschilderten Aufgaben des PiA am Patienten auf der Station fallen auch darüber hinausgehende Aufgaben an, wie z. B. die Sicherstellung der Kommunikation zwischen den behandelnden Kollegen. Zu diesen Aufgaben gehören:

- Kommunikation mit Kollegen
  - Teilnahme an Visiten
  - Teilnahme an Besprechungen
- Supervision von Begleittherapeuten, Praktikanten etc.
- Angehörigenarbeit
- Teilnahme an Intervision etc.
- Teilnahme, Vorbereitung oder Organisation von Kongressen, Schulungen etc.
- Teilnahme, Durchführung und Begleitung von Forschungsprojekten
- ggf. Übernahme von Lehr- und Trainingsaufgaben für Mitarbeiter
- ggf. Bearbeitung und Veränderung von therapeutischen Stationskonzepten
- Aufbau oder Erhalten von Kontakten zu örtlichen Behandlern
- ggf. Mitarbeit in der Klinikambulanz etc.

7.3 Zusammenarbeit mit verschiedenen Professionen

Eine der anstrengendsten, aber auch spannendsten Aspekte des Klinikalltags ist die Zusammenarbeit mit den unterschiedlichen Professionen. Exemplarisch

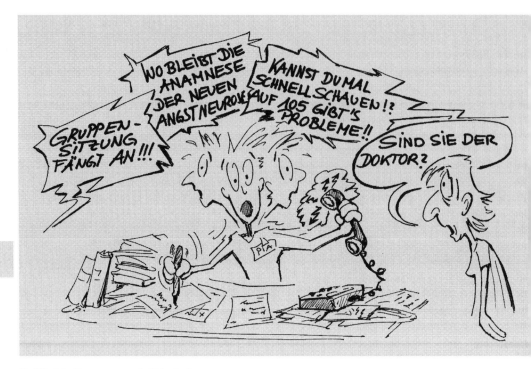

☑ **Abb. 7.1**   Der ganz normale Wahnsinn?

werden hier einige Professionen vorgestellt, mit denen PiAs sehr wahrscheinlich in Kontakt treten werden. Dabei werden mögliche Schwierigkeiten beschrieben und Tipps zum Umgang gegeben. Diese Informationen sollen dazu beitragen, dass die Zusammenarbeit zum Wohle der Patienten verbessert wird.

7.3.1 Zusammenarbeit mit Ärzten auf einer psychiatrischen Station

Je nachdem, in welcher Position sich die Ärzte befinden, wie die Klinik ausgerichtet ist und welche Aufgaben Ärzte haben, unterscheidet sich die Zusammenarbeit sehr. Ärzte können verschiedene Ausbildungen und Weiterbildungen haben und damit auch aus unterschiedlichen Blickwinkeln auf die Patienten schauen. In psychiatrischen Kliniken oder auf psychiatrischen Stationen begegnet man in der Regel zwei verschiedenen Facharztrichtungen:
- **Facharzt für Psychiatrie und Psychotherapie** (mit psychodynamischer oder verhaltenstherapeutischer Ausrichtung)

- **Facharzt für Psychosomatische Medizin,** vormals Psychotherapeutische Medizin (mit psychodynamischer oder verhaltenstherapeutischer Ausrichtung)

Darüber hinaus gibt es weitere Fachärzte, z. B. im Bereich der Inneren Medizin, die eine Weiterbildung zum Psychotherapeuten absolviert und somit den **Zusatztitel „Psychotherapie"** erworben haben. Die Berufsbezeichnung „Psychotherapeut" darf laut Gesetz nur von PP, KJP und Ärzten geführt werden. Verwirrung stiftet oft die Bezeichnung ärztlicher Psychotherapeut, die es offiziell nicht gibt. Sie dient lediglich umgangssprachlich der Abgrenzung zum Begriff des Psychologischen Psychotherapeuten, denn das PsychThG schützt rechtlich betrachtet neben den Begriffen Psychologischer Psychotherapeut und Kinder- und Jugendlichenpsychotherapeut auch die Bezeichnung Psychotherapeut (▶ Abschn. 3.1).
  Ärztlichen Kollegen wird oft nachgesagt, dass sie ein kategorisches und **defizitorientiertes** Krankheitsbild verfolgen, das auch auf psychische Störungen bezogen wird. Diese Betrachtungsweise beruht au

einer klaren Trennung von Gesundheit und Krankheit sowie dem Glauben an eine monokausale Verursachung von Krankheit. Daraus würde folgen, dass das Herausfinden der Ursache der erste Schritt zur Heilung einer Erkrankung darstellt. Die Behebung der Ursache, beispielsweise durch Verabreichung des richtigen Medikaments, würde folgerichtig auch die Erkrankung beheben. Demgegenüber steht die Sicht, dass von einem Kontinuum zwischen Gesundheit und Krankheit auszugehen ist, Erkrankungen **multikausal** verursacht werden und demnach komplexe Behandlungen erforderlich sind. Letzteres Konzept hat im Laufe der Zeit immer mehr Vertreter, besonders für den Bereich der psychischen und psychosomatischen Erkrankungen, gefunden.

Manchmal wird man jedoch noch auf Ärzte stoßen, die sehr am monokausalen Modell orientiert sind und daher eine **medikamentöse Behandlung** bevorzugen oder sehr stark in den Vordergrund stellen. Sicherlich sind bei einigen psychischen Störungen (z. B. Psychosen) medikamentöse Therapien hilfreich und sinnvoll bzw. in vielen Fällen auch unumgänglich. Aber auch psychotherapeutische Maßnahmen sind wichtig, wirksam und effektiv. So ist ein Ziel von Psychoedukation und Psychotherapie die Erhöhung der Medikamentencompliance.

Manche Psychologen berichten, dass durch bestehende klinikinterne Hierarchien eine gleichberechtigte Zusammenarbeit mit Ärzten schwierig sei. Dieses Problem dürfte mit einer klaren Zuordnung von Patienten zu Stamm- oder Bezugstherapeuten weniger gegeben sein, da in diesen Fällen Ärzte und Psychologen eher gleichberechtigt Aufgaben erfüllen.

Psychologen können weiterhin dazu beitragen, die Kommunikation mit Ärzten zu verbessern. Einige Empfehlungen zur Verbesserung der Kommunikation haben wir zusammengetragen:
- Bewusstsein über die hierarchischen Strukturen schaffen
- Überblick über die Ausbildung von Ärzten gewinnen
- Bedeutung medizinischer Fachbegriffe aneignen
- präzise Kommunikation unter Verwendung von medizinischen Fachbegriffen
- Herstellen einer kooperativen Stimmung zum Wohle der Patienten

In spezifischen Kontexten wie der Intensivmedizin oder einer Rehabilitationsklinik mit neurologischem Schwerpunkt sind fundierte medizinische Kenntnisse für einen effektiven Austausch zwischen Psychologen und Ärzten unerlässlich.

7.3.2 Zusammenarbeit mit dem Pflegedienst

Die Mitarbeiter des Pflegedienstes sind diejenigen, die oft im nächsten Kontakt zum Patienten stehen. Ihre Beobachtungen sind daher äußerst wichtig und tragen oft erheblich zum Fallverständnis bei. Besonders bei schwer erkrankten Patienten übernimmt das Pflegepersonal mit z. T. speziell für die Psychiatrie ausgebildeten Schwestern und Pflegern viele Aufgaben, von der Hygiene über sozialtherapeutische bis hin zu co-therapeutischen Aufgaben. Sie sind auch diejenigen, die die Patienten über Nacht begleiten, und wissen oft als Erste von Krisensituationen oder Komplikationen. Auch Besucher melden sich meist beim Pflegepersonal an, bevor sie Patienten besuchen. Dadurch können auch Angehörige und Freunde von Patienten angesprochen werden.

Ein ständiger Austausch mit dem Pflegepersonal ist daher sinnvoll. Verschiedene Möglichkeiten werden dazu in den Kliniken genutzt. Bei Visiten ist das Pflegepersonal oft mit dabei. Während der Schichtübergaben gibt es zahlreiche Möglichkeiten, sich über die Patienten auszutauschen. Auch für die Kommunikation mit dem Pflegepersonal haben wir uns Verhaltenstipps überlegt:
- Anerkennung der Aufgaben und der Tätigkeit
- Erfragen der Beobachtungen und Ideen zu verschiedenen Patienten
- Nach Absprache mit Verantwortlichen für die Konzeption der Station Übertragung von Aufgaben mit sozialtherapeutischem und psychotherapeutischem Anteil

7.3.3 Zusammenarbeit mit dem therapeutischen Personal

Hierzu zählen ganz unterschiedliche Berufsgruppen mit ebenso unterschiedlichen Aufgaben.
- Physiotherapie

- Krankengymnastik
- Massagen
- Bäder
- Bewegungstherapie
- Tanztherapie
- Kunsttherapie
- Musiktherapie
- Ergotherapie
- Soziotherapie
- Arbeitstherapie
- Ernährungsberatung

Für spezifische Patientengruppen sind noch weitere Berufsgruppen denkbar. So werden bei Kindern oft Logopäden, Erzieher, Sonderpädagogen u. a. mit einbezogen. Für ältere Patienten werden oft wegen der neurologischen Probleme Logopäden, Soziotherapeuten u. a. konsultiert. Deren Arbeitsweise und Position im Gefüge des Krankenhauses gilt es zu ergründen, um eine gemeinsame kommunikative Basis zu entwickeln.

7.3.4 Zusammenarbeit mit Sozialarbeitern

Für viele Patienten endet die Behandlung nicht mit dem Krankenhausaufenthalt. Weitere Maßnahmen sind notwendig und wichtig. Dazu werden oft Sozialarbeiter eingebunden, die durch ihre Ausbildung einen guten Überblick über weitere Maßnahmen, **deren** gesetzliche Grundlagen und die Beantragung haben. Dabei werden die Aufgaben meist von den Stammtherapeuten der Patienten formuliert und an die Sozialarbeiter weitergeben. Sinnvoll ist es, dazu einen Überblick über die Möglichkeiten zu gewinnen, um diese Aufgaben präzise zu formulieren. Wir haben einige Beispiele zusammengetragen:

- **ambulante Psychotherapie**: Manche Patienten benötigen Hilfe bei der Suche nach ambulanten Psychotherapeuten. Manchmal gibt es auch die Möglichkeit, für eine bestimmte psychische Störung nach Spezialisten zu suchen.
- **Selbsthilfegruppen**: Sie bieten eine Begleitung über längere Zeit und erleichtern es den Patienten, sich mit ebenfalls betroffenen Menschen auszutauschen und sich ggf. Unterstützung innerhalb dieser Gruppe zu suchen.

Etablierte Konzepte gibt es im Bereich der Suchttherapie (AA-Gruppen). In den letzten Jahren hat aber auch die Anzahl von Selbsthilfegruppen in anderen Bereichen zugenommen.
- **ambulante Beratung**: Je nach Problem ist es sinnvoll, Patienten über ambulante Beratungsangebote zu informieren und ggf. Kontakt herzustellen. Relativ verbreitet sind Suchtberatungsstellen, es gibt aber auch spezielle Angebote für andere Störungen und Probleme z. B. Demenzsprechstunde, Familienberatung
- **stationäre Psychotherapie**: Für manche psychische Störungen sind stationäre Angebote in spezialisierten Kliniken notwendig. Konzepte z. B. zu Essstörungen und Posttraumatischen Störungen haben sich in solchem Rahmen bewährt.
- **medizinische und berufliche Rehabilitation**: Ist die Arbeitsfähigkeit von Patienten bedroht oder akut gefährdet, gibt es die Möglichkeit, eine medizinische und/oder berufliche Rehabilitation zu beantragen, die oft über den Rentenversicherungträger finanziert wird. Ziel ist die Begutachtung, Verbesserung und im besten Fall Wiederherstellung der Arbeitsfähigkeit durch medizinische, psycho- und arbeitstherapeutische Maßnahmen.
- **finanzielle und behördliche Hilfen**: Einige Patienten haben Schwierigkeiten, ihre Rechte wahrzunehmen, Sozialleistungen zu beantragen oder Gänge zu Ämtern zu tätigen. Dies kann im Rahmen der Einzelfallhilfe, des betreuten Wohnens oder auch der Betreuung durch den Sozialpsychiatrischen Dienst abgedeckt werden.
- **Sozialpsychiatrischer Dienst**: Der Sozialpsychiatrische Dienst ist eine Anlaufstelle für alle Patienten, die Unterstützung benötigen. Dort werden die verschiedenen Hilfen koordiniert. Die Mitarbeiter des Sozialpsychiatrischen Dienstes sind in der Lage, ggf. auch Patienten aufzusuchen. Es empfiehlt sich, für Patienten mit chronischen psychischen Erkrankungen diesen Kontakt herzustellen, sodass weitere Hilfen initiiert werden können. Meist ist dies erster Anlaufpunkt, wenn Hilfen wie betreutes Wohnen, Einzelfallhilfe oder Amtsbetreuung sinnvoll und notwendig sind.

- **Betreutes Wohnen**: Manche Patienten sind auch nach der Therapie nicht in der Lage, für sich selbst zu sorgen und benötigen kontinuierliche Hilfe, die durch Betreutes Wohnen gewährleistet werden kann. Es wird dazu festgelegt, in welchem Umfang und in welchem Ausmaß Hilfe benötigt wird.
- **Einzelfallhilfe**: Diese kann verschiedene Aufgaben umfassen, z. B. die Begleitung zu Amtsgängen, die Hilfe bei häuslichen Angelegenheiten und beim Einkauf.
- **Amtsbetreuung**: Bei manchen Patienten bestehen Zweifel an deren Fähigkeit, für sich zu sorgen oder wichtige Entscheidungen zu treffen. Amtlich bestellte Betreuer erfüllen bestimmte Aufgaben, die die Patienten selbst nicht mehr bewältigen können. Zu den Bereichen gehören: Finanzen, Behörden, Gesundheit, gerichtliche Vertretung etc. Im Gerichtsbeschluss über die Betreuung wird festgelegt, welche Bereiche durch den amtlichen Betreuer abgedeckt werden.

Dies ist nur eine kurze Einführung in die möglichen Bereiche und Aufgaben von Sozialarbeitern. Für den Kinder- und Jugendbereich gibt es noch eine Anzahl weiterer Möglichkeiten, die hier aber nicht weiter erläutert werden sollen (z. B. Familienhilfe, Hilfen zur Erziehung). Die Sozialarbeiter werden die Psychologen ggf. um Stellungnahmen oder Gutachten bitten, um die notwendigen Schritte einzuleiten. Diese Stellungnahmen können sehr unterschiedlich aussehen und auch unterschiedlich umfangreich sein. Fragen Sie dazu am besten Kollegen oder die Sozialarbeiter selbst.

7.4 Auftreten von PiAs im „Psychiatriejahr" und Umgang mit problematischen Situationen

Weder im Studium noch in der Ausbildung lernen Psychologen ein professionelles Auftreten. Daher sind im Folgenden ein paar Verhaltenstipps zusammengestellt, wie Sie sich möglichst positiv nach außen präsentieren. Weitere Tipps finden Sie bei Broda u. Senf (2004). Diese Hinweise sind als Vorschläge zu verstehen, jeder möge die Art des Auftretens ausbilden, die zu ihm individuell passt. Neben den Tipps zum professionellen Verhalten werden noch einige Probleme aufgeführt, die eher Anfänger haben.

- **Professionelles Verhalten**
  - Äußerlichkeiten beachten
  - Kleidung an die Rolle anpassen
  - freundlicher Umgangsstil mit Patienten
  - Beziehung zwischen Patient und Therapeut sollte gekennzeichnet sein durch Professionalität.
  - eigene Gefühle in der therapeutischen Beziehung erkennen und ggf. in der Supervision besprechen
  - Berühren von Patienten eher vermeiden
  - Selbstmitteilungen eher einschränken
  - private Einladungen von Patienten ablehnen
  - Intime Kontakte mit Patienten sind schädlich und ethisch nicht vertretbar.
- **Problemsituationen für Anfänger**
  - Ausgrenzung von Themenbereichen respektieren und ggf. ohne Druck ansprechen
  - auf Zeitdruck eher zurückhaltend reagieren und Verantwortung für die Veränderung von Verhalten an den Patienten zurückgeben
  - auf das Gefühl, den Leidensdruck zu übernehmen, mit der Intervention antworten, den Patienten stärker in die Problemlösung mit einzubeziehen
  - Zweifel an der Kompetenz der Therapeuten → eine Balance finden zwischen Rechtfertigungsversuchen, Demonstrationen der Kompetenz und überheblicher Darstellung des Ausbildungsstandes
  - Betonung der Kompetenz der Therapeuten → Analyse der Gründe, warum bisherige Therapien nichts geholfen haben

Besonders wichtig ist es, eine **freundliche und zugleich sachliche Atmosphäre** zu schaffen. Es handelt sich um eine professionelle Beziehung zwischen Patienten und Therapeuten, welche zwar durch Interesse und Empathie gekennzeichnet, jedoch keine Freundschaft ist. Während der Praktischen Tätigkeit sollte es möglich sein, mit dem jeweils zuständigen Anleiter schwierige Situationen und Probleme zu besprechen. Falls dies nicht möglich ist, bieten sich Selbsterfahrung, Supervision und Intervision oder im Extremfall ein Wechsel der Praktischen Tätigkeit an.

Gerade im Psychiatriejahr wird der PiA oft zum ersten Mal mit speziellen problematischen Situationen konfrontiert wie z. B.:

- verbale und körperliche Bedrohungen
- Krisen bei Patienten
- Suizidalität
- Patienten mit vielen traumatischen Erinnerungen
- Zeitdruck auf den Stationen und Arbeiten unter Stress
- verliebte Patienten
- verlieben in Patienten

Bei verbaler und körperlicher Bedrohung ist es wichtig, dass Sie darauf achten, **sich selbst zu schützen**. So versuchen Sie in der Begegnung mit fremdaggressiven Patienten nie allein zu sein und ggf. dafür zu sorgen, dass Sie die Möglichkeit zur Flucht aus einer potenziell gefährlichen Situation haben.

Kriseninterventionen sind bei den unterschiedlichsten Problematiken sinnvoll und notwendig. So werden z. B. Kriseninterventionen bei der Zunahme psychotischer Symptome, bei Trennungen, bei Arbeitsplatzverlust, bei akuter oder reaktivierter Traumatisierung und bei suizidalen Tendenzen notwendig. Vielleicht helfen ein paar **Verhaltensregeln** für den Umgang mit Krisen und krisenhaften Situationen:

- selbst ruhig bleiben
- Hilfe herbeirufen (Pflegepersonal oder Ärzte)
- mögliche medikamentöse Lösungen suchen
- mögliche Verletzungsquellen beseitigen
- bei geringer eigener Gefährdung ggf. Körperkontakt suchen
- Patienten über gelenkte Wahrnehmungsübungen in die Realität zurückholen
- eine eher ruhige Umgebung aufsuchen

Sicher ein großes Thema ist **Suizidalität**, deren Abschätzung und der richtige Umgang damit. Hilfreich ist es, genau über Merkmale suizidalen Verhaltens und Erlebens Bescheid zu wissen. Wichtig ist, das Gespräch mit dem Patienten über Suizidgedanken und -planungen zu suchen und die Absprachefähigkeit des Patienten abzuschätzen. Fehlt diese,

ist es möglicherweise notwendig, medikamentöse Lösungen zu finden. Manchmal werden folgende Symptome als Anzeichen für Suizidalität gewertet: zunehmende Einengung, Aggressionsstau und Todesfantasien (sog. **Präsuizidales Syndrom**). Trotz zahlreicher Vorsichtsmaßnahmen kann es dazu kommen, dass sich Patienten das Leben nehmen. Diese Situationen stellen für alle Beteiligten einen großen Schock dar und gehen mit erheblichem Stress einher. Suchen Sie gemeinsam mit Ihren Anleitern und Kollegen nach Möglichkeiten, solche hoffentlich seltenen Situationen zu bewältigen.

Die Arbeit mit psychisch Kranken und die sicher anstrengende Stationsarbeit kann die PiAs an die **Grenzen ihrer Leistungsfähigkeit** bringen. In solchen Situationen ist es entscheidend, eigene Grenzen zu kennen und sich ggf. durch Supervision Hilfe zu suchen.

Verliebt sich ein Patient in Sie, so können Sie dies thematisieren und therapeutisch nutzen. Verlieben jedoch Sie sich, so gilt die Regel: Geben Sie den Patienten ab! Ansonsten können Sie keine therapeutische Abstinenz wahren und laufen Gefahr, Ihrem Patienten zu schaden.

7.5   Zusammenfassung

In diesem Kapitel sollte deutlich geworden sein, dass auf PiAs im Rahmen der Praktischen Tätigkeit vielfältige Aufgaben zukommen, auch wenn im Gesetzestext nur von einer „Beteiligung" an den Aufgaben die Rede ist.

Wichtiges zur Arbeit in der Psychiatrie
- Klären Sie genau, welche Aufgaben Sie während Ihrer Praktischen Tätigkeit haben und welche Verantwortung Sie in welchem Bereich übertragen bekommen.
- Machen Sie sich genau über die Strukturen, Aufgaben und Zuständigkeiten kundig. Je genauer Sie wissen, wen Sie wegen verschiedener Probleme ansprechen können, umso schneller bekommen Sie auch die gewünschte Auskunft.

- Fragen Sie bei den oft komplizierten und langwierigen Verwaltungsabläufen nach, wenn Sie Schwierigkeiten und Probleme ahnen.
- Mit verschiedenen Patientengruppen gibt es unterschiedliche Schwierigkeiten. Lernen Sie von den Mitarbeitern, die sich schon länger auf Station befinden. Oft hat das Pflegepersonal sinnvolle Tipps im Umgang mit spezifischen Hindernissen und Problemen.
- Unterschätzen Sie die schriftlichen Aufgaben nicht. Sie können sich an den Akten orientieren, welche Form und welchen Inhalt die verschiedenen schriftlichen Aufgaben wie fortlaufende Dokumentationen, Verlängerungsanträge, Arztbriefe, Psychologische Stellungnahmen, Epikrisen oder Abschlussberichte in der Klinik haben.
- Versuchen Sie, mit allen Berufsgruppen gut zum Wohle der Patienten zusammenzuarbeiten. Dabei ist es sinnvoll, über deren Aufgaben und ggf. über deren spezifisches Vokabular und Vorgehen informiert zu sein.
- Der Umgang mit problematischen Situationen in der Praktischen Tätigkeit kann zu erheblichem Stress führen. Suchen Sie den Kontakt zu Kollegen oder thematisieren Sie Ihre Probleme und Schwierigkeiten in der Supervision.

Nützliches und Wichtiges während der Praktischen Tätigkeit und während anderer Ausbildungsteile

© Springer-Verlag Berlin Heidelberg 2016

B. Lindel *Survivalguide PiA*, Psychotherapie: Praxis

DOI 10.1007/978-3-662-49308-3_8

Folgende Informationen werden während der Praktischen Tätigkeit, aber auch während anderer Ausbildungsteile hilfreich sein. Dabei behandelt das Kapitel vor allem Diagnostik und Therapie, die eher in der Praktischen Tätigkeit von Bedeutung sind. Es werden aber auch allgemeine Fragen zu Versicherungen während der Ausbildung und ethische Probleme diskutiert.

8.1 Nützliches und Wichtiges zur Diagnostik

8.1.1 Klassifikationssysteme

Für die Praktische Tätigkeit ist die Kenntnis der ICD-10 unbedingt notwendig. Fast alle Kliniken nutzen dieses Klassifikationssystem zur Diagnose. Nur gelegentlich, z. T. als Ergänzung, werden die Kriterien des amerikanischen Klassifikationssystems DSM-IV genutzt. Zur ICD-10 gibt es verschiedene Publikationen. Für die klinische Praxis ist der **Taschenführer** zu empfehlen, da er die klinisch-diagnostischen Leitlinien, die manchmal etwas unpräzise sind, durch die Forschungskriterien ergänzt (Dilling u. Freyberger 2005).

8.1.2 Psychopathologischer Befund

Um zu Diagnosen zu gelangen, werden die derzeit aktuellen Symptome erhoben. Meist wird dies psychopathologischer Befund genannt. Zu den Symptombereichen, die erhoben werden, gehören (nach Hiller 2004, S. 125 f.):

- äußere Erscheinung
  - Körpergröße (z. B. groß gewachsen)
  - Alter (z. B. jünger oder älter wirkend)
  - gebeugte Körperhaltung
  - Kleidung (z. B. modisch oder verschlissen)
  - Gewicht (z. B. untergewichtig oder adipös)
- Affekt
  - depressiv, reizbar, ängstlich, ärgerlich, euphorisch
  - labil, affektinkontinent
  - inadäquater Affekt
  - aufgewühlt, misstrauisch, ratlos, affektarm, theatralisch

- Krankheitsängste
- Sprache
  - starker Redefluss
  - schweigsam, mutistisch, leise, flüsternd
  - monoton, abgehackt, nuschelnd
- formales Denken
  - gelockerte Assoziationen, Denkverarmung, Ideenflucht, gehemmtes Denken
  - weitschweifig, ausweichend, perseverierend, Neologismen
  - selektiv schlussfolgernd, übergeneralisierend, inkohärent/zerfahren
- inhaltliches Denken
  - überwertige Ideen, Wahn, Beziehungsideen
  - ständig wiederkehrende Zwangsgedanken
  - Gedankeneingebung, -entzug oder -ausbreitung
- Wahrnehmungsstörungen
  - Illusionen, Halluzinationen
- Verhalten im Sozialkontakt
  - kooperativ, freundlich, interessiert
  - unterwürfig, gering schätzend, apathisch, misstrauisch, feindselig
  - unsicher, zurückgezogen
- Psychomotorik und Antrieb
  - lebhafte Gestik, nervös
  - stereotype Bewegungen, Hyperaktivität, Agitiertheit, ruhelos, ziellose Bewegungen
  - schleppender Gang, gehemmt, antriebsarm, energielos
- Selbsterleben
  - Derealisation, Depersonalisation
  - Fremdbeeinflussungserleben
- Bewusstsein
  - wach, schläfrig, benommen
  - bewusstseinsgetrübt, stuporös
- Orientierung
  - zur Zeit, zur eigenen Person, zum Ort, zur Situation
- Konzentration und Gedächtnis
  - unkonzentriert, Merkfähigkeitsstörungen
  - vergesslich, Störungen des Kurz- und Langzeitgedächtnisses
- Körperliche Beschwerden
  - Ein- und Durchschlafschwierigkeiten
  - Appetitlosigkeit, auffälliges Essverhalten
  - körperliche Symptome ohne medizinische Erklärung

- Substanzkonsum
  - Alkohol, Drogen, andere psychotrope Substanzen
  - starker Konsumdrang, Kontrollverlust, Entzugssymptome, Toleranzentwicklung
- Suizidalität
  - Todesgedanken, Todessehnsucht
  - Vorbereitung, suizidale Gedanken

Aus einem guten und präzisen psychopathologischen Befund lassen sich mögliche Diagnosen ableiten. Manchmal wird der Befund durch eine Zusammenfassung auf Syndromebene abgeschlossen (depressives Syndrom, manisches Syndrom, paranoid-halluzinatorisches Syndrom, Angstsyndrom, Zwangssyndrom, Abhängigkeitssyndrom, dementielles Syndrom und Somatisierungssyndrom). Sie erleichtert als Hypothese die Diagnosestellung. Zusätzlich zum psychopathologischen Befund werden Daten zur Biografie, Krankheitsgeschichte und Familiengeschichte erhoben, die ebenfalls zur Erstellung der aktuellen Diagnosen herangezogen werden. Für viele Diagnosen werden neben den Symptomen zeitliche Aspekte, Verlaufstypen und in geringem Maße auch ätiologische Aspekte relevant.

8.1.3 Testdiagnostik

Um die Informationen zu erheben, können verschiedene diagnostische Verfahren genutzt werden, beispielsweise:
- Checklisten
  - z. B. IDCL – Internationale Diagnosen Checklisten
- standardisierte Interviews
  - z. B. SKID – Strukturiertes Klinisches Interview für DSM-IV
  - z. B. DIPS – Diagnostisches Interview bei psychischen Störungen
- Fragebogen zu klinisch relevanten Konstrukten
  - z. B. SVF – Stressverarbeitungsfragebogen
  - z. B. IIP – Inventar zur Erfassung Interpersoneller Probleme
  - z. B. Bf-S – Befindlichkeitsskala

- z. B. FLZ – Fragebogen zur Lebenszufriedenheit
- Fragebogen zu störungsübergreifenden und störungsbezogenen Symptomen
  - z. B. allgemein: SCL-90 – Symptomchecklist
  - z. B. Angst: BAI – Beck-Angst-Inventar
  - z. B. Zwang: HZI – Hamburger Zwangsinventar
  - z. B. Depressionen: BDI – Becks-Depressions-Inventar
  - z. B. Essstörungen: FEV – Fragebogen zum Essverhalten
  - z. B. Alkoholismus: MALT – Münchner Alkoholismustest
  - z. B. Persönlichkeitsstörungen: PSSI – Persönlichkeits-, Stil- und Störungsinventar
  - z. B. Demenz/kognitive Einschränkungen: MMSE – Mini Mental State Examination

Es ist aber auch möglich, zwischen verschiedenen, theoretisch begründeten diagnostischen Herangehensweisen zu unterscheiden. So ist zur psychodynamischen Diagnostik zu zählen:
- psychoanalytisches Erstinterview
- Biografie unter tiefenpsychologischen Gesichtspunkten
- OPD: Operationalisierte Psychodynamische Diagnostik
  - Krankheitserleben und Behandlungsvoraussetzungen
  - Beziehung
  - Konflikt
  - Struktur

Aus verhaltenstherapeutischer Sicht werden oft folgende diagnostische Schritte unternommen:
- Problembeschreibung
- Problemanalyse
  - funktionale Analyse
  - Analyse der Rahmenbedingungen
  - Analyse der Kognitionen
  - Motivationsanalyse
  - Beziehungsanalyse
- Plananalyse

8.2 Therapie

8.2.1 Mögliche therapeutische Interventionen

Während der Praktischen Tätigkeit kann jede Art von therapeutischer Intervention angewendet werden. Obwohl die PiAs in ihrem eigenen therapeutischen Verfahren über mehr Kenntnisse verfügen dürften als in anderen, kommt es eher auf die Tradition der Klinik an, welche therapeutischen Interventionen in welcher Form angewendet werden. Typisch ist die Kombination verschiedener **Verfahren und Methoden** durch die in der Institution beschäftigten unterschiedlichen Berufsgruppen und Mitarbeiter.

Zu den möglichen Therapieformen gehören:

- Psychoanalytische Psychotherapie
- Tiefenpsychologisch fundierte Psychotherapie
- Verhaltenstherapie
- Systemische Therapie
- Familientherapie
- Gesprächspsychotherapie
- Psychodrama
- Katatym-imaginative Psychotherapie
- Hypnosetherapie
- körpertherapeutische Verfahren
- integrative Therapien

Für die meisten psychischen Störungen stehen spezifische Behandlungsprogramme aus den verschiedenen Therapierichtungen zur Verfügung. Gute Zusammenfassungen bieten die meisten Lehrbücher, oft werden auch Hinweise auf weiterführende Literatur gegeben. In der letzten Zeit werden immer häufiger Manuale veröffentlicht, die eine klare Anleitung zur Behandlung von psychischen Störungen mit den therapeutischen Methoden der jeweiligen Therapierichtungen geben.

8.2.2 Psychopharmaka

Eine der häufigsten und ersten Behandlungsmaßnahmen in der Psychiatrie ist die Behandlung mit Medikamenten, insbesondere Psychopharmaka.

> Auch wenn PiAs, Psychologen und Psychologische Psychotherapeuten keine Medikamente verordnen dürfen, ist es wichtig, möglichst viele der üblichen Medikamente zu kennen und deren Wirkungen und Nebenwirkungen abschätzen zu können.

Die Kenntnis der Wirkungen und Nebenwirkungen ist für die **Diagnostik** und **Therapieplanung** unerlässlich. Auch die medikamentöse **Compliance** kann durch Psychoedukation und psychologische Interventionen günstig beeinflusst werden. Notwendig ist weiterhin eine enge Rücksprache mit dem Arzt.

8.3 Berufsethik

Berufsethik ist in allen Bereichen der Ausbildung wie in allen Bereichen beruflichen Handelns von Psychologen und Psychotherapeuten wichtig. Nach einer Einführung werden Probleme aus dem Umfeld der Praktischen Tätigkeit diskutiert. In einem weiteren Abschnitt werden ethische Probleme herausgegriffen, mit denen PiAs sehr wahrscheinlich während der Praktischen Ausbildung konfrontiert werden.

8.3.1 Allgemeines zur Berufsethik

Die Berufsverbände (Deutsche Gesellschaft für Psychologie, **DGPs**, und der Berufsverband Deutscher Psychologinnen und Psychologen, **BDP**) haben gemeinsam ethische Richtlinien herausgegeben. Für Mitglieder in diesen Berufsverbänden sind diese Richtlinien verbindlich. Manche Richtlinien spiegeln geltende Rechtsnormen und Gesetze wider. Werden diese übertreten, kann es zu Straf- oder Zivilprozessen kommen. Ansonsten wird das Übertreten der Richtlinien von den **Ehrengerichten** der Berufsverbände verfolgt und ggf. geahndet. Die ethischen Richtlinien befassen sich u. a. mit:

- Berufsbezeichnung – Titelführung
- Stellung zu Kollegen und anderen Berufsgruppen

━ Schweigepflicht
━ Gutachten und Untersuchungsberichte
━ Grundsätze guter wissenschaftlicher Praxis
━ Grundsätze der Forschung am Menschen
━ Lehre, Fort- und Weiterbildung, Supervision
━ die besondere Verantwortung gegenüber Klienten/Patienten
━ Ausübung des Berufs in eigener Praxis

8.3.2 Ethische Probleme in der Psychiatrie

Wir möchten kurz auf die rechtlichen Bestimmungen, insbesondere zur Einweisungsproblematik, hinweisen. Sie finden Sie auf Bundesebene im Bürgerlichen Gesetzbuch (BGB) und auf Landesebene in den jeweiligen Gesetzen über „Hilfe und Schutzmaßnahmen für Psychisch Kranke" (PsychKG). Es gibt vier Bundesländer, die bislang noch kein PsychKG verfasst haben. In Baden-Württemberg, Bayern, Hessen und im Saarland gelten noch die Bestimmungen zur „Unterbringung psychisch Kranker" bzw. das „Hessische Gesetz zur Entziehung der Freiheit geisteskranker, geistesschwacher, rauschgift- oder alkoholsüchtiger Personen" (HFEG).

━ Einweisung: Patienten dürfen **gegen ihren erklärten Willen** unter bestimmten Umständen (Eigen- und Drittgefährdung) in Psychiatrien eingewiesen werden. Die sog. „Zwangseinweisung" muss allerdings von einem Amtsrichter bestätigt werden. Ohne richterlichen Beschluss darf ein Patient nicht länger als 24 Stunden gegen seinen Willen untergebracht werden.

━ Fixierung: Um Verletzungen anderer und selbstverletzendes Verhalten zu verhindern, werden Patienten fixiert oder durch Medikamente beruhigt. Auch dies mag unter bestimmten Umständen gegen den erklärten Willen der Patienten geschehen.

━ Zwangsmedikation oder -behandlung: Manche Patienten werden gegen ihren Willen zur Einnahme von Medikamenten aufgefordert oder bekommen diese verabreicht. Als Beispiel sei hier angeführt, dass manche Patienten eine Behandlung beginnen, da dieses Teil ihrer Bewährungsauflagen ist. Inwiefern diese

Patienten sich freiwillig auf die Behandlung einlassen, ist dann fraglich.

━ Elektrokrampftherapie: Eine der invasivsten Methoden in der Psychiatrie ist neben der Neurochirurgie die Elektrokrampftherapie. Prinzipiell müssen Patienten oder ihre gesetzlichen Vertreter dazu ihr Einverständnis erklären, evtl. gibt es jedoch Gründe, warum ihnen das nicht möglich ist.

━ Studienteilnahme: In Psychiatrien, insbes. Unikliniken, werden häufig Studien mit neuen Psychopharmaka durchgeführt. Üblicherweise müssen solche Studien durch sog. **Ethikkommissionen** genehmigt werden, erst dann können sie durchgeführt werden. Patienten auf den Stationen werden durch die behandelnden Ärzte oder auch externe Ärzte gefragt, ob sie daran teilnehmen möchten. Die Patienten müssen über die Art der Studie, das Vorgehen sowie ihre Rechte und Pflichten informiert werden. Trotzdem kann man sich aus ethischer Sicht streiten, ob es „richtig" sei, Patienten mit Placebos zu behandeln, weil der Effekt eines Medikamentes am besten im Vergleich zu einer Placebobedingung getestet werden kann.

━ Manchmal werden auch Privatpatienten vorgezogen: Sowohl im ambulanten als auch im stationären Bereich erhalten Behandler mehr Geld, wenn die Patienten privat versichert sind. Dies führt u. U. dazu, dass sie früher als Kassenpatienten behandelt werden.

Wenn über Ethik gesprochen wird, werden meist Aspekte der Bioethik unterschieden. Diese Prinzipien dienen dazu, verschiedene ethische Probleme zu betrachten:

━ Respekt der Autonomie: Patienten sollten über ihr Leben und ihr Verhalten selbst entscheiden können.

━ Nichtschädigung: Psychotherapeuten sollten den Patienten nicht schaden.

━ Fürsorge: Psychotherapeuten sollten den Patienten helfen, ihren psychischen Zustand und ihr Befinden zu verbessern.

━ Gleichheit: Es sollte die gleiche Behandlungsqualität alle Patienten gleichermaßen zugänglich sein.

In fast allen benannten Bereichen widerspricht das ethische Prinzip **Respekt der Autonomie** dem der **Fürsorge**. Stimmen Patienten einer Behandlung im Sinne einer veranlassten Einweisung, einer Zwangsbehandlung und Fixierung nicht zu, wird ihre Autonomie nicht respektiert. Andererseits gibt es auch die ethische Verpflichtung zur Fürsorge, d. h. es käme evtl. zu einem Schaden, würden Behandlungen nicht durchgeführt werden.

8.3.3 Ethische Probleme im ambulanten Bereich, insbesondere während der Praktischen Ausbildung

Eines der ethischen Probleme wird durch den Begriff „informed consent" oder „informierte Zustimmung" beschrieben. Dies setzt voraus, dass ein Patient über den Inhalt, das Vorgehen und die Alternativen informiert wird, bevor er sich zu einer Behandlung entschließt. Es gibt jedoch häufig Situationen, in denen dies nur begrenzt oder nicht möglich ist. Darf ein psychisch Kranker mit Antipsychotika behandelt werden, wenn er es ablehnt? Kann eine paradoxe Intervention angewendet werden? Was macht man, wenn ein Patient ein adäquates Angebot ablehnt? Ethische Regeln geben keine Richtlinien für moralisches Handeln, sensibilisieren aber für mögliche Probleme und Schwierigkeiten. In den **ethischen Richtlinien** ist die im D.I.2. formuliert.:

> **D.I.2. Aufklärung und Einwilligung**
> Psychologen müssen ihre Klienten/Patienten über alle wesentlichen Maßnahmen und Behandlungsabläufe unterrichten und sich ihrer Einwilligung versichern. Bei heilkundlichen Behandlungen haben sie auf ggf. bestehende Risiken und Alternativbehandlungen hinzuweisen. Die Hinweispflicht umfasst auch Fragen des Honorars und der Kostenerstattung (www.bdp-verband.org/bdp/verband/ethik.shtml, abgerufen am 12.2.2016).

Ein weiteres wichtiges ethisches Problem ist die Frage der Verlängerung von ambulanten Therapien. Häufig stehen PiAs vor der Frage, ob sie die Psychotherapie verlängern, weil ihnen noch Stunden oder Langzeitfälle für die Ausbildung fehlen. Wenn dies eigentlich nicht nötig ist, da die Therapieziele erreicht sind, steht der Ausbildungsteilnehmer vor dem Dilemma, eine mögliche erhebliche Verlängerung seiner Ausbildung zu riskieren oder dem Patienten eine nicht notwendige Behandlung zu empfehlen.

Auch die Beendigung von Therapien kann unter ethischen Gesichtspunkten schwierig sein. Ist ein Ausbildungsteilnehmer verpflichtet, Psychotherapien abzuschließen, obwohl er vielleicht dafür von der Krankenkasse nicht mehr bezahlt wird? Als Psychotherapeut tragen Sie natürlich Verantwortung für die Behandlung Ihrer Patienten, aber andererseits haben Sie selbst auch das Recht auf eine menschenwürdige Behandlung. Man kann eigentlich nur empfehlen zu versuchen, einen Kompromiss zwischen den Interessen des Patienten und Ihren eigenen Interessen zu finden.

Neben der Verlängerung der Therapie stellt natürlich auch die Entscheidung für oder gegen die Zusammenarbeit mit Patienten ein ethisches Problem dar. Manche Patienten werden Sie ablehnen müssen, da sie sich nicht als Ausbildungsfälle eignen. Dies bedeutet natürlich für die Patienten, dass ihnen eine vielleicht notwendige therapeutische Behandlung verweigert wird. Wie PiAs damit umgehen können, einen Patienten abzulehnen, wird in ▶ Abschn. 10.1.2 erläutert.

8.3.4 Schweigepflicht

Während der gesamten Ausbildung ist es unabdingbar, die Schweigepflicht zu beachten. Schon im Studium ist man ja immer wieder gebeten worden, Daten von Patienten vertraulich zu behandeln, und dies setzt sich während der Ausbildung natürlich fort: wenn in der Theoretischen Ausbildung Fälle diskutiert werden, in der Praktischen Ausbildung mit Patienten Kontakt besteht und Patienten behandelt werden. Jede Weitergabe der Daten ist gebunden an die Einwilligung oder das Einverständnis der Betroffenen, da die Daten der Patienten durch gesetzliche und berufsethische Bestimmungen geschützt sind. Die **Entbindung von der Schweigepflicht** wird durch die Patienten meist schriftlich auf klinikinternen oder ambulanzinternen Formularen erteilt. Darin sollte eindeutig deutlich werden, an wen Daten weitergeleitet werden dürfen und an wen nicht.

Im Allgemeinen wird das Einverständnis der Patienten vorausgesetzt, wenn **klinikintern,** z. B. bei Teamsitzungen, Informationen und Daten ausgetauscht werden. Darüber sollten die Patienten in geeigneter Form informiert werden. In der mündlichen und schriftlichen Kommunikation mit anderen Behandlern gilt immer, dass hierzu das Einverständnis der Patienten eingeholt werden muss. Während der praktischen Ausbildung sollten Patienten darüber informiert werden, dass sie im Rahmen der Ausbildung der Therapeuten behandelt werden und ihre Fälle daher in der Supervision diskutiert werden.

In den ethischen Richtlinien des BDP und der DGPs sind die Formulierungen zur Schweigepflicht unter B.III.1. nachzulesen.

B.III.1. Schweigepflicht

1. Psychologen sind nach § 203 StGB verpflichtet, über alle ihnen in Ausübung ihrer Berufstätigkeit anvertrauten und bekannt gewordenen Tatsachen zu schweigen, soweit nicht das Gesetz Ausnahmen vorsieht oder ein bedrohtes Rechtsgut überwiegt. Die Schweigepflicht von Psychologen besteht auch gegenüber Familienangehörigen der ihnen anvertrauten Personen. Ebenso besteht die Schweigepflicht von Psychologen gegenüber ihren Kollegen und Vorgesetzten.

2. Wenn mehrere Psychologen und Ärzte gleichzeitig dieselben Klienten/Patienten beraten oder behandeln, so sind die mitbehandelnden Fachkollegen und Ärzte untereinander von der Schweigepflicht soweit befreit, als die Klienten/Patienten nicht etwas anderes bestimmen. Die Schweigepflicht entfällt gegenüber den Mitarbeitern und Gehilfen von Psychologen, die notwendigerweise mit der Vorbereitung oder Begleitung ihrer Tätigkeit betraut sind. Ansonsten entfällt die Verpflichtung zur Verschwiegenheit nur bei einer Entbindung von dieser durch die ihnen anvertrauten Personen.

Ausnahmen der Schweigepflicht gem. § 203 StGB und § 53 StPO ergeben sich aus folgenden Sachverhalten:

- gesetzliche Vorschriften zur **Offenbarung** (Bundesseuchengesetz)
- **rechtfertigender Notstand** (§ 34 StGB) – Offenbarung eines Geheimnisses ist zum Schutz eines höherwertigen Rechtsguts notwendig (z. B. körperliche oder seelische Misshandlung von Kindern, bei Suizidgefährdung)

Die Arbeit mit Kindern und Jugendlichen stellt ein weiteres schwieriges Thema dar, denn rechtlich betrachtet befindet man sich hier in einem Graubereich. Viele Fragen sind offen: Darf ich z. B. eine Therapie mit einem Jugendlichen beginnen, ohne dass die Eltern davon erfahren? Es gilt, das **Selbstbestimmungsrecht** von Kindern und Jugendlichen und das **Erziehungsrecht** der Eltern gegeneinander abzuwägen. So wird oft empfohlen, dass die Meinung und der erklärte Wille von Jugendlichen ab dem 14. Lebensjahr bei gegebener Reife mit berücksichtigt werden sollte.

8.3.5 Zeugnisverweigerungsrecht

Psychotherapeuten haben das Recht, nicht nur in Zivil- und Verwaltungsprozessen, sondern auch in Strafprozessen die Aussage zu verweigern (§ 53 StPO). Für Psychologen gilt dieses Recht nur, wenn sie unter der Aufsicht von approbierten Psychotherapeuten oder Ärzten arbeiten oder Mitarbeiter in einer Beratungsstelle für Schwangerschaftsberatung oder Betäubungsmittelabhängigkeit sind.

8.4 Versicherungen

Während der gesamten Ausbildung ist es wichtig, dass Sie für Ihren eigenen Schutz durch Versicherungen und Sozialversicherungen sorgen. Während der Praktischen Tätigkeit und Praktischen Ausbildung kommen auch noch Steuern dazu, wenn Sie ein Gehalt oder Lohn beziehen (► Abschn. 6.7 und ► Abschn. 10.3). Folgende Informationen sind zu diesen Themen zu berücksichtigen:

8.4.1 Berufshaftpflichtversicherung

Die meisten Ausbildungsinstitute schreiben vor, dass PiAs eine Berufshaftpflicht abschließen. Dies bedeutet, dass Sie bei eventuellen **Klagen auf Schadensersatz** wegen Behandlungsfehler durch die Versicherung abgedeckt sind. Manchmal werden die Berufshaftpflichtversicherungen **nur für den Zeitraum der Praktischen Ausbildung** abgeschlossen, da Sie während dieser Zeit selbstständig arbeiten. Manchmal schließen die Ausbildungsinstitute für alle Ausbildungsteilnehmer eine Gruppenversicherung ab. Die Gebühren sind extra zu entrichten oder Teil der Ausbildungsgebühren.

Mitarbeiter einer Klinik sind über den Arbeitgeber versichert, sofern dieser eine entsprechende Versicherung abgeschlossen hat, was bei Kliniken die Regel ist. Ist man also einen Arbeitsvertrag oder „Praktikums"-Vertrag eingegangen, und damit offiziell Mitarbeiter einer Klinik, greift die Versicherung des Arbeitgebers, sodass man **während der Praktischen Tätigkeit** eigentlich keine Berufshaftpflicht braucht (▶ Abschn. 6.6.2).

> Erkundigen Sie sich unbedingt, ob Sie durch die Versicherungen der Klinik abgesichert sind. Schließen Sie im Zweifelsfall eine Berufshaftpflichtversicherung ab. Spätestens zur Praktischen Ausbildung sollten Sie dies getan haben.

8.4.2 Rechtsschutzversicherung

Während die Berufshaftpflichtversicherung unverzichtbar ist, kann man sich über die Notwendigkeit einer Rechtsschutzversicherung streiten. Diese Entscheidung muss jeder selbst treffen. Allerdings sei darauf verwiesen, dass es gerade während der Ausbildung enorm wichtig ist, über die eigenen Rechte und Pflichten informiert zu sein, da die Zustände während der Ausbildung – rechtlich betrachtet – wie im „wilden Westen" sind. Beispielsweise nehmen PiAs aus Unkenntnis während des Psychiatriejahres ihre Urlaubstage nicht. Wir empfehlen, eine Rechtsschutzversicherung abzuschließen, die ohne Eigenbeteiligung ist. Derartige Verträge sind jedoch meist teurer als mit Eigenbeteiligung. Ein Vergleich mehrerer Anbieter lohnt sich.

8.4.3 Sozialversicherungssystem

Zunächst einige allgemeine Informationen zum Sozialversicherungssystem: Unter Sozialversicherung wird ein System von Versicherungen verstanden, für die im Regelfall für jeden Arbeitnehmer eine gesetzliche Versicherungspflicht besteht. Zu den Sozialversicherungen zählen folgende Versicherungszweige:

- gesetzliche Krankenversicherung
- gesetzliche Pflegeversicherung
- gesetzliche Rentenversicherung
- gesetzliche Unfallversicherung
- Arbeitslosenversicherung bei der Bundesagentur für Arbeit

Grundsätzlich besteht Versicherungspflicht, es gibt jedoch eine Reihe von Ausnahmen, die je nach Versicherungszweig im Einzelfall geklärt werden müssen. So ist das Beschäftigungsverhältnis sowie das Einkommen maßgeblich für die Einschätzung, ob der PiA pflicht- oder familienversichert ist oder ob er sich selbst, d. h. ggf. privat versichern muss. Im Rahmen dieses Buches ist es uns nicht möglich, einen fundierten Rat zu geben, zu vielfältig sind die individuellen Verhältnisse, zu umfangreich das Thema. Dennoch möchten wir auf ein paar Aspekte eingehen.

8.4.4 Krankenversicherung und Pflegeversicherung

Je nach Status oder Beschäftigungsverhältnis sowie Einkommen sind hier unterschiedliche Modelle möglich. PiAs, die während ihrer Ausbildung weiterhin **Studentenstatus** haben, d. h. in einem postgradualen Weiterbildungsstudiengang studieren, können u. U. noch familienversichert sein.

Ansonsten gilt für alle PiAs **ohne Einkommen**, dass sie sich selbst versichern müssen. Dies kann bei einer gesetzlichen oder einer privaten Krankenkasse geschehen. Bei der gesetzlichen Krankenkasse gilt der Studentenbeitrag, da PiAs entweder Studenten- oder Auszubildendenstatus haben. Die Beiträge müssen PiAs natürlich selbst aufbringen. Vorsicht ist bei privaten Krankenkassen geboten, bei denen anfangs günstige Beiträge für Auszubildende von beispielsweise 60 € monatlich bis zum Ausbildungsende schnell auf über 400 € monatlich ansteigen können.

Falls PiAs während ihrer Praktischen Tätigkeit als **Angestellte** tätig sind, werden die Kranken- und Pflegeversicherungsbeiträge direkt vom Einkommen abgezogen und von Arbeitgeber an die Krankenkasse abgeführt. Die Höhe richtet sich nach dem Beitragssatz der jeweiligen Krankenkasse und der Höhe des Einkommens.

Möglich ist auch, dass PiAs während ihrer Ausbildung den Status eines **Selbstständigen** haben. In diesem Fall gilt, dass PiAs für die Leistung der Krankenkassen- und Pflegeversicherungsbeiträge selbst zuständig sind. Die Höhe der Beiträge richtet sich nach der Höhe des Einkommens.

Vorsicht Falle
Bei Abschluss einer privaten Krankenversicherung gilt es zu bedenken, dass ein späterer Wechsel zu einer gesetzlichen Krankenkasse sehr schwierig ist und bei Zahlungsrückständen der Versicherungsschutz entfällt.

8.4.5 Rentenversicherung

Am einfachsten ist der Fall bei **Angestellten**, deren Rentenversicherungsbeiträge bei Versicherungspflicht vom Gehalt direkt abgezogen und durch den Arbeitgeber abgeführt werden.

Generell sind Einnahmen bis 450 € im Monat versicherungsfrei (sog. Mini-Jobs). In diesem Fall zahlen die Arbeitgeber pauschal einen Betrag von 31,42 %, der u. a. Rentenversicherung (15 %), Krankenkassenbeitrag (13 %) und Steuern (2 %) beinhaltet.

PiAs **ohne Einkommen** können freiwillig Beiträge an die gesetzliche Rentenversicherung abführen. Die Höhe wird von der BfA festgelegt. Führt man diese Beiträge nicht ab, kann man Rentenansprüche aus der gesetzlichen Rentenversicherung für die Ausbildungsjahre nicht nutzen. Es ist daher durchaus zu überlegen, ob sich ggf. der Abschluss einer privaten Rentenversicherung lohnt, da die Höhe der Renten aus der gesetzlichen Rentenversicherung eher gering ausfallen wird. Hierbei ist aber zu beachten, dass die Beiträge für eine private Rentenversicherung

natürlich zu den vielfachen finanziellen Belastungen der PiAs dazukommen.

Wer während der Ausbildung den Status eines **Selbstständigen** hat, muss mit der BfA über die Art der Versicherungspflicht verhandeln. Auf Antrag ist die Tätigkeit als Psychotherapeut in der Ausbildungsambulanz eine selbstständige und nicht sozialversicherungspflichtige Tätigkeit. Man ist also von allen Leistungen, wie Rentenversicherung etc. befreit. Aber auch hier gilt es wieder, sich genau zu überlegen, in welchem Falle eine freiwillige Versicherung in der gesetzlichen oder einer privaten Rentenversicherung sinnvoll wäre.

8.4.6 Arbeitslosenversicherung

In die Arbeitslosenversicherung zahlen im Allgemeinen **nur Angestellte** ein. Bei ausreichend langer Beitragszeit besteht der Anspruch auf Arbeitslosengeld I bei Arbeitslosigkeit. Ein freiwilliger Abschluss einer gesetzlichen Arbeitslosenversicherung ist nicht möglich.

8.4.7 Unfallversicherung

Die gesetzliche Unfallversicherung wird ausschließlich aus den Beiträgen des Arbeitgebers finanziert. Auch Studierende, Auszubildende und Praktikanten sind über die Ausbildungsinstitutionen in der gesetzlichen Unfallversicherung versichert. Die Leistungen beziehen sich auf:

- Wegeunfall (Unfall auf dem unmittelbaren Weg vom oder zum Ort der versicherten Tätigkeit, in der Regel bezogen auf den Wohnort des Versicherten und zurück)
- Arbeitsunfall
- Berufskrankheit (sofern diese anerkannt ist)

Erkundigen Sie sich, ob Sie im Rahmen Ihres Ausbildungsvertrages, Ihres Praktikantenvertrages mit der Klinik oder Ihrer Immatrikulation gesetzlich unfallversichert sind.

8.5 Zusammenfassung

Dieses Kapitel fasst wichtige Informationen zusammen, die während der Praktischen Tätigkeit, aber auch darüber hinaus sinnvoll sein können

(Diagnostik, Therapie). Die Abschnitte über die ethischen Probleme sind nicht nur während der Praktischen Tätigkeit, sondern auch in anderen Ausbildungsteilen wichtig. Häufig werden während der Theoretischen Ausbildung diese Aspekte innerhalb der Ausbildungsgruppen, vielleicht auch in der Selbsterfahrung, diskutiert. Zum Abschluss hier noch einmal die wichtigsten Aspekte zu Ethik und Versicherungen:

Wichtiges zu Ethik und Versicherungen

- Seien Sie sich ethischer Probleme in der Praktischen Tätigkeit und der Praktischen Ausbildung bewusst. Nutzen Sie die Gelegenheit, den Umgang mit ethischen Problemen mit Ihren Kollegen in der Ausbildung und der Supervision zu diskutieren.
- Stellen Sie sicher, dass Ihre Patienten durch ausführliche Aufklärung in der Lage sind, der Behandlung zuzustimmen.
- Setzen Sie sich damit auseinander, wie Sie mit den Problemen umgehen, wenn Sie Therapien verlängern oder Fälle ablehnen möchten.
- Stellen Sie sicher, dass Sie Ihrer Schweigepflicht nachkommen.
- Achten Sie darauf, dass Sie immer unter dem Schutz einer Berufshaftpflichtversicherung stehen.
- Informieren Sie sich, welche Art von Sozialversicherungsbeiträgen Sie aufgrund Ihres derzeitigen Status leisten müssen. Nehmen Sie dazu bei Bedarf mit Ihrer Krankenkasse bezüglich Kranken- und Pflegeversicherung und mit der BfA wegen der Rentenversicherung Kontakt auf.

8.6   Erfahrungsberichte: Die Praktische Tätigkeit

Hier soll „aus dem Nähkästchen" zur Praktischen Tätigkeit über folgende Themen geplaudert werden:
- Suche nach einer Praktischen Tätigkeit
- Relevanz innerhalb der Therapieausbildung

- Probleme und Erfahrungen bei der Anerkennung
- Verträge
- Rollen, Strukturen und Hierarchien
- Dokumentationsanforderungen

■ ■ Suche nach einem Platz, um die Praktische Tätigkeit zu absolvieren

PiA: „Die Stelle für die Praktische Tätigkeit habe ich eher **per Zufall** gefunden. Ich hatte mich in einer Klinik beworben und mir wurde eine Zusage gegeben, unter der Voraussetzung, dass ich eine Ausbildung beginnen werde. Das Ausbildungsinstitut für das ich mich interessierte, hatte einen Kooperationsvertrag mit der Klinik, sodass ich sehr unkompliziert nach Unterzeichnung des Ausbildungsvertrages auch in der Klinik auf einer zwar unterbezahlten, aber wenigstens bezahlten Stelle die Praktische Tätigkeit beginnen konnte."

PiA: „Mithilfe der vom Institut bereitgestellten **Liste** und auch mit meinem eigenen Wissen über mögliche Kinder- und Jugendlichenpsychiatrien habe ich im Umkreis nach Möglichkeiten für die Praktische Tätigkeit gesucht. In der am Ort vorhandenen Uniklinik hätte ich die Möglichkeit zu einem Psychiatriejahr gehabt. Die dortigen PiAs wurden jedoch fast ausschließlich zum Testen eingesetzt. Ich wollte dagegen auch eigenständig arbeiten, um etwas zu lernen. In einer kleinen Psychiatrie etwas weiter außerhalb ergab sich diese Möglichkeit, sodass ich dann dort beginnen konnte. Insgesamt war ich dort 4 Tage, manchmal auch nur 3 Tage pro Woche über ein Jahr unentgeltlich beschäftigt. Die in Kauf genommenen Fahrkosten und -zeiten bekam ich natürlich von niemandem ersetzt."

PiA: „Nachdem ich bereits im Psychiatriejahr kostenlos gearbeitet hatte, habe ich versucht, für das Psychosomatikhalbjahr eine bezahlte Stelle zu finden. Mein Ausbildungsinstitut gab auf Anfrage eine Liste mit kooperierenden Kliniken heraus, in denen die Teile der Praktischen Tätigkeit geleistet werden können. Einige der Kliniken waren sehr klar darin, dass sie auf keinen Fall für die Praktische Tätigkeit zahlen werden, in anderen war es abhängig von der Stellenlage. In kleineren Kliniken außerhalb von Berlin waren die Chancen größer, eine Stelle zu finden, die bezahlt wurde. Letztendlich fand ich eine Stelle in einer Rehabilitationsklinik, die zwar untertariflich bezahlte, aber meine Lebenskosten und die Ausbildungsgebühren deckte."

PiA: „Die Praktische Tätigkeit besteht bei uns wie überall aus 1.200 Stunden klinische Tätigkeit und 600 Stunden, die in Einrichtungen absolviert werden können, die von der Sozialversicherung getragen werden. Es gibt bei uns auch die Möglichkeit, die 600 Stunden Praktische Tätigkeit in der Ausbildungsambulanz zu machen. Die Tätigkeiten umfassen organisatorische Aufgaben und Aufgaben wie die Auswertung der Testdiagnostik, Erhebung der Katamnesen etc. Diejenigen, die diese Tätigkeiten übernehmen, erhalten als Aufwandsentschädigung einen Teil der Ausbildungsgebühren erlassen."

▪ **Kommentar**

Bei der Suche nach einer Stelle für die Praktische Tätigkeit kann man verschiedene Aspekte beachten:
- Angebote der Ausbildungsinstitute: Listen mit Stellen
- Bezahlung der Stelle
- Inhalt, Aufgaben und Organisation des Psychiatriejahres
- Austausch mit Ausbildungsteilnehmern, die bereits mit bestimmten Stellen Erfahrungen gesammelt haben
- Offenheit des Ausbildungsinstitutes für neue kooperierende Kliniken

Eigentlich sind die Ausbildungsinstitute verpflichtet, ausreichend Stellen für die Praktische Tätigkeit zur Verfügung zu stellen. In der Praxis verhält es sich jedoch nicht immer so. Dieses Recht einzuklagen, ist möglich, jedoch stets mit einer enormen Investition an Geld und Zeit verbunden. Alternativ kann man versuchen, die Lücken des Systems zu nutzen und sich eigene Stellen zu suchen, die gelegentlich sogar bezahlt werden (▶ Abschn. 6.7). Außerdem kann man zuerst eine bezahlte Stelle für die Praktische Tätigkeit und danach ein kooperierendes Ausbildungsinstitut suchen. Es gilt aber zu beachten, dass die Praktische Tätigkeit erst mit Aufnahme der Ausbildung anerkannt wird.

> **Tipp**
>
> Nehmen Sie sich Zeit, um nach einer der wenigen bezahlten Stellen zu suchen, es lohnt sich.

Spätestens mit der Berufserfahrung durch die Praktische Tätigkeit in der Psychiatrie gelingt es vielen, für den zweiten Teil der Praktischen Tätigkeit eine bezahlte Stelle zu finden. Das hat auch damit zu tun, dass die Auswahl größer ist als für das Psychiatriejahr.

▪▪ **Relevanz der Praktischen Tätigkeit für die Therapieausbildung und Art der Anleitung**

PiA: „Die Praktische Tätigkeit war meiner Meinung nach überhaupt nicht in die Ausbildung integriert. Nur durch gelegentliche Fragen der Dozierenden in den Lehrveranstaltungen brachten die Ausbildungsteilnehmer ihre in der Praktischen Tätigkeit gewonnenen Erfahrungen ein. Sicherlich sammelte ich viel **Berufserfahrung** in der Praktischen Tätigkeit, die Relevanz für die Ausbildung selbst ist eher minimal gewesen."

PiA: „Die Verzahnung von Praktischer Tätigkeit und den anderen Teilen der Therapieausbildung war kaum vorhanden. Am Anfang bot unser Institut eine Praktikumsbetreuung an. Die war jedoch zu ungünstigen Terminen, sodass ich daran nie teilnehmen konnte. Es gab auch nur wenige Termine. Immer wieder geärgert hat mich, dass in der Ausbildung Theorieveranstaltungen zu spät zu Themen angeboten wurden, die mich am Anfang meiner Praktischen Tätigkeit sehr interessiert hätten. Die wichtigen Themen, z. B. Tipps zum Umgang mit schwierigen Situationen, kamen immer zu spät. Gewünscht hätte ich mir auch eine intensivere Betreuung innerhalb der Klinik."

PiA: „Den Chefarzt sahen wir im Psychiatriejahr sehr selten, sprich durchschnittlich 1- bis 2-mal in 3 Monaten bei den Visiten. Im Vergleich zu anderen Psychiatrien hieß es, dass Chefarztvisiten noch recht häufig stattfanden (woanders z. T. nur einmal im Jahr). Erklärungen zu bestimmten Patienten erhielten wir nur selten, meist liefen wir bei den Visiten nur mit. Relativ unsystematisch wurden „Gespräche" mit dem Psychologen angeordnet, manchmal sogar von der Pflege. Sogar unter uns Psychologen, aber auch innerhalb des Teams war es oft unklar, wer was mit einem Patienten besprach. Dieser mangelnde Informationsaustausch führte zu Missverständnissen bei den Visiten, die häufig auf dem Rücken der PiAs ausgetragen wurden. Denn wir waren sehr selten da und damit auch am schlechtesten informiert. Eine meiner Kolleginnen versuchte, dieses Dilemma für sich zu lösen, indem sie selber ihren Aufgabenbereich definierte. Sie bereitete mit den Patienten die Visiten vor, da Patienten oft Angst vor dieser Situation hatten, in der sie exponiert „begutachtet" wurden und sich nicht trauten, Fragen zu stellen. Sie bereitete mit den Patienten deren Fragen im Vorfeld vor und ermutigte sie, sie auch zu stellen. Bei den Visiten begleitete sie ihre Patienten und brachte ihre zusätzlichen Beobachtungen oder Ergänzungen ein."

■ Kommentar

Die Integration der Praktischen Tätigkeit in die Therapieausbildung ist aufgrund der Struktur der Ausbildung meist minimal. Die Praktische Tätigkeit und die Ausbildung stehen in der Regel getrennt nebeneinander, da unterschiedliche Institutionen die beiden Ausbildungsteile anbieten. Die Theoretische Ausbildung scheint quasi immer hinter den praktischen Anteilen der Ausbildung „hinterherzuhinken". Weitere Probleme entstehen durch die unklare Aufgabendefinition von „Hospitation" bis „Alleinverantwortung", die oft mangelnde Anleitung und die Demoralisierung durch die nicht vorhandene oder schlechte Bezahlung. Vielleicht wird es vielen besser damit gehen, wenn sie nicht versuchen, die Praktische Tätigkeit als integralen Bestandteil der Ausbildung zu begreifen, sonder eher als Möglichkeit, Berufserfahrungen zu sammeln. In einer Checkliste ist zusammengefasst, auf welche Weise die Praktische Tätigkeit für Sie trotz aller Schwierigkeiten ein Lernerfolg werden kann.

Checkliste: Wie Sie für sich einen Lerngewinn aus dem Psychiatriejahr ziehen können:

— Wenn Sie als „Ersatz" für eine Planstelle oder auf einer Planstelle eingesetzt werden:
  – Suchen Sie sich einen Ansprechpartner, Hilfe und Unterstützung.
  – Lassen Sie Ihre Arbeit regelmäßig supervidieren oder besprechen Sie sich mit Kollegen.
  – Lassen Sie sich für Ihre Arbeit Rückmeldungen geben.

— Wenn Sie als „Hospitant" eingesetzt werden:
  – Werden Sie selbst aktiv, wenn Sie bestimmte Aufgabenbereiche kennenlernen oder bestimmte Aufgaben übernehmen möchten.
  – Definieren Sie für sich selber einen kleinen, überschaubaren Aufgabenbereich, führen Sie diesen kompetent aus und dokumentieren Sie ihn möglichst professionell (Vermerke in den Kurven, Kurzberichte), vielleicht bekommen Sie weitere Aufgaben übertragen.
  – Stellen Sie Fragen an verschiedene Vertreter aus dem Team (Pflegepersonal, Ärzte, Kollegen), um so verschiedene Sichtweisen und Vorgehensweisen kennenzulernen.

■ ■ Probleme und Erfahrungen bei der Anerkennung der Praktischen Tätigkeit

PiA: „An unserem Institut wurde durch die Ausbildungsleitung die Fehlauskunft gegeben, dass das Psychiatriejahr durch die Landesbehörde anerkannt wird, auch wenn es vor Aufnahme der Ausbildung begonnen wurde. Im guten Glauben verließen sich einige PiAs auf diese Aussage, obwohl die Aussage von § 5 Abs. 1 des PsychThG , … einer Praktischen Tätigkeit, die von Theoretischer und Praktischer Ausbildung begleitet wird … ' auch eine andere Interpretation nahe legen könnte. Diese Unkenntnis des Ausbilders über die Interpretation der Gesetzeslage durch die Landesbehörde führte zu einem Schwall der Empörung und des Entsetzens, als bekannt wurde, dass die Landesbehörde die Praktische Tätigkeit einiger Ausbildungsteilnehmer nicht anerkannte. Sie mussten dann z. T. ein zweites kostenloses Psychiatriejahr absolvieren."

PiA: „Meine Praktische Tätigkeit habe ich per Zufall gefunden. Es stellte sich heraus, dass die Rehabilitationsklinik, in der ich eine Tätigkeit als Psychologin begonnen hatte, auch die Anerkennung hatte, sodass ich dort mein Psychiatriejahr machen konnte. Ich habe mich erst nach Beginn der Tätigkeit um einen Ausbildungsplatz bemüht. Es hieß von allen Seiten, eine Anerkennung der Praktischen Tätigkeit wäre erst nach Abschluss des Ausbildungsvertrages möglich. Ich erhielt die Empfehlung, mich an das zuständige Landesamt zu wenden. Nach zahlreichen vergeblichen Bemühungen, dort jemanden zu erreichen, war alles total einfach. Ich musste einen formlosen Antrag stellen, die Bestätigung für die Praktische Tätigkeit einreichen und einen Kooperationsvertrag zwischen der Klinik und meinem Ausbildungsinstitut wurde erstellt. Danach wurde die Praktische Tätigkeit sofort anerkannt. Übrigens wurde in dem Ausbildungsinstitut, in dem ich jetzt bin, die Suche nach Praktischen Tätigkeiten komplett den Ausbildungsteilnehmern überlassen."

PiA: „Ich arbeitete bereits in einer Klinik, die die Anerkennung als Institution für die Praktische Tätigkeit hatte. Ein Kooperationsvertrag mit meinem Ausbildungsinstitut wurde eingegangen und ich hatte nur abzuwarten, bis ich meine Stunden zusammen hatte. Sie wurden dann vom Klinikchefarzt formlos bestätigt."

PiA: „Da der Ort meiner Ausbildung nicht mit meinem Wohnort übereinstimmte, konnte ich die vom Ausbildungsinstitut angebotenen Stellen für die Praktische Tätigkeit nicht nutzen. So suchte ich selbst nach Möglichkeiten, meine Praktische Tätigkeit zu absolvieren. In der örtlichen Psychiatrie konnte ich mein Psychiatriejahr unter meinen Bedingungen, freie Zeiteinteilung, beginnen. Nach und nach konnte ich so meine 1.200 Stunden Praktische Tätigkeit stundenweise über 1,5 Jahre ableisten. Mit meinem Ausbildungsinstitut musste die Psychiatrie einen personengebundenen Kooperationsvertrag eingehen, das Ausbildungsinstitut stellte alle dazu erforderlichen Unterlagen zur Verfügung.

PiA: „Durch meine Stelle in der Praxis eines Kinder- und Jugendpsychiaters konnte ich dort die Stunden für den zweiten Teil der Praktischen Tätigkeit sammeln. Die Stelle hatte ich schon vor Beginn der Ausbildung und konnte sie auch während der Ausbildung weiterbehalten. Das Ausbildungsinstitut war sehr offen für **Kooperationspartner**, sodass die Anerkennung der Praktischen Tätigkeit in der Praxis kein Problem darstellte."

- **Kommentar**

Die **Anerkennung der Praktischen Tätigkeit** ist ein großes Problem: Obwohl laut § 5 Abs.1 PsychThG die Praktische Tätigkeit parallel zur Ausbildung zu

absolvieren ist, scheinen die Auskünfte der Institute in verschiedenen Bundesländern unterschiedlich zu sein. Um Klarheit zu gewinnen, wandten wir uns an sämtliche Landesprüfungsämter in Deutschland. Der Tenor der bisher eingegangenen Antworten lautet: Eine andere Auslegung als die, dass die Praktische Tätigkeit parallel zur Praktischen und Theoretischen Ausbildung abgeleistet werden muss, ist Willkür.

> **Tipp**
>
> Beginnen Sie die Praktische Tätigkeit möglichst erst nach dem Ausbildungsbeginn.

Andererseits gibt es immer wieder Beispiele von Ausbildungsteilnehmern, denen es gelungen ist, ihre bisherige berufliche Tätigkeit, die vor Beginn der Ausbildung aufgenommen wurde, über das Landesprüfungsamt vom Zeitpunkt des Ausbildungsvertragsabschlusses an oder auch schon davor als Praktische Tätigkeit anerkennen zu lassen.

Neben diesem Problem gilt es darauf zu achten, dass es ein Kooperationsvertrag zwischen Ausbildungsinstitut und Klinik gibt oder dass dieser abgeschlossen wird. Des Weiteren muss die Klinik oder Einrichtung alle gesetzlichen Anforderungen erfüllen, um als Ausbildungsstätte anerkannt zu werden. Manche Ausbildungsinstitute sind recht offen für weitere Kliniken als Kooperationspartner. Wer diesen Weg gehen möchte, sollte sich zuvor beim Ausbildungsinstitut absichern, ob es möglich ist, personengebundene Kooperationsverträge abzuschließen. Um Probleme mit der Anerkennung möglichst zu umgehen, sind vorab einige Punkte zu klären (▶ Checkliste).

> **Checkliste: Vermeidung von Problemen bei der Anerkennung des Psychiatriejahres**
> - Sie befinden sich auf „der sicheren Seite", wenn Sie das Psychiatriejahr erst nach Aufnahme der Therapieausbildung beginnen.
> - Achten Sie darauf, dass es Kooperationsverträge zwischen Ihrem Ausbildungsinstitut und Ihrer Klinik gibt. Dort sollte

sichergestellt werden, dass Ihre Klinik alle Voraussetzungen der APrV erfüllt.

– Verlassen Sie sich nicht auf (mündliche) Aussagen der Ausbildungsleitung, wählen Sie den direkten Weg und fragen Sie beim Landesprüfungsamt nach, wie dort mit Ihren Anliegen umgegangen wird. Lassen Sie sich die Auskunft schriftlich geben, um weitere Probleme zu vermeiden.

– Sollten Sie sich nach Ausbildungsbeginn nachträglich um die Anerkennung einer Tätigkeit als Praktische Tätigkeit bemühen, wenden Sie sich mit der Bitte um Unterstützung an Ihr Ausbildungsinstitut und verhandeln Sie direkt mit dem Landesprüfungsamt. Ein Erfolg ist unwahrscheinlich, aber nicht gänzlich ausgeschlossen.

■■ **Verträge während der Praktischen Tätigkeit**

PiA: „Mit der Psychiatrie, in der ich die Praktische Tätigkeit gemacht habe, ging ich einen **Praktikumsvertrag** ein. Dort wurden Rechte und Pflichten der beiden Seiten festgelegt. Im Praktikumsvertrag war zwar festgelegt, dass ich nicht bezahlt werde, andererseits war ich jedoch durch die offizielle Position als ‚Praktikantin‘ durch die Versicherungen der Klinik geschützt. Eine Tätigkeit ohne diesen Schutz auf einer Depressionsstation mit einer hohen Suizidquote hätte ich mir sonst nicht vorstellen können."

■ **Kommentar**

Verträge während der Praktischen Tätigkeit sind wichtig. Ohne vertragliche Regelungen sind die Aufgaben nicht beschrieben und festgelegt. Ohne Verträge greifen auch die vorhandenen Klinikversicherungen nicht, falls es Probleme geben sollte.

■■ **Rolle der Psychologen und Platz in der Hierarchie sowie Zusammenarbeit mit anderen Berufsgruppen**

PiA: „Während meiner Praktischen Tätigkeit empfand ich, dass die Ärzte einen besseren Stand hatten. Sie konnten z. B. Nachtdienste übernehmen, waren dadurch für die Klinik wertvoller und auch besser bezahlt. In der eigentlichen Zusammenarbeit

gab es keine Schwierigkeiten, ich hatte mich mit der Oberärztin abzusprechen."

PiA: „Gemeinsam mit dem Arzt war ich für die Betreuung der Patienten auf Station zuständig. Die Zusammenarbeit mit dem Arzt habe ich als gleichberechtigt und sehr angenehm empfunden. Da ich für meine Tätigkeit nicht bezahlt wurde, betreute der ärztliche Kollege mehr Fälle. Gegen Ende meiner Zeit in der Psychiatrie fiel der Arzt wegen Erkrankung längere Zeit aus. In dieser Zeit musste ich sehr viel Verantwortung übernehmen. Das Klima in der eher kleinen Klinik war sehr gut. Der Chefarzt war für mich bei Problemen immer ansprechbar und insgesamt habe ich das Gefühl gehabt, dass Ärzte und Psychologen gut miteinander kooperieren."

PiA: „In der Rehabilitationsklinik, in der ich das Psychosomatikhalbjahr machte, erlebte ich mich in meiner Rolle als Psychologin den Ärzten gleichgestellt, manchmal sogar mit mehr Verantwortung betraut. Durch das Stammtherapeutensystem trug ich die Verantwortung für die Patienten meiner Gruppe. Die Ärzte versorgten die Patienten in medizinischen Belangen und waren ebenso wie die Psychologen für bestimmte Teile des Abschlussberichtes zuständig.

PiA: „Meine Erfahrung ist, dass es wichtig ist, innerhalb der Praktischen Tätigkeit eine möglichst große **Eigeninitiative** zu entwickeln, um die Zeit bestmöglich zu nutzen. Wer z. B. plötzlich den Auftrag erhielt, allein eine Gruppe therapeutisch zu leiten, konnte sich dieser Aufgabe stellen, indem er nach einem möglichen Co-Therapeuten suchte, um die Chance zu haben, sich über die Geschehnisse in den Gruppen auszutauschen. Wer eine Zeit lang auf einer anderen Station Erfahrungen sammeln wollte, konnte mit den Therapeuten auf der Station einen Tausch besprechen. Wichtig ist es, der Klinikleitung möglichst machbare und konkrete Vorschläge zu machen, wenn man sich Veränderungen wünscht."

■ **Kommentar**

Die Erfahrungen der PiAs zu Rollen, Hierarchien und Stellung sind so unterschiedlich, dass sie vom Erleben als gleichwertiges Teammitglied nebst guter Kooperation mit Ärzten bis hin zu Erfahrungen als unliebsames Anhängsel reichen. Wichtig ist, sich der eigenen Fähigkeiten und des eigenen Wertes bewusst zu werden. Auch die Kenntnis über eigene Befugnisse und Entscheidungsspielräume kann wesentlich sein. Wer über den „Tellerrand" der eigenen Station hinausschauen möchte, sollte selbst aktiv werden.

> **Tipp**
>
> Warten Sie nicht darauf, dass Ihnen Möglichkeiten eröffnet werden, sondern suchen Sie selbst nach Ansprechpartnern, Veränderungsmöglichkeiten und gestalten Sie Ihre Zeit während der Praktischen Tätigkeit soweit möglich nach eigenen Vorstellungen.

■ ■ Verantwortung

PiA: „Mein Empfinden war, dass meine Position in der Nähe des Pflegepersonal in keinem Verhältnis zu meiner Verantwortung stand. Ich war verantwortlich für eine Reihe von Patienten, hatte die **autarke therapeutische Federführung**. Nicht immer wurde auf meine Bitten um Unterstützung in dem Maße eingegangen, wie ich mir das gewünscht hätte. Gerade in brenzligen Situationen, wie Suizidalität der Patienten, fühlte ich mich alleingelassen."

PiA: „Da ich ganz normal auf eine Planstelle hin von einer Klinik eingestellt wurde, hatte ich natürlich während meiner Praktischen Tätigkeit von Anfang an die volle Verantwortung für die Patienten. Das fand ich ziemlich heftig und anstrengend. Ich hätte anfangs gerne erst einmal ein bisschen Erfahrung sammeln wollen. Hilfreich fand ich neben den Gesprächen mit Kollegen und der Unterstützung durch die Klinik die Supervision, die ich alle 14 Tage auf eigene Rechnung in Anspruch nahm. Ohne die wäre es mir sicherlich schwer gefallen, am Anfang die Anforderungen zu erfüllen."

PiA: „Meine Praktische Tätigkeit konnte ich auf einer bezahlten Stelle machen. Das bedeutete natürlich auch, dass ich die volle Verantwortung tragen musste. Innerhalb der Klinik wurde eine große Selbstständigkeit und extreme Flexibilität verlangt. Gemeinsam mit der Ausbildung war das sehr anstrengend."

■ Kommentar

Hier handelt es sich um Beispiele von PiAs, die während ihrer Praktischen Tätigkeit sehr viel Verantwortung für Patienten übertragen bekommen haben. Sie wurden für ihre Aufgaben und Tätigkeiten z. T. entlohnt. Schwieriger gestaltet es sich, wenn PiAs auf Planstellen ohne Bezahlung mit voller Verantwortung eingesetzt werden. Die große Verantwortung sowie das Einarbeiten in eine neue Tätigkeit bei geringer Berufserfahrung und ohne Supervision kann gemeinsam mit den Anforderungen zu Ausbildungsbeginn (anlaufende Selbsterfahrung, hohe Frequenz der Theorieveranstaltungen) eine erhebliche Belastung darstellen.

■ ■ Problematische Fremdeinschätzung der PiAs

PiA: „Es gab innerhalb der Psychiatrie bis zum Zeitpunkt meiner Praktischen Tätigkeit noch keine PiAs. Daher war mein Status ungeklärt und für die Mitarbeiter auf Station oft unverständlich. Da ich nur wenige Stunden pro Woche auf der Station arbeitete, konnte ich mich nicht in dem Maße einbringen wie andere Mitarbeiter und meine Arbeit wurde auch lange Zeit nicht anerkannt. Meine Position im Team war unklar und auch meine Stellung. Alle anderen Psychologen in der Klinik waren mit Vollzeitverträgen für meist eine Station zuständig. Ich kam und ging und es war bekannt, dass ich mit einem Praktikantenvertrag eingestellt worden bin, also nahm jeder an, dass ich noch Studentin bin. Erst langsam besserte sich das Verhältnis zu den Mitarbeitern auf Station, die nach und nach meine Arbeit und deren Anteil an der Stationsarbeit anerkannten sowie mir und meiner Darstellung der PiA-Position zuhörten und glaubten. Da ich sehr selten da war und zusätzlich das Verhältnis zum Stationsarzt mehr als gespannt war, wurden viele Entscheidungen ohne meine Mitwirkung getroffen. Manchmal erlebte ich, dass vereinbarte Termine mit Patienten nicht mehr zustande kamen, da sie plötzlich entlassen worden waren."

PiA: „Während des Psychiatriejahres wurde mit dem Chefarzt ‚zeitliche Flexibilität' ausgehandelt, quasi als kleines Zugeständnis, da wir nicht bezahlt wurden. Diese Freiheit nutzten die dort arbeitenden PiAs sehr unterschiedlich: Manche kamen stets pünktlich und blieben auch den ganzen Tag, manche kamen früh und gingen früh, andere wiederum kamen spät und gingen früh. Nun kann man sich denken, dass bei den anfänglich häufig Anwesenden schnell die Motivation nachließ, und auch sie unregelmäßiger kamen. Der Grund für diese

Unregelmäßigkeiten der Anwesenheit war den anderen Mitarbeitern der Klinik nicht bekannt. Die Nicht-Bezahlung und die ausgehandelte flexible Arbeitszeit wurden oft verschwiegen. Letztendlich entstand für das Personal der Eindruck, dass ‚die Psychologen' unzuverlässig sind."

- **Kommentar**

Diese beiden Beispiele machen noch einmal die Schwierigkeiten deutlich, denen PiAs ausgesetzt sind, wenn ihre Rolle und Stellung nicht klar definiert wurden. Oft ist den Kollegen oder Teammitgliedern nicht bekannt, dass PiAs mit Praktikantengehalt oder unentgeltlich arbeiten. Auch ausgehandelte abweichende Arbeitszeiten, die Art der Aufgabenfelder und Verantwortungsbereiche sind häufig unbekannt.

> **Checkliste: So vermeiden Sie Unklarheiten bzgl. Ihrer Position:**
> - Werden Sie nicht müde, immer wieder zu erklären, in welcher Situation Sie sich befinden (Umfang der Bezahlung, ausgehandelte und besprochene Bedingungen, vereinbarte Aufgabenfelder etc.).
> - Versuchen Sie, möglichst allen Teammitgliedern gegenüber z. B. durch eine schriftliche Bekanntgabe Ihrer Arbeitszeiten transparent und präsent zu sein.
> - Treten Sie mit anderen PiAs in Kontakt und versuchen Sie möglichst ähnliche Vorgehensweisen zu etablieren.
> - Treten Sie mit dem Personalrat in Verbindung und besprechen Sie evtl. Finanzierungsmöglichkeiten Ihrer Stelle.

■ ■ **Problematische Situationen**

PiA: „Als schwierig empfand ich es, als ich durch die angekündigten Suizidabsichten einer Patientin bei geplanter Entlassung unter Druck gesetzt wurde. Durch die Hilfe des Chefarztes konnten wir die Situationen dann etwas klären, allein hätte ich mich damit überfordert gefühlt. Schwierig empfand ich es auch, wenn ich Aufnahmewillige abweisen musste, da die Station schon überbelegt war. Manchmal musste ich

erheblichen Druck von den überweisenden Ärzten aushalten."

- **Kommentar**

Zu den problematischen Situationen können ganz unterschiedliche Situationen gehören. Hilfreich ist es immer, genau zu wissen, wen man bei Problemen hinzuziehen kann.

■ ■ **Dokumentation im Rahmen der Praktischen Tätigkeit**

PiA: „Meine Aufgaben umfassten die Aufnahme, Dokumentation der therapeutischen Interventionen und des Verlaufes, das Schreiben von Verlängerungsberichten, die Beantwortung von Anfragen von außen, die Formulierung der Epikrisen und die Vervollständigung der PC-Basisdokumentation. Je nach Krankenkasse waren die Verlängerungen unterschiedlich ausführlich, manchmal hatten sie den Charakter von **Epikrisen**, was sehr anstrengend war, wenn man die Patienten noch nicht so genau kannte. Zu den Epikrisen ist zu sagen, dass alle Teile von mir geschrieben wurden, auch die medizinischen. Dazu lagen die Notizen und Dokumentationen der Ärzte vor und die von mir geschriebenen Teile wurden dann von den Ärzten korrigiert."

PiA: „Während der Praktischen Tätigkeit kam natürlich auch Schriftkram auf mich zu. Zu jedem mir zugeordneten Patienten musste am Anfang eine **ausführliche Anamnese** erstellt werden. Zum Ende des Aufenthaltes wurde der Arztbrief abgefasst. Bis auf die medizinischen Teile, die der Arzt diktierte, lag dies in meinem Aufgabenbereich."

PiA: „Innerhalb der Klinik war ich kaum an der Dokumentation beteiligt. Die technischen Möglichkeiten waren sehr eingeschränkt, mit einem Computer im Schwesternzimmer. Die Entlassungsberichte wurden vom Arzt diktiert. Erst nach und nach wurden die Entlassungsberichte um die handschriftliche (freiwillige) Dokumentation der Gruppen- und Einzelgespräche in den Patientenkurven ergänzt. Die Dokumentationen wurden von mir bereits von Anfang an im Rahmen der Verantwortung für den therapeutischen Teil in die Entlassungsberichte eingearbeitet."

PiA: „Die ‚Gespräche' der PiAs mit den Patienten sollten in den sog. ‚Kurven' dokumentiert werden. Sie wurden jedoch selten zur Kenntnis genommen, sodass auch die PiAs häufig nur kurze Anmerkungen machten, wie ‚schwingungsfähig', ‚Zustand besser' oder ‚konstant'. Das Team interessierte sich bisweilen mehr für die **ergänzende Testdiagnostik** und die Ergebnisse aus dem SKID. Trotzdem kam es dazu, dass in den Visiten die Diagnosen unabhängig von den Resultaten der strukturierten Interviews ohne fundierte Basis sehr leichtfertig geändert wurden (z. B. erhielt eine Patientin, die auffällige Ohrringe trug, die Diagnose ‚histrionische Persönlichkeitsstörung', während sie in der Woche zuvor noch als narzisstisch galt)."

▪ Kommentar

Wer während der Praktischen Tätigkeit stark in die Stationsarbeit eingebunden ist und viel Verantwortung trägt, hat auch einen erheblichen Teil der zu erledigenden schriftlichen Aufgaben zu bewältigen. Gerade zu Anfang ist man von deren Umfang oft erschlagen, gewöhnt sich aber schnell daran und entwickelt eine gewisse Routine. Andere Erfahrungen zeigen, dass die Teilhabe an der Dokumentation und die Wahrnehmung als wichtiges Teammitglied z. T. erkämpft werden muss. Die Tipps in der Checkliste helfen, sich verstärkt in dieses Aufgabenfeld einzubringen oder die zahlreichen Aufgaben zu bewältigen.

Checkliste: Dokumentation in der Psychiatrie

- ▬ Versuchen Sie, durch professionelle Dokumentation Ihren Stellenwert zu behaupten (Aktenvermerke mit entsprechender Fachterminologie).
- ▬ Lesen Sie sich in Arztbriefe, Akten etc. ein, um sich der institutstypischen Kommunikation und Fachterminologie anzupassen sowie Anhaltspunkte für Aufbau und Stil der geforderten Dokumentation zu erhalten.

- ▬ Lassen Sie zu Beginn die Anamnesen, Verlängerungsberichte, Epikrisen und Arztbriefe von Kollegen oder Vorgesetzen sorgfältig gegenlesen, damit Fehler korrigiert werden können.
- ▬ Wenn gewünscht und möglich, versuchen Sie testdiagnostische Ergebnisse zur Untermauerung Ihrer Diagnosen und zur Kontrolle des Therapieerfolgs einzusetzen.

▪ ▪ Dokumentation für die Ausbildung

PiA: „Für die Therapieausbildung mussten wir nicht dokumentieren. Die formale Bestätigung über die Anzahl der begleiteten Fälle durch den Klinikchefarzt reichte völlig aus. Auch Anamnesen, wie das manchmal in anderen Ausbildungsinstituten üblich ist, brauchten wir nicht zu schreiben."

PiA: „Für die Ausbildung dokumentierten wir 30 Fälle. Dazu stand uns ein zweiseitiges Formular zur Verfügung, das wir für jeden Patienten ausfüllen mussten. Fragen wie Alter, Diagnose, Zeitraum des Aufenthaltes, präsentierte Probleme etc. waren anzugeben. Ferner mussten wir dazu Stellung nehmen, in welcher Form wir an der Behandlung der Patienten teilgenommen haben. Am meisten geärgert hat mich, dass wahrscheinlich niemand die erarbeiteten Sachen gelesen hat und lesen wird. Die Dokumentationen müssen durch den Klinikchef gegengezeichnet werden."

▪ Kommentar

Die Anforderungen an die Dokumentation der 30 Fälle legen die Ausbildungsinstitute fest. Dazu bestehen sehr unterschiedliche Ideen und Anforderungen, die von einer ausführlichen Dokumentation sämtlicher Fälle bis hin zur formalen Bestätigung der Teilhabe an der Behandlung reichen kann.

Praktische Ausbildung und Supervision – Inhalt und Organisation

© Springer-Verlag Berlin Heidelberg 2016
B. Lindel *Survivalguide PiA*, Psychotherapie: Praxis
DOI 10.1007/978-3-662-49308-3_9

Dieses Kapitel gibt einen Überblick über die Praktische Ausbildung und die begleitende Supervision. Es werden die gesetzlichen Grundlagen benannt, der Stellenwert der Praktischen Ausbildung erläutert sowie Ablauf und Inhalt dargestellt. In Abgrenzung dazu beinhaltet das nächste Kapitel (▶ Kap. 10) im Detail den Ablauf eines therapeutischen Falles, die Antragstellung, die Dokumentation und die Abrechnung.

9.1   Gesetzliche Grundlagen

Die 600 Stunden Praktische Ausbildung sind unter den PiAs als die sog. „Fälle" bekannt, da ihnen gem. § 4 Abs. 5 PsychTh-APrV Behandlungsfälle zugewiesen werden. Fälle bedeutet, dass die Praktische Ausbildung aus der selbstständigen Behandlung von Patienten im ambulanten Rahmen besteht. Ziel dieser Ausbildungskomponente ist, möglichst viele verschiedene Störungsbilder mit unterschiedlichen Schweregraden kennenzulernen und unter begleitender Supervision im Schwerpunktverfahren zu behandeln. Im Vergleich zur Praktischen Tätigkeit, dem sog. Psychiatriejahr, soll die Aufgaben der PiAs während der Praktischen Ausbildung weitgehend **selbstständig** erfolgen.

Aufgaben von PiAs während der Praktischen Ausbildung:
- Diagnostik
- Indikationsstellung
  - selektive Indikationsstellung, d. h. Entscheidung für oder gegen eine bestimmte psychotherapeutische Behandlung bei einem Patienten
  - adaptive Indikationsstellung, d. h. die Berücksichtigung von Veränderungen im Therapieprozess, die die Eingangsdiagnostik als Arbeitshypothese immer wieder überprüft und ggf. modifiziert
- Aufklärung über Sinn und Zweck von Psychotherapie
- Veranlassung einer ärztlichen Untersuchung, Anfordern eines Konsiliarberichts
- Durchführung der ambulanten Psychotherapie im Schwerpunktverfahren
- Evaluation, d. h. Bewertung der Therapieergebnisse
  - summative Evaluation – das Ergebnis am Ende der genehmigten Therapiestunden überprüfen, z. B. ob nach 25 Sitzungen Kurzzeittherapie die Kriterien für eine Spinnenphobie noch erfüllt sind oder nicht
  - formative Evaluation – Qualität des Therapieverlaufes kritisch betrachten, z. B. erneutes Ausfüllen und Auswerten eines Beschwerde-Screenings. Schwierig ist die Evaluation der Therapieergebnisse bezogen auf weiche Variablen wie z. B. Vertrauen in der therapeutischen Interaktion
- Aktenführung
- Dokumentation im weitesten Sinn (z. B. Stellen der Anträge auf Psychotherapie)
- ggf. Kommunikation mit den Kostenträgern
- Vor- und Nachbereitung der Supervision
- ggf. Kontaktaufnahme zu Vor- oder/und Nachbehandlern
- Abrechnung der psychotherapeutischen Leistungen mit den Kostenträgern
- Erstellen der ausführlichen Falldokumentationen

Während der Praktischen Ausbildung ist entweder der Institutsleitung direkt oder den Supervisoren **Rechenschaft** über den Stand der Therapien abzulegen. Dies kann in Form von regelmäßigen mündlichen Berichten und/oder schriftlichen Kurzberichten zu Beginn der Therapie oder durch schriftliche Abschlussberichte nach Therapieende erfolgen. Gesetzlich festgelegt ist, dass mindestens 6 umfangreiche Falldarstellungen vorgelegt werden (▶ Abschn. 10.2.9). Zwei dieser Darstellungen werden gewöhnlich als Prüfungsfälle entweder vom Ausbildungsinstitut oder von den Ausbildungsteilnehmern ausgewählt.

9.2 Einordnung in den Ausbildungsablauf und Abgrenzung zu den anderen Ausbildungsteilen

Neben der Theoretischen Ausbildung und der Praktischen Tätigkeit ist die Praktische Ausbildung ein weiterer wichtiger (vielleicht der wichtigste) Bestandteil der Therapieausbildung. Die Praktische Ausbildung nach § 4 PsychTh-APrV könnte man den vertiefenden praxisbezogenen Teil der Ausbildung in dem gewählten therapeutischen Schwerpunktverfahren nennen. Während bei der Praktischen Tätigkeit nur eine Beteiligung an 30 Fällen gesetzlich vorgesehen ist, wird während der Praktischen Ausbildung die eigenständige Behandlung von Patienten mit krankheitswertigen Störungen i. S. der einschlägigen Klassifikationssysteme verlangt. Dabei soll jede 4. Stunde supervidiert werden.

Die Praktische Ausbildung erfolgt lediglich im Schwerpunktverfahren. In der Theoretischen Ausbildung dagegen werden zum erheblichen Teil auch Grundlagen vermittelt, die alle Ausbildungsrichtungen teilen. In der Praktischen Tätigkeit ist das Schwerpunktverfahren eher irrelevant. Die Praktische Ausbildung mit der verpflichtenden Supervision und den meist erheblichen Dokumentationsanforderungen dient dazu, das psychotherapeutische Verfahren, seine Terminologie und Methodologie zu erlernen. Durch die Supervision und Gespräche über das Vorgehen in der Therapie und die schriftlichen Darstellungen werden die Verwendung und Anwendung geübt und vertieft.

In der Praktischen Ausbildung nutzt der PiA das erworbene Wissen über psychische Störungen und ihre Behandlung, das er in der Theoretischen Ausbildung erworben hat. Zum Tragen kommt hier auch, dass der PiA durch die Selbsterfahrung um die eigenen Grenzen weiß und im therapeutischen Prozess damit umgehen kann. Bei Bedarf empfiehlt es sich, nochmals Selbsterfahrung in Anspruch zu nehmen. Aus der Praktischen Tätigkeit bringt der PiA erste Erfahrungen im Umgang mit psychischen Störungen mit. Im Verlauf der Praktischen Ausbildung werden aufkommende Fragen i. d. R. in den Supervisionsstunden besprochen (► Abschn. 9.5).

Während Theoretische Ausbildung und Praktische Tätigkeit meist zu Beginn der Therapieausbildung absolviert werden, kann die Praktische Ausbildung erst nach einiger Zeit begonnen werden. Voraussetzung für den Beginn ist die Erteilung der Behandlungserlaubnis oder vorläufigen Approbation (► Abschn. 9.4).

9.3 Inhalt der Praktischen Ausbildung

Die Praktische Ausbildung beinhaltet 600 Behandlungsstunden. Zu den 600 Stunden können alle vom PiA durchgeführten Therapiestunden und Probatorischen Sitzungen dazugezählt werden. Neben den „reinen" Behandlungsstunden ist jedoch davon auszugehen, dass mindestens dieselbe Zeit mit notwendigen Vor- und Nachbereitungsarbeiten sowie Dokumentation verbracht wird.

Unter Fall verstehen wir die Behandlung eines Patienten. Manchmal werden vom Ausbildungsinstitut Regeln oder Kriterien aufgestellt, unter welchen Bedingungen eine Probatorische Sitzung oder eine Therapiestunde eines Falles zu den 600 Stunden Praktische Ausbildung dazugezählt werden kann. Manchmal werden auch Regeln aufgestellt, wie viele abgeschlossene Kurz- oder Langzeittherapien während der Praktischen Ausbildung durchgeführt werden sollten und welche Patienten zu behandeln sind. Zu der Reihe von Regeln, die sowohl einzeln als auch gemeinsam als Bedingungen formuliert sein können, gehören folgende:

- Jede Stunde eines behandelten Patienten, egal ob Probatorische Sitzung oder Therapiestunde, zählt zu den 600 Stunden.
- Nur Stunden eines Falles, der entweder durch die Gutachter der Krankenkassen oder durch die Supervisoren positiv begutachtet worden ist, zählen zu den 600 Behandlungsstunden.
- Es muss eine Mindeststundenanzahl pro Fall vorliegen, bevor die Stunden gezählt werden können.
- Eine Mindestanzahl von Patienten muss behandelt werden.
- Eine Mindestanzahl von (abgeschlossenen) Kurzzeittherapien sollte in den 600 Behandlungsstunden enthalten sein.

▬ Eine Mindestanzahl von (abgeschlossenen) Langzeittherapien sollte in den 600 Behandlungsstunden enthalten sein.

▬ Die behandelten Patienten sollten gewisse Störungsbilder und Problematiken aufweisen.

Diese von den Ausbildungsinstituten aufgestellten Regeln führen ggf. dazu, dass Probatorische Sitzungen mit Patienten, für die keine Indikation für eine Psychotherapie besteht, nicht anerkannt werden. Oft sammeln PiAs weit mehr als die vorgeschriebenen 600 Behandlungsstunden, da sie Probleme haben, bestimmte Bedingungen zu erfüllen. Gesetzlich vorgeschrieben ist lediglich die Behandlung von mindestens 6 Patienten innerhalb der 600 Stunden, deren Verlauf in ausführlichen Falldarstellungen dokumentiert werden muss.

> **Tipp**
>
> Lassen Sie sich die Regeln des Ausbildungsinstitutes schriftlich geben. Fragen Sie Ausbildungsteilnehmer aus höheren Jahrgängen, welche Schwierigkeiten und Probleme sie mit den Regeln hatten und welche Lösungsmöglichkeiten sie für sich gefunden haben.

9.4 Ablauf der Praktischen Ausbildung

Wie schon erwähnt, beginnt die Praktische Ausbildung oft erst nach der Beantragung oder Erteilung der Behandlungserlaubnis oder vorläufigen Approbation. Die Voraussetzungen für den Beginn der Praktischen Ausbildung bestimmen die jeweiligen Ausbildungsinstitute, einheitliche Regelungen existieren nicht. So geben manche Ausbildungsinstitute diverse zu erfüllende Kriterien vor, andere verlangen das Bestehen einer Zwischenprüfung. Einige Beispiele für solche Regeln sind hier aufgelistet, natürlich sind auch Kombinationen möglich:

▬ Die Behandlungserlaubnis wird nach dem Verstreichen eines gewissen Zeitraumes der Ausbildung ohne weitere Bedingungen erteilt.

▬ Beispiel: Alle Teilnehmer eines Ausbildungsjahrganges erhalten die Behandlungserlaubnis, nachdem sie ein Jahr an der Theoretischen Ausbildung teilgenommen haben.

▬ Die Behandlungserlaubnis wird erteilt, wenn der Ausbildungsteilnehmer einen gewissen Ausbildungsstand nachweist.

▬ Beispiel: Er weist eine gewisse Anzahl von Stunden in der Theoretischen Ausbildung, Praktischen Tätigkeit und Selbsterfahrung nach.

▬ Beispiel: Die Behandlungserlaubnis wird erteilt, wenn die Dokumentation der Fälle aus der Praktischen Tätigkeit durch die Ausbildungsleitung genehmigt worden ist.

▬ Beispiel: Der Ausbildungsteilnehmer wird gebeten, eine gewisse Anzahl von Anamnesen entweder über Patienten aus der Praktischen Tätigkeit oder aus der Ausbildungsambulanz zu verfassen, anhand derer die Ausbildungsleitung über die Behandlungserlaubnis entscheidet.

▬ Die Behandlungserlaubnis wird nach Bestehen einer schriftlichen oder mündlichen Zwischenprüfung erteilt, deren Inhalt und Ablauf durch das Ausbildungsinstitut gestaltet werden.

Ziel der Regeln ist es, zu klären, ob der Ausbildungsteilnehmer einen Wissensstand erreicht hat, der das selbstständige therapeutische Handeln unter Supervision rechtfertigt. Es sei hier darauf hingewiesen, dass es dazu **keine rechtliche Grundlage** gibt. In den gesetzlichen Vorgaben der PsychTh-APrV werden keine Angaben zu einer Behandlungserlaubnis gemacht.

Mit der Erteilung der Behandlungserlaubnis kann die Praktische Ausbildung begonnen werden. Am Anfang ist es für die Ausbildungsteilnehmer schwierig, diesen komplexen Teil der Ausbildung zu koordinieren und zu organisieren. In ▶ Kap. 10 werden die wichtigen Abläufe und Schritte detailliert erläutert.

> **Überblick zur praktischen Ausbildung**
> ▬ Tätigkeiten während der Praktischen Ausbildung:
>   – Auswahl der zu behandelnden Fälle
>   – Gestaltung des Behandlungsablaufs
>   – telefonische Kontaktaufnahme zu den Patienten
>   – Erstgespräch
>   – probatorische Sitzungen mit Erstdiagnostik

- Krankenkassenantrag erstellen und bei der Krankenkasse einreichen
- Therapiebeginn nach Genehmigung der Stunden durch die Krankenkasse
- Durchführung der Psychotherapie
- ggf. Verlängerung beantragen
- Therapiebeendigung mit Abschlussdiagnostik
- Evaluation und Katamnese
- Abrechnung mit den Krankenkassen
- Erfüllen der Dokumentationsanforderungen
  - Gesetzlich geforderte Dokumentation – z. B. regelmäßige Aktenführung
  - Dokumentation, die sich aus den Anforderungen der APrV ergibt – z. B. ausführliche Falldarstellungen
  - Dokumentationsanforderungen der Kostenträger – z. B. Antrag auf Psychotherapie
  - Dokumentationsanforderungen, die durch die Ausbildungsinstitute gestellt werden – z. B. Verfassen von Zwischenberichten
- Vor- und Nachbereitung sowie Dokumentation der Supervision

Aufwendig wird der Beginn der Praktischen Ausbildung besonders dadurch, dass meist gleichzeitig **mehrere Fallbehandlungen** aufgenommen werden. Zu Anfang sollte besonders viel Zeit für die schriftlichen Aufgaben eingeplant werden. Dabei ist unbedingt darauf zu achten, dass die Anforderungen an die supervisorische Begleitung erfüllt werden. Gegen Ende der Ausbildung sind die organisatorischen Abläufe klarer und es entwickelt sich eine gewisse Routine.

Eines der größten Probleme von PiAs in der Praktischen Ausbildung ist neben den organisatorischen Fragen und den kaum zu überblickenden Anforderungen die Tatsache, dass sich die Ausbildungen wegen Schwierigkeiten in der Praktischen Ausbildung oft erheblich verzögern. Zu den Gründen gehören:
- Gründe auf Seiten der Ausbildungsteilnehmer:
  - später Beginn mit der Praktischen Ausbildung

  - Unterschätzen des zusätzlichen zeitlichen Aufwandes (Anforderungen der Krankenkassen, der Ausbildungsinstitute, Supervision)
  - Unterschätzung des logistischen Aufwandes (Fahrtzeiten zur Ambulanz, zur Supervision etc.)
  - evtl. Unterbrechungen der Ausbildung wegen Schwangerschaft, Krankheit, Auslandsaufenthalt etc.
- Gründe auf Seiten des Ausbildungsinstitutes oder der Ausbildungsambulanzen:
  - fehlende Patienten
  - extreme Patientenauswahl und damit u. U. viele Abbrecher
  - fehlende oder ständig ausgebuchte Räume
  - fehlende Supervisoren
  - zahlreiche (unangemessene) zusätzliche Anforderungen an den PiA (z. B. Anzahl der Langzeittherapien)
- Gründe auf Seiten der Patienten:
  - abbrechende Patienten
  - unterbrechende Patienten
  - ausschleichende Stunden gegen Ende der Behandlung – d. h. geringere Frequenz der Stunden
- weitere Gründe:
  - Verzögerungen im Antragsverfahren durch Gutachter oder Krankenkassen
  - Schwierigkeiten mit Krankenversicherungen oder anderen Kostenträgern wegen der Übernahme der Kosten

> **Tipp**
>
> Achten Sie darauf, dass persönliche Gründe und die Bedingungen des Ausbildungsinstitutes möglichst eine Verzögerung ausschließen.

Wer die Ausbildung möglichst schnell abschließen möchte, sollte daher darauf achten, Bedingungen herzustellen, damit diese Probleme nicht auftreten oder minimiert werden. Manche dieser Aspekte liegen aber leider nicht in der Hand der Ausbildungsteilnehmer. Seien Sie also nicht enttäuscht, wenn sich trotz sorgfältiger Planung die Praktische Ausbildung länger hinzieht, als Sie es sich wünschen. Sie können davon ausgehen, dass sich die Praktische Ausbildung auch bei vollem Einsatz über ca. 2 Jahre erstreckt.

> **Tipp**
>
> Wir empfehlen, die Behandlungserlaubnis so früh wie möglich zu erwerben.

Therapieabbrüche und -unterbrechungen sind leider sehr häufig, was manchmal an der Patientenauswahl liegt. Ein Trost mag sein, dass die Stunden der abgebrochenen Fälle im Regelfall auf die 600 Behandlungsstunden angerechnet werden. Der Aufwand bei einem abgebrochenen Fall ist jedoch erheblich, da trotzdem eine ausführliche Dokumentation fällig wird, z. T. mit ausführlicher Darlegung der Gründe für die vorzeitige Beendigung. Therapieunterbrechungen sind aus unterschiedlichen Gründen sinnvoll oder notwendig. Bis zu 3 Monaten können Therapien unterbrochen werden, ohne dass die Krankenkassen in Kenntnis gesetzt werden müssen. Bei Therapieunterbrechungen bis zu einem halben Jahr bleibt bei Angabe nachvollziehbarer Gründe gegenüber dem Sachbearbeiter der Krankenkasse das beantragte und noch nicht ausgeschöpfte Stundenkontingent erhalten. Bei längerer Unterbrechung ist es oft notwendig, über das Gutachterverfahren das eigentlich schon genehmigte Stundenkontingent erneut zu beantragen.

Obwohl es scheint, dass es noch sehr lange bis zur Abschlussprüfung dauert, ist es wichtig, sich frühzeitig Gedanken über den oder die Prüfungsfälle zu machen. Die Dokumentation dieses Falles ist Voraussetzung für die Prüfungsanmeldung und auch Teil der Abschlussprüfung (▶ Kap. 11). In manchen Ausbildungsinstituten wird verlangt, dass die Behandlungen abgeschlossen sein müssen, bevor sie als Prüfungsfall genutzt werden können. Da bei den meisten Fällen von einer Therapiedauer von mindestens eineinhalb Jahren auszugehen ist, müssen die Prüfungsfälle oft auch aus den zuerst begonnenen Therapien ausgewählt werden.

In einer besonderen Situation befinden sich PiA, die sich für eine kombinierte Ausbildung tiefenpsychologisch fundierte und psychoanalytische Psychotherapie entscheiden. Ihre Praktische Ausbildung

dauert oft deutlich länger und sie müssen oft in der psychoanalytischen Ausbildung eine gewisse Anzahl von Langzeittherapien mit z. T. einer Stundenanzahl von 200 Stunden durchführen.

Gegen Ende der Praktischen Ausbildung ergeben sich häufig noch einmal weitere Schwierigkeiten. Es ist manchmal schlecht planbar, alle Therapien zum eigenen Ausbildungsabschluss zu beenden. Besonders nach Abschluss der Ausbildung wird es immer schwieriger, die Therapien zu Ende zu bringen. In manchen Fällen ist es möglich, einen Therapeutenwechsel zu planen, sodass die genehmigten Stunden oder evtl. Verlängerung durch den folgenden Therapeuten vorgenommen werden können. Jeder Therapeutenwechsel ist eine Belastung für die Patienten, die Vertrauen in den neuen Therapeuten aufbauen, sich neu einlassen müssen. Daher ist es wichtig, die Patienten frühzeitig darauf hinzuweisen, dass dies passieren kann. Mit jedem Patienten kann oft eine individuelle Lösung gefunden werden.

> ❯❯ **Planen Sie rechtzeitig, wie und wann Sie die laufenden Therapien abschließen oder ggf. an weitere Behandler übergeben werden.**

Warum es wichtig ist, frühzeitig die Beendigung der Therapie zu planen, wird durch folgende Probleme deutlich, die oft vorher nicht abzusehen sind:

- Sobald die 600 Behandlungsstunden erreicht sind, werden weitere Stunden manchmal von der Ausbildungsambulanz oder dem Kostenträger nicht mehr vergütet.
- Obwohl das Ausbildungsziel nach 600 Behandlungsstunden erreicht ist, müssen meist alle weiteren Behandlungsstunden unter Supervision stattfinden, die der Ausbildungsteilnehmer selbst zu finanzieren hat. Dies erhöht die Kosten der Ausbildung.
- Manchmal werden Reststunden bei Patienten von den Krankenkassen unter bestimmten Bedingungen vergütet, meist ist dies aber an bestimmte Bedingungen und an einen gesonderten Antrag geknüpft.
- Manchmal verschärfen sich nach erfolgreichem Abschluss der Ausbildung und der Erteilung der Approbation die Probleme,

auslaufende Therapien zu beenden noch, da die Krankenkassen die Vergütung der Leistungen verweigern, wenn die ehemaligen Ausbildungsteilnehmer keine eigene Zulassung haben, sondern weiterhin in den Ausbildungsambulanzen behandeln.

9.5 Supervision

Die Praktische Ausbildung wird durch die Supervision begleitet. Es sind mindestens 150 Supervisionsstunden nachzuweisen. Im Folgenden wird zunächst der Begriff definiert, dem folgt die Übertragung auf die Ausbildung in psychologischer Psychotherapie und die Darstellung der Rollen des Supervisors und Supervisanden und des Settings. Des Weiteren werden Sinn, Ziele, Methoden sowie Inhalte der Supervision erläutert.

9.5.1 Was ist Supervision?

Supervision leitet sich vom lateinischen „supervidere" (= wörtlich: von oben betrachten, überwachen, freier übersetzt: die Hand darüber halten) ab, d. h. eine **außenstehende** sowie **in der jeweiligen Materie versierte und erfahrene Person** wird zu speziellen Fragen zu Rate gezogen. Supervision ist damit immer eine Interaktion zwischen einem Anleiter, dem Supervisor, und mindestens einem Lernenden, dem Supervisanden. Diese Interaktion ist dadurch gekennzeichnet, dass Supervisor und Supervisand vorab die Regeln ihrer Zusammenarbeit festlegen.

Themen sind die Reflexion problematischer Situationen, die der Supervisand im Beruf erlebt hat oder auf die er sich vorbereiten will. Auf der Basis der Reflexion formuliert der Supervisand Lernziele, die in der Supervision verfolgt werden. Im Fokus steht je nach Zielvereinbarung die Methodik, die Rollenerwartungen oder die Beziehung zwischen Supervisand und Patient. Bezogen auf die Psychotherapeutenausbildung dient die Supervision dazu, dem Supervisanden bei der Reflexion und bei der Optimierung seines beruflichen psychotherapeutischen Handelns zu begleiten.

9.5.2 Supervisoren: Anforderungen an die Qualifikation und Aufgaben

Die Anforderungen an die Qualifikationen der Supervisoren sind durch die gesetzlichen Vorgaben geregelt (▶ § 4 PsychTh-APrV). Die Supervisoren werden vom Landesprüfungsamt anerkannt, durch die Psychotherapeuten- und die Ärztekammer des jeweiligen Bundeslandes akkreditiert und weisen ihre Qualifikation bei den Ausbildungsinstituten nach. Sie erhalten dann die **Anerkennung für das Ausbildungsinstitut**. Es wäre wünschenswert, wenn Supervisoren deutschlandweit anerkannt werden könnten. Bisher ist es kompliziert, wenn man z. B. eigene Supervisoren anerkennen lassen möchte, da sie in jedem Bundesland und in jedem Ausbildungsinstitut den Anerkennungsprozess durchlaufen müssen. Zu den **Voraussetzungen**, mit denen Fachkompetenz nachgewiesen wird, gehören:

- mindestens 5 Jahre psychotherapeutische Tätigkeit nach Approbation im Schwerpunktverfahren
- mindestens 3 Jahre Lehrtätigkeit
- persönliche Eignung

Alle derzeit anerkannten Supervisoren haben ihre Psychotherapeutenausbildung nicht nach dem neuen Psychotherapeutengesetz absolviert. Ihre eigene **therapeutische Ausbildung ist daher sehr unterschiedlich**. In vielen Ausbildungsinstituten gibt es Listen mit den anerkannten Supervisoren. Aus diesen Listen kann sich jeder die Supervisoren auswählen, die geeignet erscheinen. Meist haben die Supervisoren auch Lehrfunktion, sodass man sie während der Theoretischen Ausbildung kennenlernen kann. Manchmal helfen auch Erfahrungen von anderen Ausbildungsteilnehmern, die mit bestimmten Supervisoren schon gearbeitet haben. Durch eine Probestunde findet man oft schnell heraus, ob die Arbeit mit einem bestimmten Supervisor sinnvoll und hilfreich ist. Zu den Aufgaben der Supervisoren gehören:

- formale Aufgaben:
  - Moderation, Coaching und Reflexion der persönlichen Erkenntnisse und Lernfortschritte der Supervisanden
  - Überprüfen der Eignung der Ausbildungsteilnehmer

- Lesen, Korrigieren, Kommentieren und Gegenzeichnen der Kassenanträge
- ggf. Lesen und Gegenzeichnen weiterer Dokumentationen oder Anforderungen der Ausbildungsinstitute, z. B. der Falldarstellungen
- inhaltliche Aufgaben:
  - Überprüfung der Beachtung ethischer Grundlagen (z. B. Aufklärungspflicht)
  - Unterstützung bei der Diagnose von psychischen Störungen
  - Unterstützung bei der Gestaltung des Therapieverlaufes
  - Klären von Fragen zu möglichen Methoden
  - konkrete Arbeit an den therapeutischen Qualitäten und Techniken der Ausbildungsteilnehmer
  - Klärung von schwierigen Situationen, z. B. Aufbau einer vertrauensvollen Arbeitsbeziehung mit „schwierigen" Patienten

Supervisoren sind selbst in die Therapien nicht aktiv involviert, sondern wirken meist **indirekt** durch Hinweise, Ratschläge und Literaturtipps. Für die Supervision gilt auch die Schweigepflicht (▶ Abschn. 8.3.4). Wichtig ist, dass sich im Laufe der gemeinsamen Arbeit ein Vertrauensverhältnis zwischen Supervisor und Supervisand entwickelt.

Natürlich arbeiten alle Supervisoren **unterschiedlich**, konzentrieren sich auf verschiedene Aspekte und legen ihren Fokus individuell fest. Sie sollten aber insgesamt das Lernen der Ausbildungsteilnehmer unterstützen und deren Entwicklung zum Psychotherapeuten fördern. Die Interaktion zwischen Supervisor und Supervisand wird in Supervisionsgruppen durch die Interaktion zwischen den Supervisanden ergänzt. Ist kein Supervisor anwesend und supervidieren sich PiAs gegenseitig, spricht man von **Intervision**. Gelegentlich wird dies auch in Ausbildungsinstituten zusätzlich angeboten, kann die Supervision aber nicht ersetzen.

9.5.3 Supervisanden: Aufgaben

Jeder Ausbildungsteilnehmer kann selbst dazu beitragen, dass die Supervision ihre Ziele erfüllt. Dadurch kann die **Qualität der Ausbildung erheblich verbessert** werden. Eine gute Supervision und damit die kontinuierliche Begleitung beim Entwickeln der therapeutischen Fähigkeiten ist sehr wichtig. Um Supervision möglichst sinnvoll zu nutzen, sind einige Punkte zu beachten, die die Aufgaben der Ausbildungsteilnehmer widerspiegeln.

Checkliste: Maßnahmen, um die Supervision optimal zu nutzen
- Modalitäten der Supervision klären und beachten
  - Dokumentationsaufwand
  - Bezahlung
  - Ausfallhonorar
  - Einzel- vs. Gruppensupervision
  - Art der Aufteilung auf mehrere Supervisoren
- Supervisoren gezielt auswählen
  - Praktiker mit therapeutischer Erfahrung oder besonderen Kenntnissen und Schwerpunkten gezielt auswählen
  - persönliche Passung beachten
  - Anfahrtszeiten berücksichtigen
  - zeitliche Flexibilität der Supervisoren erfragen
- bei Gruppensupervision:
  - passende Gruppenteilnehmer im Vorfeld finden (damit die „Chemie" stimmt, Interessensschwerpunkte)
  - Vertrauensverhältnis herstellen
  - Wortbeiträge gleichmäßig verteilen
- Vorbereitung von Supervisionsstunden
  - z. B. Supervisionsakte anlegen
  - Fragen herausarbeiten
  - schwierige Situationen schildern
  - problematische Aspekte ansprechen
  - eigene Probleme darstellen
- Nachbereitung von Supervisionsstunden
  - Umsetzung der Ergebnisse in den Therapien
  - Umsetzung der Ergebnisse in den Dokumentationen
  - evtl. Supervisionsprotokolle erstellen
  - ggf. vorgeschlagene Literatur besorgen und einsehen
- ggf. Einsatz von Audio- oder Video-Aufnahmen (z. B. zur Verbesserung der Gesprächstechniken und der therapeutischen Techniken)

☐ Tab. 9.1 Vor- und Nachteile von Einzel- und Gruppensupervision

	Gruppensupervision	Einzelsupervision
Vorteile	- Rückmeldungen von Supervisor und Gruppenmitgliedern (Teamleistung) - Lernen durch das Erleben der Vorgehensweisen der anderen Gruppenmitglieder, deren Umgang mit Schwierigkeiten und Problemen - Aktive Teilhabe an der Therapie von einer größeren Anzahl von Patienten	- Mehr Raum für detaillierte Klärung eigener Anliegen, Fragen und Probleme - Klärung von Detailfragen zu den ersten Kassenanträgen - Leichtere Thematisierung eigener Grenzen und problematischer Situationen mit Patienten - Höhere zeitliche und organisatorische Flexibilität
Nachteile	- Probleme mit der Gruppenzusammensetzung (Vertrauen, gegenseitige Abstimmung) - Probleme bei der Terminfindung - Konkurrenz um Zeit und Raum in der Supervision	- Nur Rückmeldungen durch den Supervisor (Verlust der Teamvorteile) - Beschränkung der Supervision auf eigene Fälle und eigene Schwierigkeiten

Noch ein kurzer Absatz zum Einsatz von Video- und Audioaufnahmen: In manchen Ausbildungsinstituten ist dies **Standard**, es werden viele oder alle Therapiestunden audio- oder videografiert. Wird dies als Standard eingeführt und den Patienten erklärt, stimmen diese der Aufzeichnung meistens zu. Zum einen können die Aufnahmen als Erinnerungsstützen dienen, zum anderen aber auch in der Supervision zur Verbesserung des therapeutischen Vorgehens und Handelns genutzt werden. Wenn dies nicht Standard ist, kann es sinnvoll sein, bei ausgewählten Patienten um die Erlaubnis zur Video- oder Audiografie bestimmter Stunden zu bitten, um sie dann in der Supervision zu analysieren. Dadurch lassen sich oft präzise Rückmeldungen zum Gesprächsverhalten und therapeutischen Vorgehen erarbeiten und relativ leicht in den nächsten Stunden umsetzen.

9.5.4 Formale Vorgaben, z. B. Setting

Während der Ausbildung sind insgesamt mindestens 150 Supervisionsstunden zu sammeln. Dabei ist zu beachten, dass:

- mindestens 50 Stunden davon Einzelsupervisionsstunden sind
- die Supervisionsstunden auf mindestens 3 Supervisoren verteilt werden
- die Behandlungsstunden (Fälle) möglichst gleichmäßig supervidiert werden
- besonders in Zeiten der Antragstellung möglicherweise mehr Supervisionsstunden notwendig sind

Die Supervision kann als Gruppen- und Einzelsupervision stattfinden. Gesetzlich vorgeschrieben sind mindestens 50 Einzelstunden, alle übrigen Stunden können als Gruppenstunden gestaltet werden. Es gibt Vor- und Nachteile der Gruppensupervision gegenüber Einzelsupervision und umgekehrt. Einige sind in ☐ Tab. 9.1 zusammengefasst. Am besten ist es natürlich, durch eine Mischung der Formen die Vorteile beider auszunutzen. In bestimmten Situationen eignet sich eine der Formen besser. So ist vielleicht während der Zeit der ersten Kassenanträge Einzelsupervision sinnvoller, um Detailfragen zu klären.

Die Gruppen der Gruppensupervision können durch die Teilnehmer selbst gebildet werden oder kommen auf Anraten der Institutsleitung zustande. Bei Gruppen, die sich selbst finden, gilt es nicht nur, eine optimale Zusammensetzung zu finden, sondern auch organisatorische Fragen zu beachten (optimale Zeiten für die Supervision, Ort etc.). Manchmal müssen gebildete Gruppen durch die Leitung bestätigt und genehmigt werden. Gruppensupervision findet in der Regel in Vierergruppen statt. Es sind sowohl feste Gruppen über einen gewissen Zeitraum als auch Gruppen mit wechselnden Teilnehmern möglich.

Tipp

Erkundigen Sie sich frühzeitig, wie Ihr Ausbildungsinstitut mit der Gruppensupervision umgeht, wenn sich Ihre Ausbildung verzögern sollte und Sie die Gruppensupervision zu einem anderen Zeitpunkt benötigen.

Manchmal ist es sinnvoll, sich zu Beginn der gemeinsamen Gruppensupervision auf Regeln zu einigen. Eine dieser Regeln kann sein, dass jeder mindestens einmal zu Wort kommt. Eine weitere Regel ist beispielsweise, die am Anfang gesammelten Anliegen durch die Einführung einer zeitlichen Struktur auch wirklich alle zu bearbeiten.

Zur Verteilung der Supervisionsstunden auf die vom Institut anerkannten Supervisoren ist die Formulierung des § 4 Abs. 2 PsychTh-APrV, gemäß der die Behandlungsstunden regelmäßig auf 3 Supervisoren zu verteilen sind, wichtig. Die konkrete Umsetzung wird durch das Institut vorgegeben. Lassen Sie sich diese Vorgaben schriftlich bestätigen. Möglich sind verschiedene Modelle:

- gleichmäßige Verteilung der Stunden auf 3 Supervisoren (50, 50, 50)
- Gruppenstunden bei einem Supervisor, Einzelstunden bei mindestens 2 weiteren Supervisoren (100, 25, 25)
- mindestens je 10 Stunden bei 2 Supervisoren, d. h. 130 Supervisionsstunden können bei einem Supervisor genommen werden

Gesetzlich vorgeschrieben ist die **gleichmäßige Verteilung der Supervisionsstunden auf alle Behandlungsstunden** (Probatorische Sitzungen und Therapiestunden). Meist werden Formulare vorgegeben, in denen das Datum der Supervisionsstunde eingetragen wird, um zu überprüfen, ob die Anzahl der Behandlungsstunden und die Anzahl der Supervisionsstunden dem geforderten Verhältnis von ca. 4 Behandlungsstunden zu 1 Supervisionsstunde entspricht. In der praktischen Umsetzung ist es so, dass während der Antragstellung Supervision stärker in Anspruch genommen wird, während im Verlaufe der einzelnen Therapien die Supervision manchmal an Bedeutung verliert.

❯ Die Behandlungsstunden sollten ungefähr im Verhältnis 4 zu 1 supervidiert werden.

Wenn die 600 erforderlichen Behandlungsstunden für die Praktische Ausbildung erreicht sind, hört die Supervisionspflicht nicht auf. Auch nach Ableisten der Mindeststundenzahl wird oft von einer weiteren Supervisionspflicht ausgegangen, manchmal jedoch nicht mehr im Verhältnis 4 zu 1. Auch nach Beendigung der Ausbildung kann eine weitere Supervisionspflicht bestehen, wenn die Patienten weiterhin in der Ausbildungsambulanz oder Lehrpraxis behandelt werden. Unter der Bedingung, dass die Patienten in die eigene Niederlassung übernommen werden, kann die Supervisionspflicht wegfallen und die Inanspruchnahme von Supervision oder Intervision ist freiwillig.

❯ **Erkundigen Sie sich, ob und in welchem Maße eine Supervisionspflicht besteht, wenn Sie die Stunden für Ihre Praktische Ausbildung gesammelt haben und die begonnenen Fälle fortsetzen oder beenden. Dies ist wichtig bei der eigenen Planung und natürlich auch zur Kalkulation der Ausbildungskosten.**

Noch ein paar Ausführungen zu organisatorischen Punkten. Die **Gruppensupervisionen** bestehen meist aus mehreren Stunden, z. B. 2 mal 50 Minuten oder 3 mal 50 Minuten. Gemeinsam mit den Supervisoren und den Gruppenmitgliedern wird entschieden, zu welchem Zeitpunkt wie viele Stunden vereinbart werden. Dies ist deshalb wichtig, weil manche Teilnehmer z. B. wegen der Arbeit nur abends können und andere wegen Familie und notwendiger Kinderbetreuung gerne tagsüber ihre Gruppenstunden nehmen möchten. Das Gleiche gilt für die Einzelsupervisionsstunden, obwohl es hier weniger üblich ist, Stunden zusammenzufassen. Bei den meisten Supervisoren bietet es sich an, langfristig Termine abzusprechen und langfristig Pausen (z. B. Urlaub) in die Überlegungen mit einzubeziehen. Ein möglicher Vorteil von Terminen mit hoher Stundenanzahl ist natürlich, dass die mehrfache Anfahrt zum Supervisionsort entfällt.

> **Vorsicht Falle**
> Achten Sie besonders bei der Vereinbarung von Terminen mit hoher Stundenanzahl (z. B. 3 Stunden „am Stück") darauf, dass Sie diese Stunden auch benötigen. Im Regelfall treffen sich Gruppen nicht jede Woche, sodass eine höhere Stundenzahl in Anbetracht der Tatsache, dass Therapien meist wöchentlich stattfinden, wieder sinnvoll ist.

Supervision muss oft bezahlt werden. Auch darin unterscheiden sich die verschiedenen Ausbildungsinstitute. Bei manchen Instituten werden die gesamten Kosten durch die Ausbildungsteilnehmer getragen, bei anderen wird ein Teil oder die gesamte Supervision durch die Ausbildungsgebühren oder die Einnahmen aus Krankenkassenleistungen gedeckt (▶ Abschn. 4.3). Die Supervisoren erstellen üblicherweise Rechnungen und einigen sich mit den Supervisanden über die Zahlungsmodalitäten. Bei spät abgesagten und ausgefallenen Supervisionsstunden wird in der Regel von den Ausbildungsteilnehmern ein **Ausfallhonorar** verlangt. Dies sollte im Vorfeld mit den Supervisoren, Gruppenmitgliedern oder/und Einzelsupervisoren geklärt werden.

9.6 Orte der Praktischen Ausbildung

Die Praktische Ausbildung kann an verschiedenen Orten oder in verschiedenen Institutionen stattfinden. Genauso, wie die Ausbildungsinstitute unterschiedlich organisiert sind, können auch die **Ausbildungsambulanzen, Klinikambulanzen oder Lehrpraxen** unterschiedlich organisiert sein.

Am häufigsten kommt die Ausbildungs- oder sog. Institutsambulanz vor. Sie wird meist vom Institut selbst betrieben und kann sehr unterschiedlich organisiert sein. Manche Ausbildungs- oder Institutsambulanzen haben eine eigene Struktur mit separater Leitung und Verwaltung. Es gibt auch Fälle, in denen Instituts- und Ambulanzleitung sich decken. Es werden oft verschiedene **Behandlungszimmer** zur Verfügung gestellt, die von den Ausbildungsteilnehmern **meist gegen Mietzahlung** genutzt werden. Die Vergütung der therapeutischen Leistungen erfolgt häufig durch die Verwaltung der Ausbildungsambulanz, die die erbrachten Leistungen den Krankenkassen in Rechnung stellt.

Die an Kliniken angelagerten Ausbildungsinstitute nutzen oft die schon bestehenden Klinikambulanzen. Manchmal ist es den Ausbildungsteilnehmern möglich, ihre Therapiestunden in ihren eigenen Räumen auf Station zu erbringen. Die Klinikambulanzen stellen ihre Leistungen den Krankenkassen in Rechnung. Es ist ungewöhnlich, dass aus diesen Einnahmen den Ausbildungsteilnehmern ein

Teil ausgezahlt wird. Manchmal werden diese Einnahmen mit den Ausbildungsgebühren verrechnet.

Lehrpraxen dagegen sind normale Praxen oder Praxisgemeinschaften von niedergelassenen Psychotherapeuten, die die Räumlichkeiten anbieten und die Patienten vermitteln, damit Ausbildungsteilnehmer dort ihre Ausbildungsfälle durchführen können. Diese Lehrpraxen müssen durch die Ausbildungsinstitute als Lehrpraxen anerkannt sein, möglich ist dies z. B. durch **Kooperationsverträge**. Wer den Wunsch und die Möglichkeit hat, eine Privatpraxis für die Durchführung der eigenen Praktischen Ausbildung zu nutzen, sollte sich genau über die Bedingungen informieren, unter denen die gewünschte Privatpraxis anerkannt wird.

9.7 Besonderheiten bei der Ausbildung zum Kinder- und Jugendlichenpsychotherapeuten

Die Bedingungen für die Kinder- und Jugendlichenpsychotherapeuten sind denen der Erwachsenentherapeuten sehr ähnlich. Es ist zu beachten, dass neben den eigentlichen Kinder- und Jugendlichentherapien die KJP auch Erfahrungen in der Gestaltung von **Elterngesprächen** erwerben sollten.

9.8 Zusammenfassung

Die Praktische Ausbildung baut auf anderen Ausbildungsteilen auf und kann als Kern der Therapieausbildung betrachtet werden. Es sind 600 Behandlungsstunden zu sammeln. Die Aufgaben der Ausbildungsteilnehmer sind vielfältig und neben den eigentlichen Stunden (Probatorische Sitzungen und Therapiestunden) fallen noch eine Reihe von weiteren Aufgaben an: Vor- und Nachbereitung der therapeutischen Stunden, Diagnostik, Beantragung der Therapie bei der Krankenkasse, Dokumentation etc. Eine Begleitung, Reflexion und Optimierung des therapeutischen Handelns erfolgt durch die Supervision. Dabei sollten die 150 Supervisionsstunden regelmäßig auf die Behandlungsstunden und auf mindestens 3 Supervisoren verteilt werden.

Wichtiges zur Praktischen Ausbildung

— Fangen Sie so früh wie möglich mit der Praktischen Ausbildung an, da sie erheblich Zeit in Anspruch nimmt.

— Unterschätzen Sie keinesfalls den Aufwand, den Sie neben den eigentlichen Therapiestunden haben – dies gilt besonders für den Beginn der Praktischen Ausbildung mit den ersten aufwendigen Kassenanträgen und den organisatorischen Abläufen.

— Erkundigen Sie sich genau über die Anforderungen und Bedingungen für die Praktische Ausbildung an Ihrem Institut.

— Befragen Sie höhere Semester danach, wie sie ihre Praktische Ausbildung und Supervision organisatorisch gestaltet und welche Erfahrungen sie gemacht haben.

— Rechnen Sie mit Therapieunterbrechungen und -abbrüchen.

— Nutzen Sie Ihre Supervision, indem Sie eigene Themen und Gedanken einbringen. Gestalten Sie Ihre Stunden durch Ihre Anliegen.

— Zögern Sie die zahlreichen schriftlichen Aufgaben (Kassenanträge, Dokumentationen, Falldarstellungen) nicht länger als nötig hinaus.

9

Praktische Ausbildung – Antragstellung, Falldokumentation, Abrechnung

© Springer-Verlag Berlin Heidelberg 2016

B. Lindel *Survivalguide PiA*, Psychotherapie: Praxis

DOI 10.1007/978-3-662-49308-3_10

In diesem Kapitel wird dargestellt, welche Aufgaben und Abläufe auf den PiA während der Praktischen Ausbildung zukommen. Dazu gehören organisatorische Aufgaben, die Antragstellung und Dokumentation sowie die Abrechnung der geleisteten Psychotherapiestunden. Auch hier ist wieder wichtig zu bemerken, dass die **Regeln,** unter denen die Ausbildungen stattfinden, zum größten Teil **von den Ausbildungsinstituten vorgegeben** werden. Deren Kenntnis ist besonders wichtig, da sonst im Verlauf viele Schwierigkeiten auftauchen, denen man entgehen kann (◘ Abb. 10.1). In diesem Kapitel wird von Zeit zu Zeit auf Beispiele von Kassenanträgen und Falldokumentationen verwiesen, die Sie im Anhang finden.

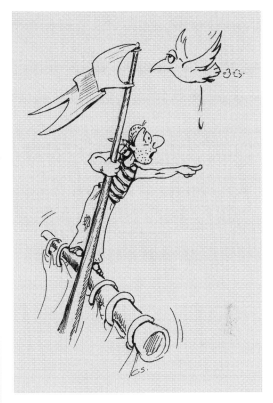

◘ **Abb. 10.1**   Da geht's lang

> **Tipp**
>
> Auf der Basis der folgenden Informationen ist es sinnvoll, weiter fortgeschrittene PiAs in den Instituten zu fragen, wie sie vorgegangen sind und wie sie ihre Praktische Ausbildung organisiert haben.

Die zahlreichen Detailinformationen dieses Kapitels sind beim ersten Lesen vielleicht verwirrend. ◘ Tab. 10.1 gibt deswegen einen Überblick über dieses Kapitel. Die künstliche Trennung zwischen **Ablauf eines Falles** (▶ Abschn. 10.1) und den **Dokumentationsanforderungen** (▶ Abschn. 10.2) soll dazu dienen, die Informationen besser zu ordnen. Dadurch wird auch noch einmal deutlich, dass die schriftlichen Aufgaben und Dokumentationsanforderungen vor, während und nach der Behandlung eines Patienten zu den aufwendigsten Aufgaben der PiAs gehören.

Noch zwei Hinweise: Da die meisten Ausbildungsteilnehmer ihre Praktische Ausbildung an **Ausbildungsambulanzen** absolvieren, werden die Ausführungen darauf ausrichten. Wer in einer Klinikambulanz oder einer Lehrpraxis seine Praktische Ausbildung absolviert, wird sehr ähnliche, aber in einigen Punkten unterschiedliche Bedingungen vorfinden. Da die meisten Patienten **gesetzlich krankenversichert** sind, werden sich meist darauf bezogen. Wenn Sie Patienten in anderen Versicherungsverhältnissen (z. B. Privatkrankenkassen, Beihilfe) haben, scheuen Sie sich nicht davor, Sie um Informationen zu bitten, welche Regelungen für die Beantragung und Vergütung von Psychotherapie gelten.

10.1 Ablauf eines ambulanten Falles

Die Durchführung einer Behandlung lässt sich in **Probatorische Sitzungen** und die **eigentlichen Therapiestunden** unterteilen. Die Anzahl der Therapiestunden ist für die jeweiligen Verfahren unterschiedlich, des Weiteren unterscheidet sich die Anzahl der Stunden je nach Beantragungsschritt. Einige Begriffe werden in den folgenden Abschnitten erklärt und folgende Fragen erläutert:

- Wie funktioniert die Vermittlung von Fällen?
- Kann ich Fälle ablehnen?
- Wie ist der Ablauf eines Falles?

◘ Tab. 10.1 Aufbau eines Kapitels

	Ablauf eines Falles	Dokumentation	Abrechnung
Vorbereitung	Zuweisung der Fälle (► Abschn. 10.1.1)	Exkurs 1: Aufbewahrungspflicht und Akteneinsicht der Patienten (► Abschn. 10.2.1)	Ablauf und Organisation (► Abschn. 10.3)
Beginn der Fallbehandlungen	Probatorische Sitzungen (► Abschn. 10.1.2)	Vor, während und nach den Probatorischen Sitzungen (► Abschn. 10.2.2)	
		Exkurs 2: Gutachterverfahren (► Abschn. 10.2.3)	
		Kassenantrag (► Abschn. 10.2.4)	
Eigentliche Therapie	Therapiestunden (► Abschn. 10.1.3)	Therapiestunden (► Abschn. 10.2.5)	
Verlängerungsschritte	KZT, LZT, Umwandlung und Fortführung (► Abschn. 10.1.4)	Umwandlungs- und Fortführungsanträge (► Abschn. 10.2.6)	
		Zusammenstellung der zu den Anträgen gehörenden Formulare (► Abschn. 10.2.7)	
Zum Ende der Fallbehandlungen	Fallbeendigung (► Abschn. 10.1.5)	Zum Ende der Therapie (► Abschn. 10.2.8)	
		Ausführliche schriftliche Falldarstellung nach dem Therapieende (► Abschn. 10.2.9)	

10

▬ Welche Therapiekontingente stehen mir in den verschiedenen Verlängerungsschritten zur Verfügung?
▬ Wie und wann beende ich eine Therapie?

10.1.1 Zuweisung und Annahme der Fälle

Es ist in der Regel **nicht notwendig, selbst Patienten zu rekrutieren**. Da es oft einen Mangel an ambulanter psychotherapeutischer Versorgung gibt, melden sich genügend Patienten in den Sekretariaten der Ausbildungsinstitute oder Ausbildungsambulanzen an. Außerdem ist es die Aufgabe der Institute, für genügend Patienten während der Praktischen Ausbildung zu sorgen. Die Zuweisung der Fälle erfolgt i. d. R. über das Sekretariat. Uns ist eher bei neu gegründeten und gerade erst zugelassenen Instituten das

Problem von Patientenengpässen bekannt, d. h. fü[...] die PiAs stehen nicht genügend Patienten zur Verfü[...] gung. Dies birgt die Gefahr, dass sich die Ausbildun[...] verzögert (► Abschn. 9.4).

> **Tipp**
>
> Erkundigen Sie sich, ob genügend Patienten in Ihrer Ausbildungsambulanz zur Verfügung stehen. Neben der Anzahl ist auch die Auswahl der Patienten wichtig, da ein Übermaß an schwierigen Fällen Probleme wie Therapieabbrüche und -unterbrechungen nach sich zieht.

Der erste Kontakt (meistens am Telefon, selte[...] erscheinen die Patienten zur Anmeldung in de[...]

Ausbildungsambulanz) erfolgt in der Regel über das Sekretariat, sodass den behandelnden PiAs Informationen und Eindrücke aus diesem Kontakt fehlen. Das Sekretariat nimmt bei der Anmeldung nur **allgemeine Daten** auf.

Checkliste: Empfehlung, was bei der Erstanmeldung aufgenommen werden sollte
- Name des Patienten
- Geburtsdatum
- Geschlecht
- Telefonnummer
- Adresse
- Grund der Anmeldung, Beschwerden (kurz)
- Kostenträger (z. B. Krankenkassendaten)

Je nach Ausbildungsinstitut wird danach unterschiedlich vorgegangen:
- Der PiA erhält aktuelle Anmeldezettel und wählt einen oder mehrere Fälle aus.
- Patienten werden zuerst von der Leitung zur Indikationsprüfung gesehen und danach wählt der PiA aufgrund der erhobenen Informationen einen oder mehrere Fälle aus.
- Andere PiAs haben die Patienten z. B. zur Erhebung von Anamnesen gesehen und der PiA wählt aufgrund der Anamnesen einen oder mehrere Fälle aus.

Tipp

Nutzen Sie alle möglichen Informationsquellen über die Patienten. Nehmen Sie bei Fällen, bei denen Sie schon von vornherein Schwierigkeiten ahnen, erst gar keinen Kontakt auf.

10.1.2 Probatorische Sitzungen

Als Probatorische Sitzungen (PS) werden im Regelfall die **ersten 5 vereinbarten Stunden** bezeichnet.

Ziele der Probatorischen Sitzungen (PS)
- erstes Kennenlernen
- Überprüfung der Indikation für eine Psychotherapie
- Überprüfung der spezifischen Indikation für das Therapieverfahren
- Überprüfung der persönlichen Eignung zur Übernahme des Falles
- Erhebung diagnostischer Informationen für die Antragsstellung
- ggf. ergänzende Testdiagnostik
- Aufklärung der Patienten („informed consent", Therapievertrag, Vereinbarung der Rahmenbedingungen)
- Entscheidung über eine gemeinsame therapeutische Zusammenarbeit
- Aufbau einer therapeutischen Beziehung

Meist stellen die PS den ersten Kontakt zwischen Patient und PiA dar. Zu Beginn erfolgt die Komplementierung der persönlichen Daten, für die spätere Abrechnung (▶ Abschn. 10.3) sind besonders die Angaben über die Kostenträger wichtig. In den PS sind in der **beschränkten Zeit** eine Fülle von Informationen für die Antragstellung zu erheben und zahlreiche formale Aspekte zu beachten. Es ist daher sinnvoll, sich auf die PS **vorzubereiten** und genügend Zeit einzuplanen, um den Patienten erzählen zu lassen, genügend Raum für seine Fragen zu gewähren und unterschiedlichen Erzählstilen der Patienten gerecht zu werden. Diese Zeit ist besonders wichtig bei Patienten, die gerade Krisen oder krisenhafte Zuspitzungen erleben. In solchen Fällen stehen die PS oft im Spannungsfeld zwischen **Krisenintervention** und Einholung der notwendigen Informationen. Im Folgenden werden wir einige wichtige Punkte erläutern und Ihnen am Ende dieses Abschnittes eine Checkliste zur Verfügung stellen, anhand der Sie die PS vorbereiten können.

Im weiteren Verlauf der Probatorischen Sitzungen werden üblicherweise viele Informationen für die Antragstellung eingeholt. Dazu gehören biografische Informationen, Informationen über die psychische Störung und ihren Verlauf etc., die mit verschiedenen Methoden (z. B. Interview, Testdiagnostik) erhoben werden. Versuchen Sie möglichst, vor der letzten PS den Antrag zu formulieren, um nicht nach den PS zu bemerken, dass Ihnen wichtige Angaben fehlen.

> **Tipp**
>
> Auch wenn es anstrengend ist, empfiehlt sich die Fertigstellung des Antrages spätestens zur 5. Probatorischen Sitzung, um ggf. noch offene Fragen in der letzten Sitzung zu klären. Das Einreichen des Antrags sollte zeitnah nach Beendigung der Probatorischen Sitzungen erfolgen.

Für die Beantragung der Therapie ist es notwendig, dass dem Antrag ein ärztliches Konsil beigefügt wird. Dafür steht ein **Formblatt** zur Verfügung, das dem Patienten ausgehändigt wird. Er erhält den Auftrag, so schnell wie möglich seinen Hausarzt oder ggf. Fachärzte aufzusuchen. Bei der Behandlung einer somatoformen autonomen Funktionsstörung (F45.3) wäre das Einholen eines Konsils von einem entsprechenden Facharzt sinnvoll und zum Teil notwendig (z. B. im Falle einer Herzneurose (F45.30) ein Kardiologe). Oft muss man die Patienten mehrmals an dieses Konsil erinnern, weil einige Patienten nicht zum Arzt gehen möchten.

❯❯ **Ohne ärztliches Konsil ist die Beantragung einer Psychotherapie nicht möglich.**

Während der PS muss geklärt werden, ob die Voraussetzungen für eine Beantragung einer Psychotherapie gegeben sind (allgemeine Indikationsstellung): Es muss laut Psychotherapierichtlinien eine sog. **krankheitswertige Störung** oder **seelische Krankheit** vorliegen.

> **Abschnitt A Absatz 2 der Psychotherapie-Richtlinien**
>
> In diesen Richtlinien wird seelische Krankheit verstanden als krankhafte Störung der Wahrnehmung, des Verhaltens, der Erlebnisverarbeitung, der sozialen Beziehungen und der Körperfunktionen. Es gehört zum Wesen

dieser Störungen, dass sie der willentlichen Steuerung durch den Patienten nicht mehr oder nur zum Teil zugänglich sind. Krankhafte Störungen können durch seelische oder körperliche Faktoren verursacht werden; sie werden in seelischen und körperlichen Symptomen und in krankhaften Verhaltensweisen erkennbar, denen aktuelle Krisen seelischen Geschehens, aber auch pathologische Veränderungen seelischer Strukturen zugrunde liegen können. Seelische Strukturen werden in diesen Richtlinien verstanden als die anlagemäßig disponierenden und lebensgeschichtlich erworbenen Grundlagen seelischen Geschehens, das direkt beobachtbar oder indirekt erschließbar ist.

Wenn keine Indikation zu einer Therapie besteht, können die verbleibenden PS genutzt werden, um gemeinsam zu überlegen, **welche Hilfsangebote** der Patient nutzen kann: Bei Problemen mit der Erziehung der Kinder kann dies die Adresse einer örtlichen Erziehungsberatungsstelle sein, bei Problemen mit einem unsicheren Auftreten ohne Krankheitswert ein Selbstsicherheitstraining, das z. T. auch die Volkshochschulen anbieten und von kompetenten Dozierenden geleitet wird (z. B. Diplom-Psychologen). Das letzte Beispiel stellt zwar eine Störung des Wohlbefindens dar, die sehr unangenehm sein kann, ist aber keine Störung mit Krankheitswert. Auch bei anderen Ablehnungsgründen lassen sich Lösungen finden, wie die Überweisung in eine psychotherapeutische Niederlassung, die Übergabe an einen anderen Ausbildungsteilnehmer, die Veranlassung einer stationären Behandlung.

Eine zweite wichtige Frage betrifft die differenzielle Indikationsstellung für das geeignete Therapieverfahren. Dies wird oft vernachlässigt, aber eine Überweisung an einen Kollegen mit anderer therapeutischer Ausrichtung kann eine für den Patienten sinnvolle und wichtige Entscheidung sein.

Eine Passung zwischen PiA und Klient sollte unbedingt beachtet werden: Gegenseitige Wertschätzung, ein zur Öffnung des Patienten anregendes Klima, eine angenehme Arbeitsatmosphäre etc.

sind wichtige Indikatoren für eine gute therapeutische Beziehung. Weiterhin sollte der Ausbildungsteilnehmer **eigene Grenzen** kennen, um einzuschätzen, ob die eigenen Fähigkeiten und Fertigkeiten für die Behandlung dieses Patienten ausreichen. So ist es beispielsweise wenig sinnvoll, wenn ein Ausbildungsteilnehmer mit einer gerade erfolgreich überstandenen bulimischen Phase 5 Patienten mit Essstörungen annimmt, besonders wenn das eigene Essverhalten noch nicht vollständig stabilisiert ist.

Während der PS werden die Patienten über das weitere formale und inhaltliche Prozedere, sollte die Therapie zustande kommen, aufgeklärt (Kurzinformation über das Antragsverfahren, Leistungen der Krankenkassen) sowie über die **Vor- und Nachteile einer Psychotherapie und mögliche Alternativen** (evtl. Ausgabe eines Merkblattes, Therapievertrag) informiert. Wichtig ist auch, mit den Patienten über Aspekte der Schweigepflicht, des Zeugnisverweigerungsrechts und der beschränkten Einsichtnahme in die Aufzeichnungen des Therapeuten zu sprechen (▶ Abschn. 10.2.1). Wenn diese Themen besprochen worden sind, sollte der Therapeut dies in den Dokumentationen vermerken.

> ❯❯ Jeder Patient muss am Ende der PS in der Lage sein, informiert und aufgeklärt seine Zustimmung zur therapeutischen Behandlung geben zu können („informed consent").

Zahlreiche formale Aspekte sind zu beachten: Vergessen Sie nicht, die **Krankenkassenkarte** einzulesen sowie notwendige Formulare ausfüllen und unterschreiben zu lassen (z. B. Therapieantrag). Ein Beispiel ist das Formblatt PTV1 (Therapieantrag des Patienten). Hier wird oft vergessen, den Patienten unterschreiben zu lassen, die vorangehenden Klinikaufenthalte im Detail zu erfragen (Zeitraum, Arzt, Anschrift, Kostenträger) und die Frage nach laufenden Renten oder Rentenanträgen zu stellen. Angesprochen werden sollte auch die Regelung des **Ausfallhonorars**. Die Vereinbarungen werden meist im **Therapievertrag** fixiert. Üblich ist, dass nicht rechtzeitig abgesagte Stunden – ein Termin soll 48 Stunden vorher abgesagt werden – privat in Rechnung gestellt werden. Die Höhe richtet sich üblicherweise nach dem tatsächlich entgangenen Honorar gemäß EBM (einheitlicher Bewertungsmaßstab) oder GOP (Gebührenordnung für Psychologische Psychotherapeuten) – je nach Versicherungsstatus des Patienten abzüglich 40 %. Bei der Erstellung von Therapieverträgen und der Festlegung von Ausfallhonoraren hilft meist das Ausbildungsinstitut, das natürlich an einer einheitlichen Regelung dieser Frage interessiert ist.

Am Ende der PS steht oft auch die Entscheidung über die Annahme oder Ablehnung des Patienten, d. h. ob der PiA sich **unter den gegebenen Bedingungen** vorstellen kann, **mit diesem Patienten** zu arbeiten. Grundsätzlich besteht **Behandlungspflicht**, jedoch kann in begründeten Fällen eine Behandlung abgelehnt werden. Meist gibt es keine offiziellen Regelungen, welche Kriterien angelegt werden sollten, und häufig auch keine Konsequenzen, wenn Patienten abgelehnt werden. Damit kann jeder PiA theoretisch so viele Patienten ablehnen, wie er will, und sich die Patienten mit der günstigsten Prognose (i. d. R. die sog. YAVIS-Patienten – jung, attraktiv, verbal, intelligent, erfolgreich) heraussuchen. Es gibt jedoch zahlreiche praktische Gründe und **Rahmenbedingungen**, warum PiA selten angebotene Patienten ablehnen. Sie stehen unter erheblichem Druck, ihre Ausbildung zu beenden und vermeiden oft durch die schnelle Übernahme auch zweifelhafter Fälle eine größere Verzögerung.

> **Tipp**
>
> Überlegen Sie gut, ob Sie Patienten behandeln möchten, bei denen Sie Bedenken hegen, denn meistens sind diese Fälle als Ausbildungsfälle für die umfangreiche Dokumentation und als Prüfungsfälle ungeeignet.

Lassen Sie sich bei dem schwierigen Entscheidungsprozess durch Supervision und Intervision begleiten. Mögliche **Gründe, warum Patienten abgelehnt werden**, sind:

- Es liegt keine psychische Störung mit Krankheitswert im Sinne der Psychotherapie-Richtlinien vor. Damit ist keine Beantragung der Behandlung möglich.
- Der Patient ist nicht krankenversichert und kann die psychotherapeutische Behandlung auch nicht privat finanzieren.

▬ Der Patient ist unzuverlässig und versäumt unbegründet viele der vereinbarten Probatorischen Sitzungen.

▬ Es sind zu viele Komplikationen durch die Schwere der psychischen Störung zu erwarten und der Fall eignet sich nicht für einen Ausbildungsteilnehmer.

▬ Persönliche Bedingungen des Ausbildungsteilnehmers (z. B. eigene Problematiken oder eigene Grenzen) sprechen gegen die Übernahme dieses spezifischen Falles.

▬ Der Ausbildungsteilnehmer fühlt sich durch die aggressiven Tendenzen des Patienten bedroht.

▬ Es ist eine stationäre Behandlung notwendig, z. B. da der Patient akut suizidal ist. Oft kann nach erfolgreichem stationärem Aufenthalt erneut über eine ambulante Behandlung entschieden werden.

Checkliste: Planung der Probatorischen Sitzungen
- ▬ Stunde:
  - Kennenlernen
  - Erhebung oder Überprüfung der persönlichen Daten (insbesondere Kontaktdaten: Telefonnummer, Zeiten der Erreichbarkeit etc.)
  - Informationen und Aufklärung des Patienten über das Prozedere
    - Kurzinformation über die Leistungen der Krankenkassen
    - Kurzinformation über das Antragsverfahren
    - Kurzinformation über die Vor- und Nachteile einer Therapie
    - evtl. Ausgabe eines Merkblattes, Therapievertrag erläutern
    - Aufklärung über die Notwendigkeit, die Therapiestunden zu protokollieren
    - evtl. Einverständnis bezüglich Video- oder Audioaufnahmen
  - Veranlassung des ärztlichen Konsils (regelmäßiges Nachfragen bei säumigen Patienten)
    - Einlesen der Krankenkassenkarte, Beachtung der formalen Vorgaben für die Abrechnung
- ▬ weitere Stunden:
  - Erhebung der Informationen für die Antragstellung
    - allgemeine Informationen
    - biografische Informationen, ggf. mithilfe biografischer Fragebogen
    - Beschwerden
    - psychischer Befund
    - störungsspezifische Informationen
    - Krankheitsgeschichte
    - Informationen über die therapeutische Beziehung
    - Therapieziele und -motivation
  - Nutzung verschiedener Datenquellen
    - strukturierte klinische Interviews (z. B. SKID I zur Diagnose psychischer Störungen und/ oder SKID II zur Diagnose von Persönlichkeitsstörungen)
    - Testdiagnostik (inkl. z. B. allgemeinem Beschwerdescreening SCL-90-R und ggf. störungsspezifischen Fragebogen, z. B. BDI, HZI, FEV etc.), Fragebogenpaket vorbereiten
    - Anamnese
    - Verhaltensbeobachtung
  - Prüfung der Indikationsstellung
    - allgemeine Indikation (z. B. Liegt eine krankheitswertige Störung i. S. der Psychotherapie-Richtlinien vor?)
    - spezifische Indikation (z. B. Ist dieses Verfahren geeignet?)
    - Überprüfung der Passung zwischen Therapeut und Patient
  - Entscheidung über die Annahme oder Ablehnung des Falles
  - Aufbau der therapeutischen Beziehung
  - Formulierung des Therapieantrages möglichst vor der letzten PS

- **Letzte Stunde:**
  - Abwicklung der zur Beantragung notwendigen Formulare, Therapievertrag, zur Abrechnung notwendige Unterlagen
  - Ergänzung fehlender Informationen im Therapieantrag, Patienten unterschreiben lassen
  - Klärung, wie die „Therapiepause" überbrückt wird

- ggf.: Berichten Sie mir über die Aufgaben der letzten Stunde und deren Umsetzung.
- Was ist Ihnen heute wichtig?
- Mögliche Strategien, die Stunde zu beenden:
  - Wir haben noch … Minuten, lassen Sie uns noch einmal zusammenfassen …
  - Was war Ihnen heute besonders wichtig?
  - Womit möchten Sie sich bis zum nächsten Mal auseinandersetzen?
  - Lassen Sie uns für Sie eine/n Aufgabe/ Auftrag für die nächste Woche besprechen.

Zum Abschluss der PS steht die Frage, wie die Patienten **die „Therapiepause" zwischen PS und genehmigten Therapiestunden überbrücken.** Auch mit einer schnellen Antragstellung und der Abgabe aller notwendigen Unterlagen an die Krankenkasse kann sich **eine Pause** von bis zu zwei Monaten ergeben, da der Bescheid über die Anerkennung der Therapie durch die Krankenkassen diese Zeit in Anspruch nehmen darf. Eine mögliche Lösung sind kurze telefonische Kontakte oder die Vereinbarung einer „Notfallsitzung" bei Bedarf. Die Abrechnung dagegen ist etwas schwieriger. Wer sie noch nicht genutzt hat, kann die Abrechnungsziffer für die „biografische Anamnese" nutzen.

10.1.3 Therapiestunden

Nach der Behandlungspause aufgrund des Begutachtungsprozesses fängt mit der Bewilligung der Therapie die eigentliche Behandlung an. Falls noch nicht geschehen, werden Ziele aufgestellt, evtl. Veränderungen während der Pause besprochen und die Implementierung des Behandlungsplanes begonnen. Es ist auch sinnvoll, sich spätestens während der Praktischen Ausbildung eine Strukturierung der Therapiestunden anzugewöhnen.

- Mögliche Fragen, um die Stunde einzuleiten:
  - Hat es seit der letzten Stunde Veränderungen gegeben?
  - Welche Aspekte der letzten Stunde/n haben für Sie mehr oder weniger Bedeutung?
  - Worüber haben Sie noch einmal nachgedacht?

Es kann manchmal sinnvoll sein, mehrere Stunden zusammenzufassen. Denken Sie daran, dies bereits bei der Beantragung der Psychotherapie zu planen und bei der Abrechnung zu begründen. So ist es in der Verhaltenstherapie üblich, mehrere Stunden zu Expositionen zusammenzufassen. Bei manchen krisenhaften Zuständen sowie aus organisatorischen Gründen ist es manchmal sinnvoll, mehrere Stunden an einem Termin abzuarbeiten.

10.1.4 Kurzzeittherapie (KZT), Langzeittherapie (LZT), Umwandlung und Fortführung

Je nach Beantragung stehen dem Behandler unterschiedliche Stundenkontingente zur Verfügung. Für die gesetzlichen Krankenkassen gelten die folgenden Kontingente, die privaten Krankenkassen gehen unter Umständen anders vor. Der Übersicht halber ist die Dauer der jeweiligen Therapierichtungen und -settings gemäß den Psychotherapie-Richtlinien aufgeführt (◘ Tab. 10.2).

Rechtzeitig vor dem Herannahen des Endes der genehmigten Stunden stellt sich die Frage, ob ein weiteres Stundenkontingent beantragt werden soll. Dies sollte sorgfältig mit dem Patienten erörtert und reflektiert werden. Aus der Sicht des Patienten und aus der des Therapeuten sollten verschiedene Fragen beantwortet werden:

- Besteht weiterhin eine psychische Störung mit Krankheitswert?
- Gibt es unbearbeitete Problemfelder oder neue Entwicklungen?
- Gibt es unerreichte oder weitere Therapieziele?

□ Tab. 10.2 Dauer der Therapieabschnitte in Anhängigkeit vom Setting und von der Therapierichtung

Setting	Therapieabschnitt	PA	TP	VT
Alle Settings	Probatorische Sitzungen	max. 8	max. 5	max. 5
	Probetherapie	25	25	15
	KZT	25	25[1]	25[2]
Einzel, Erwachsene	LZT (normal)	160	50	45
	LZT, 1. Fortführung (besondere Fälle)	240	80	60
	LZT, 2. Fortführung (Ausnahmen)	300	100	80
Gruppe, Erwachsene	LZT (normal)	80 (DS)	40 (DS)	45[2] (DS)
	LZT, 1. Fortführung (besondere Fälle)	120 (DS)	60 (DS)	60[2] (DS)
	LZT, 2. Fortführung (Ausnahmen)	150 (DS)	80 (DS)	80[2] (DS)
Einzel, Kinder- und Jugendliche	LZT (normal)	70/90[3]	70/90[3]	45
	LZT, 1. Fortführung (besondere Fälle)	120/140[3]	120/140[3]	60
	LZT, 2. Fortführung (Ausnahmen)	150/180[3]	150/180[3]	80
Gruppe, Kinder- und Jugendliche	LZT (normal)	40 (DS)	40 (DS)	45[2] (DS)
	LZT, 1. Fortführung (besondere Fälle)	60 (DS)	60 (DS)	60[2] (DS)
	LZT, 2. Fortführung (Ausnahmen)	90 (DS)	90 (DS)	80[2] (DS)

Anmerkung: KZT: Kurzzeittherapie, LZT: Langzeittherapie, PA: Psychoanalytische Psychotherapie, TP: Tiefenpsychologisch fundierte Psychotherapie, VT: Verhaltenstherapie, DS: Doppelstunde; Probetherapie kann Bestandteil des Antrages sein oder Empfehlung des Gutachters; die Stunden der KZT sind Bestandteil der LZT-Stunden

1 Es ist keine gruppentherapeutische Kurzzeittherapie bei Kindern möglich.

2 Die Gruppenstunden können nur in Kombination mit einer Einzelbehandlung stattfinden. Eine Doppelstunde Gruppentherapie zählt im Gesamtkontingent wie eine Einzelstunde.

3 Die erste Ziffer gilt für die Behandlung von Kindern und die zweite für die Behandlung von Jugendlichen.

10

— Gibt es unbearbeitete oder neue therapierelevante Themen?

— Besteht weiterhin Behandlungs- und Veränderungsmotivation?

— Können durch die Beantragung weiterer Therapiestunden die Ziele erreicht werden – Prognose?

10.1.5 Fallbeendigung

Jede Therapie wird irgendwann beendet. Wenn e: nicht zwischendurch zu einem **Abbruch** gekommer ist, werden Therapien in der Regel geplant beendet wenn die Therapieziele erreicht sind oder wenn die beantragten Stunden auslaufen. Bei allen Patiente:

ist die Beendigung der Behandlungsstunden oder das Ende der Therapie **langfristig zu planen**. Häufige Empfehlungen sind die frühzeitige Thematisierung des Therapieendes und die langsame Reduktion der Frequenz der Behandlungsstunden zum Abschluss der Therapie. In den letzten Stunden wird ggf. noch einmal eine testdiagnostische Untersuchung stattfinden, sowohl Patient als auch der Therapeut sollten sich gegenseitig Feedback geben sowie ein Fazit der Behandlung ziehen. In diesen Stunden werden auch häufig Möglichkeiten der weiteren Versorgung besprochen.

Checkliste: Therapieende
- frühzeitige Planung des Therapieendes
- Diagnostik und Evaluation planen:
    - wiederholte Erhebung des psychischen Befundes
    - Wiederholung der zu Beginn der Therapie vorgegebenen Diagnostik
- Erhebung der Informationen für die Falldarstellung:
    - mögliche Veränderungen der zu Anfang berichteten Beschwerden
    - mögliche Veränderungen der Lebenssituation etc.
    - Einschätzung der Diagnose
    - Bewertung des Patienten zu Therapieverlauf und -ergebnis
    - ggf. Anregungen und Kritik des Patienten erheben
- zu einer der letzten Stunden:
    - Korrektur und Ergänzung der fehlenden Informationen der Falldokumentation

---

Es empfiehlt sich, die Falldokumentation zum Abschluss der Behandlung fertigzustellen, um ggf. noch wichtige Informationen erheben zu können. Einige Zeit nach Fallbeendigung (i. d. R. nach 6 Monaten) ist es empfehlenswert, eine Katamnese zu erheben, um zu überprüfen, ob die Behandlungsergebnisse auch ohne weitere Kontakte stabil geblieben sind.

10.2 Dokumentation

Während der Praktischen Ausbildung werden zahlreiche Stunden mit Dokumentation, Anträgen, Fallberichten, Supervisionsvorbereitung, Stundenvor- und Nachbereitung etc. verbracht. Diese Zeit ist nicht in den 600 Behandlungsstunden enthalten. Art und Umfang der Dokumentation, die festgelegten Regeln, die Struktur, die Anzahl der Formulare und damit der **Zeitaufwand** unterscheiden sich von Institut zu Institut erheblich.

Tipp

Der Aufwand für die Dokumentation stellt ein wichtiges Kriterium für die Auswahl eines Institutes dar. Informieren Sie sich daher frühzeitig über die Anforderungen zur Dokumentation bei den für Sie infrage kommenden Ausbildungsinstituten.

In den folgenden Abschnitten schlüsseln wir die gängigen Dokumentationsanforderungen auf, wobei wir aber noch einmal deutlich darauf hinweisen, dass sich unsere Ausführungen nicht auf alle Institute übertragen lassen.

Übersicht über Dokumentationsanforderungen
- Anforderungen der Krankenkassen/des Gutachterverfahrens:
    - Antrag auf Kurzzeit- oder Langzeittherapie mit Bericht an den Gutachter
    - evtl. Umwandlungsantrag
    - ggf. Fortführungsantrag 1
    - ggf. Fortführungsantrag 2 mit Ergänzungsbericht
- Dokumentationsanforderungen innerhalb der Ausbildung:
    - evtl. Kurzbericht zum Erstgespräch an den Supervisor oder die Ausbildungsleitung
    - evtl. Kurzanträge für Konfrontationen an den Supervisor oder die Ausbildungsleitung
    - evtl. Supervisionsprotokolle

- Falldokumentationen:
  - 2 ausführliche Prüfungsfälle
  - mindestens 4 weitere ausführliche Falldokumentationen
  - evtl. kurze Abschlussberichte zu allen behandelten Patienten
  - kurze Berichte an Nachbehandler und/oder Überweisende
- persönliche Notizen:
  - ausführlichere Notizen während der Probatorik
  - kürzere Notizen über den Stundenverlauf nach jeder Stunde
  - ggf. Notizen über Empfehlungen aus der Supervision
- durch Fragebogen oder Dokumentationssysteme unterstützte therapiebegleitende Dokumentation:
  - z. B. biografischer Fragebogen
  - Stundenprotokolle
  - Resümee nach Therapieabschnitten
  - PC-gestützte Dokumentationssysteme
- Diagnostik
  - Fragebogen, evtl. mehrmals während des Verlaufs
  - strukturierte Interviews, evtl. mehrmals während des Verlaufs
  - Verhaltensbeobachtung
  - Beurteilung der Diagnosen

Diesen Berg von „Papierkram" zu sortieren und den Überblick zu behalten, stellt neben der inhaltlichen Anforderung einer Therapie sicher auch **eine gewisse Herausforderung** dar. Meist werden die Ausbildungsteilnehmer damit sehr allein gelassen, da es wenig Unterstützung durch die Sekretariate gibt. Administrative Aufgaben wie Telefonate, Postverkehr, Kontakt zu Patienten, Krankenkassen und Vor- bzw. Nachbehandlern sind oft dadurch erschwert, dass Institutsressourcen (Brieffach, Telefon etc.) in manchen Fällen nicht bereitgestellt werden.

Schnell ist etwas vergessen. In den folgenden Abschnitten werden daher an den verschiedenen Punkten des Therapieablaufs die möglichen schriftlichen Anforderungen beschrieben. Beson deres Gewicht liegt dabei auf der Erstellung d**e kassenrelevanten Berichte** und der Erstellung d**e Falldokumentationen**.

> **Keine Panik**
> Lassen Sie sich die Schritte von erfahrenden Ausbildungsteilnehmern im Institut erläutern. Oft gibt es Menschen, die sich die Arbeit durch Checklisten, Übersichten, vorformulierte Dateien etc. erleichtern und diese auch gern weitergeben. „Niemand muss das Rad neu erfinden."

10.2.1 Exkurs 1: Aufbewahrungspflicht und Akteneinsicht der Patienten

Bevor es um die Dokumentationsanforderun gen gehen wird, hier ein kurzer Exkurs zu Aufbe wahrungspflicht und Akteneinsicht. Die Aufbe wahrungspflicht für die Akten beträgt 10 Jahre, z rechnen ab dem letzten therapeutischen Kontak D. h. die Patientenakten sind noch lange archivier nachdem die PiA die Ausbildung abgeschlossen un die Ausbildungsstätte verlassen hat.

Dennoch überlegen Sie sich gut, was Sie in de Akte belassen und was nicht; denn der Patient ha über das **Informationsfreiheitsgesetz** oder übe einen Datenschutzbeauftragten grundsätzlich di Möglichkeit, Einsicht in die Akten zu erhalten. Da Recht auf Akteneinsichtnahme ist jedoch **beschränk** und hat keine oder nur eingeschränkte Gültigkeit be psychiatrischen Krankenakten. Bestätigt wird diese Umstand durch entsprechende Gerichtsentscheidun gen. So klagte in den 1980er-Jahren ein ehemalige Patient auf Einsichtnahme in seine psychiatrische Krankenhausakten zunächst beim Bundesgerichts hof, später beim Bundesverfassungsgericht und bein Europäischen Gerichtshof für Menschenrechte i Straßburg. Diese bestätigten, dass der Patient kei Recht auf Akteneinsicht hat. Der Grund, die Akten einsicht abzulehnen, findet sich im Psychischkran kengesetz Berlin.

**§ 15 Psychischkrankengesetz: Aktenein-
sicht des Betroffenen**
Die Betroffenen haben grundsätzlich das
Recht, alle Akten und Unterlagen einzusehen,
die bei Behörden und Einrichtungen, die an
der Durchführung hoheitlicher Maßnahmen
beteiligt sind, über sie geführt werden. Dies gilt
ausnahmsweise nicht, wenn nach ärztlichem
Gutachten durch die Einsichtnahme derzeit
eine erhebliche Gefährdung des Betroffenen
zu erwarten ist oder schützenswerte Interessen
Dritter verletzt werden. (§ 15 Psychischkrankengesetz Berlin)

Nicht nur ein evtl. Suizid des Patienten soll verhindert werden, sondern auch die **Interessen Dritter**
gewahrt werden. In diesem Falle die des Arztes oder
Psychotherapeuten, damit der Patient keine Möglichkeit hat, aufgrund subjektiver, schriftlicher Ausführungen des Arztes oder Psychotherapeuten in
der psychiatrischen Krankenakte Rückschlüsse auf
dessen Persönlichkeit oder Charaktermerkmale zu
ziehen. Objektivierbare Daten und bei Unbedenk-
lichkeit z. B. der Schriftverkehr mit Vor- und Nachbehandlern und Krankenkasse können dem Patienten grundsätzlich zugänglich gemacht werden. Die
persönlichen Notizen des Arztes oder Psychotherapeuten sind grundsätzlich nicht zur Einsicht vom
Patienten vorgesehen.

10.2.2 Vor, während und nach den Probatorischen Sitzungen

Es empfiehlt sich, während der PS sehr genaue
Notizen anzufertigen, da sehr viele Fakten zum
einen für das **Fallverständnis**, zum anderen für die
Antragstellung gesammelt werden. In der Zeit der
Probatorischen Sitzungen werden die Fälle entweder mündlich oder bisweilen auch schriftlich in der
Supervision vorgestellt. Dazu ist es natürlich notwendig, die erhobenen Informationen auszuwer-
ten, aufzubereiten und ggf. schon in einer Form zu
strukturieren, die dem Kassenantrag sehr ähnlich ist.
Außerdem wird zum Ende der PS der Kassenantrag
erstellt (▶ Abschn. 10.2.4).

10.2.3 Exkurs 2: Das Gutachterverfahren

Die Krankenkasse schickt die „Berichte an den Gutachter" der Psychotherapeuten aus Erst-, Umwand-
lungs- und Fortführungsanträgen an einen Gutachter, der die **Indikation** für eine Psychotherapie oder
das **weitere Stundenkontingent** anhand des Berichtes prüft. Meistens wird ein Antrag auf Therapie, der
ja während der Ausbildung ausführlich mithilfe von
Supervisoren besprochen wird, bewilligt. Allerdings
werden z. B. aufgrund von Einsparungen im Gesundheitswesen auch Stundenkontingente abgelehnt oder
reduziert.

> Das Gutachterverfahren ist ein Instrument
> der externen Evaluation und dient der
> Überprüfung, ob für den betreffenden
> Patienten mit den geschilderten Problemen
> eine Psychotherapie im beantragten
> Verfahren mit den beantragten Stunden und
> dem geschilderten Behandlungsplan nach
> Psychotherapie-Richtlinien indiziert ist.

Eine Ablehnung oder eine Kürzung der Stundenkontingente (sog. Probetherapien) ist eine Erfahrung, die fast alle Antragsteller machen werden. Im
Gutachten werden oft die **Gründe** für die Ablehnung oder Kürzung benannt sowie das weitere Vorgehen vorgeschlagen. Bei klaren Rückmeldungen
und sinnvollen Verbesserungsvorschlägen (z. B.
die Darstellung ist nicht schlüssig, Unterlagen wie
Vorberichte fehlen) ist es oft ausreichend, einen
Folge- oder Neuantrag einzureichen. Bei sinnlo-
sen und unverständlichen Begründungen lohnt
sich nach Absprache mit dem Supervisor auch der
Widerspruch. Man kann auch mit dem Gutachter in
Kontakt treten, sowie bei größeren Schwierigkeiten
einen **Gutachterwechsel** oder ein **Obergutachten**
beantragen.

Auch wenn dies während der Ausbildung wenig
Trost spendet, so kann Folgendes in Aussicht gestellt
werden: Nach 35 genehmigten Therapieanträgen
kann eine Befreiung von der Gutachtenpflicht für
Kurzzeittherapien beantragt werden. Dies bedeutet,
dass eine Kurzzeittherapie begonnen und durchgeführt werden kann, ohne das Gutachterverfahren zu
durchlaufen. Die genehmigten Anträge während der

Ausbildung können auf die 35 Anträge angerechnet werden.

10.2.4 Antrag auf Psychotherapie oder Kassenantrag

Einer der am Anfang wohl schwierigsten Punkte ist die Erstellung der ersten Kassenanträge. Dazu gibt es von der kassenärztlichen Vereinigung eine Gliederungsvorlage mit Erläuterung der geforderten Inhalte (z. B. Informationsblatt für tiefenpsychologisch fundierte und analytische Therapie bei Erwachsenen PT3a/b/c und Informationsblatt für Verhaltenstherapie bei Erwachsenen VT 3a/b/c). Das Informationsblatt enthält jeweils Gliederungsvorgaben zu:

— Bericht zum Erstantrag – PT3a oder VT3a

— Bericht zum Fortführungsantrag – PT3b oder VT3b

— Ergänzungsbericht – PT3c oder VT3c

> **Tipp**
>
> Bitte klären Sie vor Aufnahme der PS ab, nach welchem Gliederungsschema die Anträge zu erstellen sind. Meist nutzen die Ausbildungsinstitute die KV-Vorlage, da die Berichte ja von den Gutachtern entschieden werden. Es gibt aber in Instituten oder bei bestimmten Supervisoren auch Vorlieben oder Abweichungen.

Der Bericht an den Gutachter sollte den Gliederungsvorlagen folgen. Je nach Therapieform sind unterschiedliche Terminologien zu verwenden. In den tiefenpsychologischen sowie psychoanalytischen Anträgen ist die **Psychodynamik** der neurotischen Erkrankung von besonderer Bedeutung, in den verhaltenstherapeutischen Anträgen die **Verhaltensanalyse**. Es werden bei allen Therapieformen natürlich die Therapieziele beschrieben und der Behandlungsplan in der jeweiligen Fachterminologie erläutert. In ▶ Abschn. 13.1 steht Ihnen ein Beispiel eines Berichtes an den Gutachter zur Verfügung. Die groben Punkte der KV-Gliederungsvorlage sind:

— Für die tiefenpsychologisch fundierte und analytische Psychotherapie:
  1. Spontanangaben des Patienten

  2. kurze Darstellung der lebensgeschichtlichen Entwicklung
  3. Krankheitsanamnese
  4. psychischer Befund zur Antragsstellung
  5. somatischer Befund
  6. Psychodynamik der neurotischen Entwicklung
  7. neurosenpsychologische Diagnose zum Zeitpunkt der Antragstellung
  8. Behandlungsplan und Zielsetzung der Antragstellung
  9. Prognose der Psychotherapie

— Für die Verhaltenstherapie:
  1. Angaben zur spontan berichteten und erfragten Symptomatik
  2. Lerngeschichtliche Entwicklung des Patienten und Krankheitsanamnese
  3. psychischer Befund
  4. somatischer Befund
  5. Verhaltensanalyse
  6. Diagnose zum Zeitpunkt der Antragstellung
  7. Therapieziele und Prognose
  8. Behandlungsplan

10.2.5 Dokumentation der Therapiestunde

Die Dokumentation der einzelnen Therapiestunden ist nur z. T. formalisiert. Manchmal gibt es Protokollbogen oder Stundenverlaufsbogen, die von den Instituten vorgegeben werden. Meist liegt es in eigenen Ermessen, wie man der Dokumentationspflicht nachkommt. Wir haben einige Punkte gesammelt, die Inhalt eines selbst erstellten Protokollbogens sein können:

— Veränderungen seit der letzten Stunde
— therapeutische Beziehung
— Ziel der Stunde
— eingesetzte Methoden
— Behandlungsverlauf
— Absprachen
— neu gestellte Aufgaben
— Planung der nächsten Stunde
— Themen für die Supervision

Es ist auch mit Einverständnis des Patienten möglich ab und zu eine Tonband- oder Videoaufnahme bestimmter Stunden zu machen. Dies dient nicht nur der **eigenen Kontrolle**, sondern kann auch für **die Supervision** genutzt werden. Zur Evaluation des therapeutischen Prozesses können ebenfalls Messinstrumente eingesetzt werden (z. B. STEP). Auch wenn diese Auswertungen i. d. R. recht schnell vonstattengehen, muss entsprechend mehr Zeit eingeplant werden (ca. 5 Minuten). Eine Überprüfung des Behandlungsfortschrittes durch den Einsatz diagnostischer Verfahren (z. B. SCL-90-R) ist ebenfalls sinnvoll.

> Nutzen Sie möglichst häufig verschiedene Formen der Veränderungsmessung. Geben Sie dazu dem Patienten Protokoll- oder Fragebogen mit.

10.2.6 Umwandlungs- und Fortführungsanträge

Neben dem Erstantrag gibt es weitere Anträge, die beim jeweiligen Behandlungsschritt gestellt werden müssen. Auch hierfür gibt es Gliederungshinweise von der Kassenärztlichen Vereinigung, obwohl die Freiheiten hier größer sind, die Anträge individuell zu konzipieren.

Tipp

Denken Sie frühzeitig an die Verlängerungsschritte, um
1. genügend Zeit für die Antragstellung einzuplanen,
2. evtl. Supervisionsstunden zur Besprechung der Anträge zu organisieren und
3. damit letztendlich die lückenlose Behandlung ohne zu große Pausen zwischen den Behandlungsabschnitten zu gewährleisten.

Bei jedem Verlängerungsschritt muss wieder das Gutachterverfahren durchlaufen werden, inkl. der Antragstellung. In ◘ Tab. 10.3 sind alle Möglichkeiten am Beispiel der verhaltenstherapeutischen und der tiefenpsychologisch fundierten Psychotherapie zusammengefasst. Zu beachten ist, dass ein Umwandlungsantrag nur gestellt werden muss, wenn vorher ein Antrag auf KZT gestellt wurde. Nach

Abschluss der LZT oder „umgewandelten" KZT sind die Verlängerungsschritte identisch.

Besonders bei den **Fortführungsanträgen** soll die Ansicht des Patienten stärker einbezogen werden. Daher ist es wichtig, rechtzeitig vor den zu stellenden Anträgen Fazitstunden mit den Patienten einzuplanen. Dabei ist das Erfragen von Zwischenständen, Veränderungen, weiteren Zielstellungen etc. sinnvoll und notwendig. Ggf. sollten hier auch wiederholte diagnostische Erhebungen stattfinden.

10.2.7 Zusammenstellung der zu den Anträgen gehörenden Formulare

Die Zusammenstellung der zu den Anträgen gehörenden Formulare ist äußerst kompliziert. Meistens werden die Materialien vom Sekretariat bereitgestellt, sie können aber auch direkt über die Kassenärztliche Vereinigung bezogen werden.

Tipp

Am besten lassen Sie sich das erste Mal beim Zusammenstellen der Post (welches Schreiben in welchen Umschlag) von einem erfahreneren PiA anleiten oder Sie nehmen dafür eine Supervisionsstunde in Anspruch. Die meisten PiAs erinnern sich noch an ihre eigenen Schwierigkeiten bei der Zusammenstellung der Unterlagen und sind gerne bereit zu helfen. Manchmal gibt es auch in den Ambulanzen ein Muster zur Einsicht.

Die folgende Übersicht gibt Auskunft über die Formulare mit kurzen Erläuterungen zum Inhalt (◘ Tab. 10.4). Eine weitere Checkliste informiert über die Zusammenstellung der Post an die Krankenkassen.

Zu der folgenden Checkliste ist anzumerken, dass die Formulare und Berichte an den Gutachter in einem separaten Umschlag (PTV8) verschlossen werden. Achten Sie auf die **Anonymisierung** der beigefügten Unterlagen. Gemeinsam mit den Formblättern für die Krankenkasse wird dieser Umschlag an die Krankenkasse verschickt. Möglicherweise ist es auch notwendig, der Ausbildungsambulanz bestimmte Formulare in Kopie zur Verfügung

◘ Tab. 10.3 Verlängerungsschritte

Bezeichnung des Antrages	Wann?	Anmerkungen
KZT-Antrag	nach Probatorik[1]	auf dem Formular VT3 oder TP3 KZT ankreuzen
LZT-Antrag	nach Probatorik[1]	auf dem Formular VT3 oder TP3a ankreuzen
Umwandlungsantrag	nach 25 Therapiestunden[2]	auf dem Formular VT3 oder TP3a ankreuzen
1. Fortführungsantrag	nach 45 (VT), oder 50 (TP) Therapiestunden	auf dem Formular VT3 oder TP3b ankreuzen
2. Fortführungsantrag (mit Ergänzungsbericht)	nach 60 (VT), oder 80 (TP) Therapiestunden	auf dem Formular VT3 oder TP3b+c ankreuzen

1 Je nach Problematik und Schwere des Falles kann entweder ein Antrag auf KZT oder LZT gestellt werden.
2 Dieser Beantragungsschritt ist nicht notwendig, wenn eine LZT beantragt worden ist.

zu stellen, da sie vielleicht auch eine Patientenakte anlegt. Erkundigen Sie sich dazu bei Ihrem Ausbildungsinstitut.

Checkliste: Unterlagen und Formulare für die Antragstellung
- Antrag des Versicherten auf Therapie (Formblatt PTV1)
  - Patientendaten erhoben und ausgefüllt
  - Patientenunterschrift
- Angaben des Therapeuten zum Antrag des Versicherten (PTV2)
- In den Umschlag PTV8 (PT rot, VT gelb):
  - Bericht an den Gutachter (Formblatt PT3 oder VT3)
  - der eigentliche Bericht an den Gutachter nach KV-Vorlage, unterschrieben von Ausbildungsteilnehmer und Supervisor
  - Konsiliarbericht und evtl. weitere Vorberichte

Bei den **privaten Kassen** gelten andere Regelungen. Sie können Ihren Patienten beauftragen, sich nach den Antrags- und Kostenübernahmemodalitäten zu erkundigen und sich mögliche Antragsformulare zuschicken zu lassen (◘ Abb. 10.2).

> **Tipp**
>
> Sie können die Bewilligung oft beschleunigen, indem Sie sich bei der Krankenkasse erkundigen, welche Filiale und welcher Sachbearbeiter für den Patienten zuständig ist.

10.2.8 Zum Ende der Therapie

Zum Ende der Therapie oder bei Therapieabbruch sind einige schriftliche Aufgaben zu bewältigen. Möglicherweise ist schon während des Verlaufes die wiederholte Vorgabe von Fragebogen notwendig gewesen, zum Abschluss der Therapie im Rahmen der summativen Evaluation ist dies jedoch sehr sinnvoll und wird oft verlangt. Üblicherweise werden die gleichen Fragebogen wie am Anfang verwendet. Möglicherweise sind schon während der laufenden Therapie kurze Berichte über den Fortgang der Therapie an die Ausbildungsleitung oder den Supervisor erstellt worden, sicherlich jedoch wird zum Abschluss jeder Therapie eine abschließende **schriftliche Falldarstellung** notwendig (▶ Abschn. 10.2.9). Gesetzlich vorgeschrieben sind mindestens 6 Falldarstellungen, 2 davon werden üblicherweise als Prüfungsfälle ausgewählt.

◻ Tab. 10.4 Formulare

Formularabkürzung	Formularinhalt	Anmerkungen/Besonderheiten
PTV1	Antrag des Versicherten auf Psychotherapie	Alle Versichertendaten ausfüllen, vorherige Behandlungen ausführen, von Patienten unterschreiben lassen
PTV2	Angaben des Therapeuten (zum Antrag des Versicherten)	Ausfüllen je nach Zielsetzung – KZT oder LZT. In das Begründungsfeld folgenden Freitext einfügen: „Verhaltenstherapie/ tiefenpsychologisch fundierte Psychotherapie/analytische Psychotherapie laut Psychotherapierichtlinien indiziert."
PT3/VT3	Bericht an den Gutachter (zum Antrag des Versicherten auf Psychotherapie)	Kurze Angaben über den Patienten, den richtigen Verlängerungsschritt ankreuzen
PTV8	Umschlag zur Weiterleitung des Berichtes	In den Umschlag sind einzutüten (PT: rot, VT: gelb): PT3/VT3, Bericht an den Gutachter, Konsiliarbericht und evtl. Vorberichte (anonymisiert und geschwärzt).

Bei Therapieabbruch ist oft auch eine kurze Darstellung des therapeutischen Verlaufes notwendig. Manchmal wird in diesem Zusammenhang eine Begründung verlangt, aus welchen Gründen es wahrscheinlich zum Abbruch kam. Dabei kann man evtl. auf eigene Schwächen und Stärken eingehen und diese reflektieren. Je nach Stimmung im Ausbildungsinstitut sollte man dabei vorsichtig vorgehen.

Eine weitere Aufgabe ist, der Krankenkasse das Ende der Therapie, einen Therapieabbruch oder eine Therapiepause zeitnah bekannt zu geben. Diese erfolgt entweder auf einem Formblatt des Ausbildungsinstitutes oder formlos. **Therapiepausen** bis zu 6 Monaten sind mit formlosem Antrag an die jeweiligen Sachbearbeiter möglich. Bei längeren Unterbrechungen erlischt die Leistungspflicht und es muss erneut ein Antrag gestellt werden. Als Regel gilt, dass mindestens einmal im Quartal ein Kontakt stattfinden sollte.

> **Therapiebeendigungen sind der Kasse zeitnah mitzuteilen.**

Neu ist seit Kurzem, dass auch die Vor- und Nachbehandler kurze Berichte des Therapieverlaufes und des Therapieergebnisses (ca. eine halbe Seite) erhalten. Diese Leistung wird auch von den Krankenkassen bezahlt. Unter folgenden Bedingungen muss ein Bericht an den Überweisenden erstellt werden.

- Überweisender ist Facharzt für Neurologie/Psychiatrie
- Überweisender verlangt auf dem Überweisungsschein einen Befundbericht

Falls der Patient den Therapeuten jedoch nicht von der Schweigepflicht entbindet, ist dieser Befundbericht nicht zu erstellen.

10.2.9 Ausführliche Falldarstellungen nach Therapieende

Lesen Sie zum Beginn dieses Abschnittes bitte den Abschnitt § 4 Abs. 6 aus der PsychTh-APrV. Dort werden die gesetzlichen Rahmenbedingungen der Falldarstellungen ausgeführt. Es wird deutlich, dass in den Falldarstellungen Fachbegriffe und die dementsprechende Terminologie des Ausbildungsschwerpunktes verwendet werden sollten.

Tipp

Erkundigen Sie sich frühzeitig über die Bedingungen für die Falldarstellungen.

10

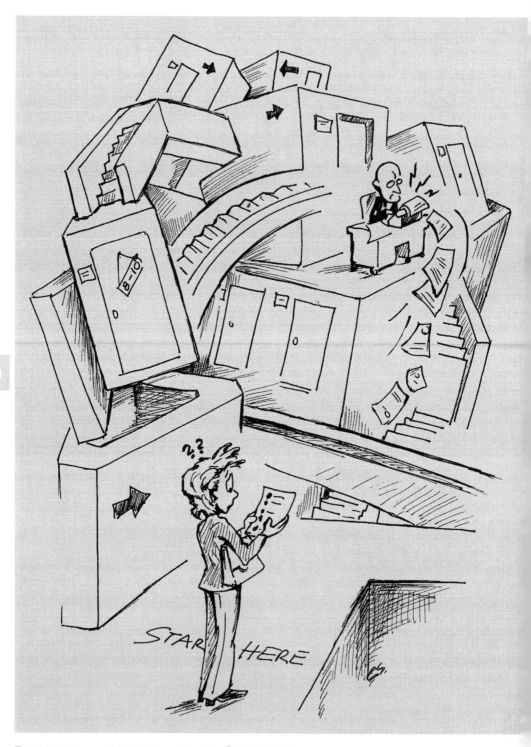

◘ **Abb. 10.2**   Immer schön der Reihe nach und den Überblick behalten …

Gesetzlich vorgeschrieben sind mindestens **6 ausführliche Falldarstellungen**. Meist werden davon 2 als mögliche **Prüfungsfälle** ausgewählt. Den Ausbildungsinstituten ist es jedoch überlassen, eigene Vorgaben zu formulieren. Mögliche Vorgaben reichen von der Erfüllung der gesetzlichen Vorgaben bis hin zu deutlichem Mehraufwand (z. B. mehr Falldarstellungen oder Zwischenberichte).

Die Anforderungen an diese Falldarstellungen sind so umfassend, dass viele Ausbildungsteilnehmer sehr viel Zeit mit der Erstellung verbringen und sie eine große Hürde zum Abschluss der Ausbildung darstellen. Meist werden zwischen 10 und 15 Seiten verlangt. Günstig wäre es natürlich, die geforderten Falldokumentationen **anschließend an die letzten Stunden** zu schreiben. So könnte die fortlaufende Reflexion des Therapeuten und die Einschätzung des Therapieverlaufes des Patienten auch zeitnah in die Falldarstellung einbezogen werden. Wichtig es auch, zu beachten, dass nach dem eigentlichen Schreiben der Falldarstellungen diese auch oft noch **durch Supervisoren kommentiert** werden und diese Kommentare noch eingearbeitet werden sollten. Um in der Hektik der letzten Therapiestunden nichts zu vergessen, dient eine Checkliste.

Checkliste zur Erstellung der Falldarstellungen

- Anforderungen und Hinweise vom Ausbildungsinstitut besorgt
- Informationen (z. B. Einschätzung des Patienten zum Therapieergebnis) in den letzten Stunden vom Patienten eingeholt
- Evaluation/Diagnostik durchgeführt
- Entwurf geschrieben
- mit Supervisor besprochen
- relevante Unterschriften eingeholt
- Entscheidung, ob Prüfungsfall ja/nein

Hier einige Hinweise zum Inhalt der Falldarstellungen: Zum Schreiben können natürlich die Therapieanträge und Umwandlungs- sowie Fortführungsanträge genutzt werden. An manchen Stellen bietet es sich an, die relativ kurzen Therapieanträge noch einmal zu überarbeiten und bestimmte Aspekte deutlicher herauszuarbeiten (z. B. Verhaltensanalyse

oder Psychodynamik, Differenzialdiagnosen, Testdiagnostik). Darüber hinaus stehen der Therapieverlauf und der begleitende Supervisionsprozess im Vordergrund. Allgemein ist eine logisch stringente und verständliche Darstellung in der Terminologie des Schwerpunktverfahrens wichtig. Die Falldarstellungen sollen streng anonymisiert ausfallen, d. h. es sollen keine Namen von Personen, Ortsangaben oder Klinikbezeichnungen verwendet werden (z. B. „geboren in B").

Eine Gliederung, die üblicherweise vom Ausbildungsinstitut vorgegeben wird, sollte folgende Punkte enthalten:

- allgemeine Angaben zum Behandlungsrahmen
- alle Gliederungsschritte aus dem Kassenantrag (▶ Abschn. 10.2.4) verwenden
- Behandlungsverlauf möglicherweise gegliedert in zeitliche Therapieabschnitte oder Interventionen zu bestimmten Therapiezielen
- Schilderung des Supervisionsprozesses
- Behandlungsergebnis mit Darstellung der Ergebnisse der fortlaufenden Diagnostik, der Einschätzung des Therapieergebnis vom Patienten sowie vom Therapeuten
- abschließende Diskussion des Verlaufes
- Literatur
- Unterschriften

10.3 Abrechnung der erbrachten Leistungen

Nach der ganzen Arbeit mit Therapien, Dokumentationen etc. kommt auf einige Ausbildungsteilnehmer noch eine wichtige, aber leider auch sehr **nerven- und zeitraubende Tätigkeit** zu. Während in manchen Ausbildungsambulanzen die Abrechnung für Ausbildungsteilnehmer kaum sichtbar im Hintergrund abläuft, wird in anderen Instituten die Abrechnung fast vollständig von den PiAs selbst durchgeführt. Dieser Abschnitt gibt eine Einführung, die jedoch die genauen Prozeduren nicht vollständig erklären kann, da sie je nach Organisation einer Ausbildungsambulanz sehr unterschiedlich sind.

Zum **Anfang eines Quartals** werden die notwendigen Bedingungen geschaffen, um eine Abrechnung vornehmen zu können. Die Unterlagen werden in der Ambulanz oder vom Therapeuten aufbewahrt. Zu Beginn eines jeden Quartals ist die Krankenkassenkarte in das Gerät einlesen.

Die eigentliche Abrechnung beinhaltet dann das Auflisten der Leistungen pro Patient, die in dem jeweiligen Quartal erbracht worden sind. Die Abrechnung erfolgt meist relativ zeitnah nach Abschluss der Quartale. Die erbrachten Leistungen werden anhand des EBM (Einheitlicher Bewertungsmaßstab) mit Ziffern kodiert. Er ist bei den Krankenkassen die Grundlage für die Berechnung der Honorare. Möglich ist, dass die Ausbildungsteilnehmer nur gebeten werden, die Leistungen pro Patient aufzulisten, es kann aber auch passieren, dass die PiAs ihre Leistungen direkt in ein computergestütztes Abrechnungssystem eingeben oder/und die Abrechnungsscheine drucken. Zum **Ende des Quartals** sind daher folgende Aufgaben zu erledigen:

- Auflistung der Leistungen
- ggf. Eingabe in Computersysteme
- ggf. Druck der Abrechnungsscheine

Zu den Leistungen, die abgerechnet werden können, gehören neben den Probatorischen Sitzungen und den therapeutischen Stunden auch durchgeführte **Testdiagnostik** sowie erstellte **Berichte** (z. B. an die Krankenkasse). Meist stellt die Verwaltung der Ausbildungsambulanz die gesamten Leistungen der Ausbildungsteilnehmer den Krankenkassen in Rechnung. Die Ausbildungsteilnehmer erhalten dann die Honorare ausgezahlt, jedoch meistens nach Abzug einer gewissen **Verwaltungsgebühr** und ggf. **Raummiete**. Manchmal vergehen Monate, bis die Honorare gezahlt werden. Wenn Sie Ihr Honorar erhalten, überprüfen Sie es auf Richtigkeit, da sich manchmal Fehler einschleichen. Innerhalb einer gewissen Zeit ist ein Widerspruch bei der Krankenkasse möglich.

Bei Sonderfällen wie Privatpatienten und Selbstzahlern lassen Sie sich von Ihrer Ausbildungsambulanz beraten. Z. T. sind von den Patienten genaue Informationen darüber einzuholen, in welcher Form behandelt werden kann und welche Leistungen erstattet werden. Ein Beispiel für einen weiteren Sonderfall ist die sog. Beihilfe. Bei den Beihilfeberechtigten (Beamte, Richter) ist ggf. ein Antrag auf

Psychotherapie sowohl an die private Krankenkasse als auch an die Beihilfestelle zu stellen. Den Patienten von Privatkrankenkassen und Beihilfeberechtigten stellt der PiA seine psychotherapeutischen Leistungen in Rechnung. Die Patienten bezahlen die Rechnung und lassen sich dann die Kosten erstatten.

Wer glaubt, jetzt das Geld ausgeben zu können, wird jedoch feststellen, dass der Fiskus noch zu beachten ist. Je nach Politik des Ausbildungsinstituts sind die Honorare Einnahmen im Sinne einer nicht selbstständigen (d. h. angestellten) Tätigkeit oder im Sinne einer selbstständigen Tätigkeit, was sich auf die Sozialversicherungspflicht und Steuern auswirkt. Bei nichtselbstständiger/angestellter Tätigkeit erstellt der Arbeitgeber eine Abrechnung und muss einen Teil zur Sozialversicherung beitragen. PiAs arbeiten quasi wie Angestellte auf Lohnsteuerkarte. In den meisten Ausbildungsinstituten wird jedoch davon ausgegangen, dass Ausbildungsteilnehmer selbstständig tätig sind. Über den Rentenversicherungsträger beantragt jeder die Anerkennung als selbstständige Tätigkeit und gleichzeitig/danach die Befreiung von der Sozialversicherungspflicht. Für die Tätigkeit als Psychotherapeut ist dieses möglich. Dann müssen die Einnahmen (nur noch) bei der Steuerklärung als selbstständige Tätigkeit angegeben werden und werden dann im Rahmen des Lohnsteuerjahresausgleiches versteuert.

10.4 Zusammenfassung

Die Praktische Ausbildung mit ihren vielfältigen Aufgaben stellt hohe Anforderungen auch an die organisatorischen Fähigkeiten der Ausbildungsteilnehmer. Neben der eigentlichen Behandlung sind zahlreiche schriftliche Aufgaben zu bewältigen. Im Gegensatz zu niedergelassenen Kollegen, die auch Psychotherapieanträge stellen, fortlaufend dokumentieren und die Abrechnung mit den Krankenkassen erstellen, kommen auf die Ausbildungsteilnehmer auch noch die Anforderungen der PsychTh-APrV und der Ausbildungsinstitute zu. Zusätzlich erschwerend ist sicherlich, dass viele Abläufe und Vorgänge erst mit der Zeit durch die entstehende Routine leichter und schneller von der Hand gehen.

Wichtiges zu den Abläufen während der Praktischen Ausbildung

- Erkundigen Sie sich frühzeitig über die geltenden Regeln und Anforderungen in Ihrem Ausbildungsinstitut.
- Lassen Sie sich von fortgeschrittenen Ausbildungsteilnehmern beraten, wie diese ihre Praktische Ausbildung gestaltet haben.
- Wählen Sie Ihre Fälle möglichst sorgfältig aus.
- In den Probatorischen Sitzungen steht nach der Überprüfung der Indikation die Erhebung von Informationen für den Antrag auf Psychotherapie oft im Vordergrund. Überlegen Sie sich im Vorfeld genau, welche Informationen Sie benötigen. Versuchen Sie zur letzten Probatorischen Sitzung den Bericht an den Gutachter fertigzustellen und evtl. fehlende Informationen zu erheben. Planen Sie besonders für die ersten Anträge viel Zeit ein.
- Lassen Sie sich nicht durch die zahlreichen Formulare erschrecken, mit etwas Ruhe und Überblick ist der „Papierkrieg" zu bewältigen.
- Versuchen Sie, frühzeitig an die verschiedenen Verlängerungsschritte zu denken, die notwendigen Informationen zu erheben und die Anträge zu stellen.
- Ebenso ist es wichtig, frühzeitig an das Therapieende zu denken und es vorzubereiten. Günstig ist es, die Falldarstellungen möglichst zeitnah zum Therapieende zu schreiben.
- Quartalsweise stellen Sie Ihre Leistungen den Kostenträgern in Rechnung. Oft gibt es dazu eine Einführung in die Abläufe von den Ausbildungsinstituten, da sie sehr unterschiedlich sind.

10.5 Erfahrungsberichte: Praktische Ausbildung

Zur Praktischen Ausbildung erzählten einige PiAs etwas aus Ihrem Erfahrungsschatz zu folgenden Themen:

- Zulassung zur Praktischen Ausbildung
- Bedingungen der Praktischen Ausbildung
- Probleme bei der Behandlung von ambulanten Patienten
- Dokumentation
- Abrechnung und Honorierung
- Supervision

10.5.1 Zulassung zur Praktischen Ausbildung – Zwischenprüfung

PiA: „Die **vorläufige Approbation** wurde bei uns nach Nachweis der gesamten Praktischen Tätigkeit formal erteilt. Eine Prüfung oder das Schreiben von Anamnesen war nicht notwendig."

PiA: „Zur Zwischenprüfung mussten wir 20 supervidierte Anamnesen vorweisen. Die Zwischenprüfung selbst bestand aus einer mündlichen Prüfung. Zur Erteilung der Behandlungserlaubnis war zusätzlich die Zustimmung des Lehranalytikers und der Weiterbildungsleitung notwendig."

PiA: „Die **Zwischenprüfung** findet statt, wenn man bei uns folgende Voraussetzungen nachweisen kann: 10 Anamnesen aus der Praktischen Tätigkeit, davon 3 ausführlicher, die auch das Thema der Zwischenprüfung werden können. Weiterhin wird eine Standortbestimmung verlangt, z. B. Ausbildungsstand, weitere Pläne innerhalb der Ausbildung. Dann sollte die Praktische Tätigkeit mit 1.800 Stunden abgeschlossen sein, die Gruppenselbsterfahrung sollte beendet, die Einzelselbsterfahrung möglichst begonnen und die Theorie möglichst weit fortgeschritten sein. Die Zwischenprüfung ist in der 5-jährigen Ausbildung nach ca. 2 Jahren vorgesehen."

PiA: „Die Zwischenprüfung war möglich, wenn man ca. 100 Stunden Theorie gesammelt hatte, die begleitende Lehranalyse nachweisen konnte und 20 supervidierte Anamnesen geschrieben und im Seminar vorgestellt hatte. Die Zwischenprüfung selbst war ein eher lockeres Gespräch. Anhand eines Fallbeispiels hatte ich die diagnostische Einschätzung und die Psychodynamik mit den Prüfern zu diskutieren."

PiA: „Die Zwischenprüfung konnte bei uns abgelegt werden, wenn mindestens 300 Stunden Theoretische Ausbildung, 600 Stunden Praktische Tätigkeit und mindestens 15 Kurzdokumentationen über Fälle der Praktischen Tätigkeit fertig gestellt waren. In der Zwischenprüfung stellten wir einen Fall anhand eines Videos vor."

PiA: „Die Zulassung zur Zwischenprüfung konnte man erwerben, nachdem 300 Stunden Theoretische Ausbildung geleistet waren, 20 Anamnesen unter Supervision und 150 Lehrtherapiestunden nachgewiesen worden waren. Nach der Zwischenprüfung wurde die vorläufige Behandlungserlaubnis für 2 Fälle erteilt. Die Tendenz ist derzeit, die Zwischenprüfung statt nach dem 4. Semester bereits nach dem 3. Semester zu machen."

PiA: „In meinem Ausbildungsinstitut kann man die Zwischenprüfung inzwischen nach ca. einem Jahr machen. Dazu müssen folgende Punkte erfüllt sein: 200 Stunden Theorie und ein Großteil der Praktischen Tätigkeit müssen absolviert sein. Mit dem Bestehen der Zwischenprüfung kann die Praktische Ausbildung begonnen werden. Ich fand es für mich sinnvoll, so früh wie möglich mit der Praktischen Ausbildung zu beginnen, um die Ausbildung auch möglichst fristgerecht abschließen zu können."

PiA: „Ich befinde mich gerade kurz vor der Zwischenprüfung und zittere um meine Zulassung für die Prüfung. Die meisten Bedingungen erfülle ich zwar, habe aber noch nicht ausreichend Theoriestunden gesammelt. Wenn ich mit meinem Antrag auf Zulassung zur Zwischenprüfung nicht durchkomme, dann wird sich meine Ausbildung sicher verlängern, da ich meine Praktische Ausbildung erst später anfangen kann. Diese immer wieder entstehenden Unsicherheiten sind neben den anderen Belastungen durch die Ausbildung schwer zu bewältigen.

■ **Kommentar**

Die vorläufige Behandlungserlaubnis oder vorläufige Approbation ist notwendig, um die Praktische Ausbildung beginnen zu können. Je nach Ausbildungsinstitut ist die vorläufige Behandlungserlaubnis durch

eine Zwischenprüfung oder/und durch den Nachweis eines gewissen Ausbildungsstandes zu erwerben. Erkundigen Sie sich genau über die Bedingungen und lassen Sie sich die Kriterien schriftlich geben. Je weniger verlangt wird, umso besser, denn es ist empfehlenswert, die Zwischenprüfung so früh wie möglich abzulegen, um den Beginn der Praktischen Ausbildung nicht unnötig zu verzögern. Auch in den Instituten gibt es den Trend, den Ausbildungsteilnehmern die Möglichkeit zu bieten, so früh wie möglich die Zwischenprüfung abzulegen, da die Praktische Ausbildung oft länger als die veranschlagten anderthalb Jahr dauert.

> **Tipp**
>
> Erkundigen Sie sich genau über die Bedingungen, die erfüllt werden müssen, damit Sie die Praktische Ausbildung beginnen dürfen. Versuchen Sie, von Anfang an darauf zu achten, dass Sie diese Bedingungen möglichst frühzeitig erfüllen können.

10.5.2 Bedingungen der Praktischen Ausbildung

■ ■ **Ablauf und Inhalt der Praktischen Ausbildung**

PiA: „Die Praktische Ausbildung umfasst 600 Stunden. Bei uns zählt **jede Stunde**, auch bei abgebrochenen Fällen. Wir müssen insgesamt mindestens 15 Fälle nachweisen, davon 10 abgeschlossen inkl. mindestens 1 Langzeittherapie mit mindestens 45 Stunden, bevor wir die Prüfung machen können. 2 dieser 10 abgeschlossenen Fälle müssen ausführlich dokumentiert werden als Prüfungsfälle, 8 weitere als Falldokumentationen der Ausbildungsleitung vorgelegt werden."

PiA: „In meiner Kinder- und Jugendlichentherapieausbildung im Vertiefungsverfahren Verhaltenstherapie muss ich insgesamt 600 Stunden Praktische Ausbildung mit der üblichen begleitenden Supervision nachweisen. Wir müssen **mindestens 6 Fälle** behandelt haben. Die Mindestanzahl von Stunden pro Fall sollte 12 betragen, es ist aber auch mit Zustimmung der Supervisoren möglich, Abbreche nerkennen zu lassen. Anders als bei den Erwachsenentherapeuten können wir im ersten Schritt 25 Stunden Kurzzeittherapie plus 6 Elterngespräche oder 45 Stunden Langzeittherapie plus 11 Elterngespräche beantragen."

PiA: „Es ist in meinem Ausbildungsinstitut üblich, erst mit nur einem Psychoanalysefall zu beginnen. Wenn der psychoanalytische Prozess begonnen hat, kann man mit dem zweiten Fall beginnen. Nach einiger Zeit darf man dann den Antrag auf eine erweiterte Behandlungserlaubnis stellen. Sie berechtigt zur Behandlung von mehreren Patienten gleichzeitig. Sie wird auf Antrag und durch das positive Votum von 3 Lehranalytikern erteilt."

Kommentar

Erkundigen Sie sich genau über die Bedingungen, den Inhalt und Ablauf der Praktischen Ausbildung. Jedes Institut geht unterschiedlich vor und es werden unterschiedliche Anforderungen an die Anzahl der Fälle und die Mindestanzahl der Stunden pro Fall gestellt. In vielen Instituten gibt es keine Beschränkungen, wie viele Patienten man am Anfang behandelt. Wenn es jedoch Einschränkungen gibt, ist es wichtig, sich möglichst früh darauf einzurichten. Wenn es sie nicht gibt, sollte man am Anfang beachten, dass gerade der Beginn in der Ambulanz mit dem ungewohnten sehr aufwendigen und komplizierten Antragsverfahren extrem zeitraubend ist und man sich nicht überfordern sollte. Es ist wichtig, die Anträge so schnell wie möglich fertigzustellen, da sonst die Wartezeit zwischen Ende der Probatorischen Sitzungen und Therapieanfang unnötig lang ist.

▪ Besonderheiten

PiA: „Da mein Ausbildungsinstitut an die Uni angelagert ist und derzeit aktiv an **Forschungsprojekten** zur Psychotherapie teilnimmt, wird von unseren Patienten die Bereitschaft gefordert, möglichst an Forschungsprojekten teilzunehmen. Einige meiner Patienten haben das schon getan. Sie wurden jeweils über die Art des Projekts informiert und nahmen daran natürlich freiwillig teil. Auch mich betrifft dies in dem Sinne, dass unsere Therapiediagnostik sehr standardisiert ist. Am Anfang werden die Patienten gebeten, ein Fragebogenpaket mit SCL-90-R, IIP, SKID, Fragebogen zu Angst und Zwang u. a. auszufüllen. Wir Therapeuten sind aufgefordert, den DIPS

durchzuführen. Während der Therapie müssen wir mithilfe von Formblättern die einzelnen Stunden dokumentieren. Diese Blätter enthalten folgende Punkte: Umsetzung der Hausaufgaben, sonstige Ereignisse, Behandlungsschwerpunkte, Inhalt der Stunde, Interventionen, Ergebnisse, sonstige Informationen und Hypothesen, therapeutische Beziehung, neue Hausaufgaben, Planung der nächsten Stunde. Nach Abschluss der Therapie werden eine 8-Wochen- und eine 1-Jahres-Katamnese erhoben.

PiA: „Jeder Patient musste am Anfang seiner Behandlung, an bestimmten Zeitpunkten während der Behandlung und zum Ende einige Fragebogen ausfüllen. Als Standard wurden SCL-90-R und IIP-D vorgegeben, weitere **Diagnostik** konnte jeder nach Erfordernis und eigenen Ideen einbringen."

PiA: „Wir werden gebeten, möglichst alle Stunden mit **Video** aufzuzeichnen. Zum einen dient dies der Überprüfung der eigenen therapeutischen Fähigkeiten, zum anderen werden die Aufnahmen auch für Forschungszwecke eingesetzt. Ich sehe mir meistens die Erstgespräche noch einmal an und manche Stunden, in denen ich mir unsicher war. Die Videos können auch in der Supervision sinnvoll genutzt werden."

PiA: „Während meiner Ausbildung erhalte ich kein Geld für die ambulanten Fälle. Die Einnahmen decken unsere Ausbildungskosten. Da ich kein **Honorar** erhalte, bin ich sehr demotiviert, wenn ich die ambulanten Stunden auf mich zukommen sehe. Obwohl wir nicht bezahlt werden, sind alle Schritte erforderlich, die andere Therapeuten durchführen, von der Beantragung der Therapie bei der Kasse bis hin zur Abrechnung der erbrachten Leistungen."

▪ Kommentar

Die **Teilnahme an Forschungsprojekten** ist besonders an universitären Ausbildungsinstituten nicht ungewöhnlich. Sie erfordert natürlich einen größeren Einsatz sowohl auf der Seite der Patienten als auch auf der der Therapeuten. Oft ist die Nähe zu Forschungsvorhaben mit dem Einsatz einer umfangreichen Psychodiagnostik verbunden. Aber auch wer keine Vorgaben durch das Institut hat, sollte eine möglichst standardisierte Vorgehensweise für die Probatorischen Sitzungen entwickeln, damit alle für den Antrag notwendigen Informationen in der Kürze der zur Verfügung stehenden Zeit erhoben werden können. Manche empfinden die Aufzeichnung von Therapiesitzungen in Form von Videoaufnahmen als hilfreich, um Informationen schneller sammeln zu können und um z. B. in der Supervision die Möglichkeit zu haben, durch die Analyse der Videoaufzeichnungen die eigenen therapeutischen Fähigkeiten zu verbessern."

Bei dem letzten Beispiel werden die Ausbildungsteilnehmer nicht für die Behandlung der ambulanten Fälle bezahlt. Die meisten Institute zahlen einen mehr oder weniger hohen Anteil der Krankenversicherungsleistungen an die Ausbildungteilnehmer aus. Den demotivierenden Effekt, eine Leistung ohne sichtbare Honorierung erbringen zu müssen, kennen viele bereits aus der Praktischen Tätigkeit. Manche PiAs müssen sich an diesen Umstand gewöhnen, wenn sie auch in der Zeit der Praktischen Ausbildung nicht für ihre Leistungen bezahlt werden.

■■ **Praktische Ausbildung außerhalb der Ausbildungsambulanz**

PiA: „Es war möglich, einen Teil der Praktischen Ausbildung während des Psychiatriejahres zu machen. Die Stunden mussten regelmäßig supervidiert werden, ein Fall musste mindestens 12 Stunden betragen und vom Supervisor anerkannt werden. Für jeden Fall war eine Dokumentation von 4–5 Seiten zu schreiben. Einen weiteren Teil meiner Fälle konnte ich in einer ambulanten Praxis machen. Diese Fälle wurden nicht bezahlt, da mein Arbeitgeber die Anerkennung als Lehrpraxis aufgrund fehlender Voraussetzungen nicht erhalten hatte und nur als Kooperationspartner anerkannt war."

PiA: „Bei uns war es möglich, einen Teil der Praktischen Ausbildung auch außerhalb der Ausbildungsambulanz zu machen. Das konnte ich nutzen. Eine Hälfte meiner Ausbildungsfälle konnte ich vor Ort an meinem Arbeitsplatz machen. Die Patienten wurden mir aus der Klinikambulanz vermittelt. Für meine Ausbildung erstellte ich die Anträge, wie sie auch für die Kassenbeantragung notwendig gewesen wären, supervidiert wurde ich durch die vom Institut anerkannten Supervisoren. Für diese Fälle erhielt ich kein Honorar. Den anderen Teil der Praktischen Ausbildung machte ich in der Ausbildungsambulanz."

PiA: „Da ich während meiner Ausbildung Vollzeit gearbeitet habe, war es mir kaum möglich, meine ambulanten Fälle zu machen. Da ich ja auch auf meiner Arbeitsstelle psychotherapeutisch tätig war,

versuchte ich, dort einen Teil meiner Praktischen Ausbildung zu machen. Es war zuerst sehr schwierig, das bei meinem Ausbildungsinstitut durchzusetzen. Danach lief es unproblematisch. Von den 600 Stunden Praktische Ausbildung konnte ich dann 300 Stunden in meinem Job machen. Bedingung war, dass pro Patient mindestens 10 Therapiestunden dokumentiert wurden."

PiA: „Die Praktische Ausbildung fand zum größten Teil in der **Ausbildungsambulanz** statt. Aufgrund der häufigen Ausfallstunden und der Therapieabbrüche hatte ich trotz der durchschnittlich 8–10 vereinbarten Therapiestunden pro Woche nach ca. 1,5 Jahren meine 600 Stunden immer noch nicht voll. Mein Antrag an die Ausbildungsleitung, einige Stunden in meiner Klinik machen zu können, wurde letztendlich positiv beschieden. Bedingung war, dass die in der Klinik behandelten Fälle mindestens 10 Therapiestunden umfassen und dass ich für jeden Fall eine Art Kassenantrag und eine vollständige Falldokumentation erstellte. Mithilfe der 100 Stunden die ich dann in der Klinik machte, konnte ich endlich nach ca. 2,5 Jahren die Praktische Ausbildung abschließen. Während die Stunden in der Ausbildungsambulanz über die Krankenkassen abgerechnet werden konnten, wurden die Stunden, die ich an meinem Arbeitsplatz sammelte, nicht vergütet."

PiA: „Da ich die **Approbation durch eine andere Therapieausbildung** nach den Übergangsregelungen bereits erworben hatte, konnte ich meine Ausbildungsfälle in meiner eigenen Praxis machen. Derzeit gibt es in meinem Ausbildungsinstitut die Diskussion, alle Ausbildungsteilnehmer zu verpflichten, ihre ambulanten Fälle in der Ausbildungsambulanz zu machen. Ob es dann noch Ausnahmen und Sonderkonditionen geben wird, weiß ich nicht."

PiA: „In meiner Ausbildungsambulanz gibt es bisher **kaum Räume**, in denen die Therapien durchgeführt werden können. Für mich ist das derzeit sehr gut, da ich in einer Praxis als Angestellte arbeite und dort auch die Möglichkeit habe, meine ambulanten Psychotherapiestunden in den Räumen durchzuführen, ohne Miete zahlen zu müssen. Andere Ausbildungsteilnehmer müssen dafür Räume anmieten, die sie dann auch selbst bezahlen müssen. Ich kann mir gut vorstellen, dass die externe Behandlung von Patienten nicht mehr so einfach möglich ist, wenn die Ausbildungsambulanz erweitert wird und das Institut Räume anmietet, wie es derzeit diskutiert wird.

■ **Kommentar**

Viele Ausbildungsinstitute haben inzwischen eigene Ambulanzen und möchten deshalb, dass die Ausbildungsteilnehmer ihre ambulanten Fälle dort therapieren. Es wird ganz unterschiedlich damit umgegangen, ob, unter welchen Bedingungen und in welchem Maße es möglich ist, **Therapiestunden außerhalb der Ausbildungsambulanz** zu geben. Extern zu behandeln ist für alle sinnvoll, die:

- auf ihrer Arbeitsstelle therapeutisch arbeiten
- in einer Praxis angestellt arbeiten
- eine eigene Praxis haben

Man kann sich sicher vorstellen, dass es für Ausbildungsteilnehmer eine große Erleichterung darstellt, wenn sich durch externe Behandlungen z. B. lange Anfahrtszeiten, problematische Patienten, zusätzlich Mietkosten etc. verhindern lassen.

> **Tipp**
>
> Wer schon zu Beginn der Ausbildung weiß, dass es für ihn sinnvoll ist, auch Fälle außerhalb der Ausbildungsambulanz machen zu können, sollte sich beim Ausbildungsinstitut genau über die Bedingungen erkundigen. Lassen Sie sich die Informationen schriftlich geben, damit Sie sich im Falle eines Falles darauf berufen können.

Es soll noch angefügt werden, dass die Fälle außerhalb der Ausbildungsambulanz selten vergütet werden. Wer in einer Praxis angestellt ist, kann eventuell über den Praxisinhaber abrechnen. In den Kliniken ist es selten möglich, Honorare für die quasi ambulant behandelten Patienten zu erhalten.

10.5.3 Probleme bei der Behandlung von ambulanten Patienten

■ ■ **Vorgaben der Ausbildungsleitung**

PiA: „Die Praktische Ausbildung habe ich noch nicht begonnen, aber die Bedingungen sind mir schon bekannt. Die 600 Stunden Praktische Ausbildung sind in der Ausbildungsambulanz abzuleisten. Insgesamt müssen mindestens 10 Fälle abgeschlossen sein, bevor man sich zur Abschlussprüfung anmelden

kann. Von anderen Ausbildungsteilnehmern weiß ich, dass es in unserer Ausbildungsambulanz viele schwierige Fälle gibt und daher auch einige **Probleme mit Therapieabbrüchen**. Ich hoffe, dass sich dies etwas verändert haben wird, wenn ich beginne."

PiA: „In meinem Ausbildungsinstitut wurden erst Stunden zu den 600 Fällen dazugezählt, wenn die Patienten zusätzlich zu ihren 5 Probatorischen Sitzungen an mindestens 8 Therapiestunden teilgenommen hatten. Das machte es manchmal schwierig, da Patienten, die nach den Probatorischen oder den ersten Therapiestunden abbrachen, nicht gezählt wurden. Ich weiß nicht mehr genau, wie oft mir das passiert ist, aber ich schätze, mir sind dadurch ungefähr 45 **Stunden nicht angerechnet** worden."

PiA: „In unserer Ausbildungsambulanz standen nur begrenzt Räume zur Verfügung. Es gab Stoßzeiten aufgrund der Doppelbelastung der Ausbildungsteilnehmer (Arbeit, Ausbildung). Viele wollten sich Fahrzeiten ersparen, indem sie z. B. freitags kurz vor Veranstaltungsbeginn Termine mit ihren Patienten gemacht haben. Umgekehrt gab es Ambulanzzeiten, die sehr selten genutzt wurden (7 Uhr morgens, freitagabends oder samstags). In diesen Zeiten hätte dem überwiegend weiblichen Teil der PiAs keiner zu Hilfe kommen können, wäre es zu Übergriffen gekommen. Hinzu kam, dass die Räume sehr hellhörig waren, sodass der Datenschutz der Patienten häufig nicht gewährleistet war. Die Ausbildungsambulanz lag außerdem in der Universität, sodass Studierende, die als Patienten zu uns kamen, jederzeit Gefahr liefen, von Kommilitonen beim Betreten der Ambulanz gesehen zu werden."

PiA: „In der Praktischen Ausbildung wurden wir angehalten, den Patienten unseren wahren Status im Institut nicht zu nennen. Wir würden sonst als ‚youngster' gelten und das wäre ungünstig für die Entwicklung von Vertrauen. Ich empfand es eher als ungünstig, eine Arbeitsbeziehung auf einer Lüge aufzubauen, und klärte die Patienten bei Rückfragen ehrlich auf."

■ **Kommentar**

Vorgaben der Ausbildungsinstitute tragen oft zusätzlich zur besonderen Situation der Ausbildungsteilnehmer mit unzuverlässigen Patienten und häufigen Therapieabbrüchen (▶ im Abschnitt „Therapieausfallstunden und Therapieabbrüche") dazu bei, dass die Praktische Ausbildung erschwert wird. Je weniger

Vorgaben, desto besser. Es lohnt sich, ggf. mit dem Ausbildungsinstitut noch einmal über die Bedingungen zu verhandeln, wenn sich abzeichnet, dass sie kaum zu erfüllen sind. Erheblich zur Atmosphäre in den Ausbildungsambulanzen tragen die räumlichen Bedingungen bei. So ist es schwierig, wenn für die Teilnehmer nicht immer genügend Behandlungsräume zur Verfügung stehen. Auch die Ausstattung und der Zustand der Räume sollten der Durchführung von Therapien angemessen sein. Im letzten Beispiel wird deutlich, dass es auch wichtig ist, wie mit den Patienten umgegangen wird. Selbstverständlich sollten Patienten darüber aufgeklärt werden, dass sie es mit Therapeuten in der Ausbildung zu tun haben. Um einen Eindruck von den äußeren Bedingungen der Ausbildungsambulanz zu erhalten, können Sie sich danach erkundigen:

- ob genügend Räume zur Verfügung stehen
- wie die Räume ausgestattet sind
- inwiefern Sie zu bestimmten Zeiten allein, d. h. ggf. ungeschützt sind
- wie das Recht des Patienten auf Datenschutz gewährleistet wird (Hellhörigkeit der Räume, Verwahrung der Akten etc.)
- welche Informationen den Patienten vorab über die Ausbildungsambulanz zugänglich sind

■ ■ Patientenauswahl

PiA: „Die Patienten werden zuerst von der Ambulanzleitung gesehen. In unserer **Patientenkartei** kann sich jeder informieren, der Bedarf hat, und sich dann geeignete Fälle aussuchen. Eine Zeit lang war es auch möglich, aus der Arbeitsstelle Patienten in die Ambulanz mitzubringen. Insgesamt glaube ich, dass die Auswahl der Fälle eher viele auch sehr schwere Fälle beinhaltete. Andere berichteten von vielen Ausfallstunden und Abbrüchen. Damit hatte ich kaum Probleme, da ich einige meiner Patienten schon im stationären Rahmen behandelt hatte und die therapeutische Beziehung etabliert war."

PiA: „In der Ausbildungsambulanz gibt es einen Ordner mit derzeit aktuellen Anfragen. Über die angemeldeten Patienten gibt es nur wenige Stichworte als Erläuterungen. Die Fälle sind wahrscheinlich schwerer und problematischer als in einer herkömmlichen Praxis. Wenn man nicht gerade Glück hat und gerade eine neue Anfrage hereingekommen ist, sind die Fälle im Ordner auch sehr aussortiert.

Insgesamt hatte ich bei meinen laufenden Fällen wenige Probleme mit Ausfallstunden. Bei einem Fall gab es dieses Problem zwischenzeitlich wegen der Belastung des Kindes durch eine anstrengende Sportschule. Da es mittlerweile wieder auf einer normalen Schule ist, sind Ausfallstunden jetzt kein Problem mehr."

PiA: „Da ich gleich mit vielen Patienten in die Praktische Ausbildung einsteigen wollte, bin ich mit dem Wunsch nach einer größeren Anzahl von Patienten an unsere Vermittlerinnen herangetreten. Ich konnte die Informationen über alle Patienten, die derzeit nach der Teilnahme an einem Vorgespräch mit erfahrenen Psychotherapeuten oder der Ambulanzleiterin auf unserer Warteliste standen, einsehen. Aus den Notizen der Vorgespräche konnte man entnehmen, welche Störungen wahrscheinlich vorliegen, ich hatte einige Angaben zu den Hintergründen, Beschwerden und Problemen der Patienten. Nach der Sichtung und dem Aussortieren der Fälle die z. B. Therapeuten mit etwas Erfahrung empfohlen wurden, wählte ich einige Patienten aus. Schnell stellte sich heraus, dass die Problematik der Patienten oft komplizierter war als im Vorgespräch protokolliert, dass z. B. **Doppeldiagnosen** und zum großen Teil Persönlichkeitsstörungen vorlagen sowie die Zuverlässigkeit der Patienten zu wünschen übrig ließ. Erst später wurde uns der Grund dafür klar: Es war nicht ungewöhnlich, dass Patienten, die von niedergelassenen Kollegen nicht behandelt wurden, weil es zu viele Komplikationen gab, an die Ausbildungsambulanzen weitervermittelt wurden."

PiA: „Innerhalb der Ausbildungsambulanz gibt es zwei größere Probleme: Das eine ist die stark **schwankende Patientenanzahl** mit sowohl Stoßzeiten als auch Patientenengpässen. Das zweite Problem ist die große Anzahl von eigentlich kaum für psychoanalytische Interventionen geeigneten Patienten. Für mich hatte das die Konsequenz, dass ich zu einer Zeit, als ich viele Anamnesen machen wollte, Schwierigkeiten hatte, ausreichend Patienten zu bekommen. Eine weitere Konsequenz war, dass ich möglichst versucht habe, von meiner Arbeitsstelle Patienten mitzubringen, von denen ich wusste, dass ich wenige Schwierigkeiten mit Abbrüchen oder Stundenausfällen bekommen würde. Ich würde allen empfehlen, obwohl es ärgerlich ist, ggf. länger auf geeignete Patienten zu warten."

▪ Kommentar

Aufgrund der besonderen Bedingungen, unter denen die Ausbildungen gemacht werden, empfehlen wir dringend, sich genau zu überlegen, welche Patienten man wirklich behandeln möchte. Sie sind in einem gewissen Ausmaß auf Pünktlichkeit, Zuverlässigkeit und Stabilität der Patienten angewiesen. Am günstigsten ist natürlich, wenn man die Patienten schon kennt oder auf eine etablierte therapeutische Beziehung zurückgreifen kann. Obwohl es manchmal darauf hinausläuft, dass man länger warten muss, um geeignete Fälle vermittelt zu bekommen, lohnt es sich meist, wenn dadurch die Folgeprobleme wie Ausfallstunden, Therapieabbrüche etc. unterbleiben.

> Viele Ausbildungsteilnehmer klagen über einen erheblichen Anteil schwerer Fälle in den Ausbildungsambulanzen. Wichtig ist daher, geeignete Patienten sorgfältig auszuwählen.

Die **ethischen Probleme** dieses Vorgehens sind offensichtlich. Gerade Patienten mit tiefgreifenden psychischen Störungen wird bei diesem Vorgehen die dringend benötigte Hilfe verweigert. Im Vorfeld können Sie sich bei der Ausbildungsambulanz oder bei älteren Ausbildungssemestern erkundigen,

- ob es Patientenengpässe gibt,
- ob die Fälle sehr schwer sind,
- ob es die Möglichkeit gibt, Patienten abzulehnen,
- ob es die Möglichkeit gibt, Patienten mitzubringen.

▪ ▪ Therapieausfallstunden und Therapieabbrüche

PiA: „Ausfallstunden waren leider nicht selten, sondern kamen sehr häufig vor. Bei manchen Patienten hatte ich schon von Anfang an das Gefühl, dass sie unzuverlässig sein werden, und dass ihre Motivation, eine Therapie zu beginnen, eher zweifelhaft ist. Zum Teil waren die präsentierten psychischen Störungen auch Grund für die Ausfallstunden (z. B. psychotische Krisen, Panikattacken, massive Selbstverletzungen mit Einweisung), manchmal lag es am fehlenden „Commitment" der Patienten und deren „Vergesslichkeit". Schwierig fand ich, dass ich ständig in dem Konflikt stand, auf der einen Seite gemeinsam

mit den Patienten an einer Lösung zu arbeiten, da ich die Stunden benötigte, und auf der anderen Seite mich dahingehend durchzusetzen, dass die Patienten die Behandlungsvereinbarungen einhielten, wodurch ich Abbrüche riskierte."

PiA: „In meiner psychoanalytischen Ausbildung habe ich die Auflage, mindestens 2 Fälle mit mind. 250 Stunden zu behandeln. Obwohl ich am Anfang versucht habe, möglichst Patienten auszuwählen, bei denen sowohl eine Langzeitpsychoanalyse indiziert war, als auch die Bedingungen für ihre kontinuierliche Teilnahme gegeben waren, hatte ich das Pech, dass einer der Fälle vom Gutachter nicht für die Analyse akzeptiert wurde, sondern als tiefenpsychologisch fundierte Psychotherapie, was mich letztendlich ein Jahr Ausbildungszeit kostete: Ich musste erst den Antrag auf Erweiterung der Behandlungserlaubnis bei meinem Ausbildungsinstitut stellen, um einen 3. Patienten behandeln zu können und hatte auch einfach nicht die Zeit, die Behandlung eines weiteren Patienten sofort zu übernehmen. Eine andere meiner Langzeitpatientinnen brach auch zu einem späteren Zeitpunkt der Weiterbildung die Therapie ab. Es gab im Vorfeld des Abbruchs schon Anzeichen dafür und ich habe auch versucht, die therapeutische Beziehung zu stabilisieren, war jedoch durch die angespannte Beziehung zur Supervisorin letztendlich nicht mehr in der Lage, die Patientin zu halten."

PiA: „An unserem Institut wurde in keiner Weise auf die Ambulanz aufmerksam gemacht. Dadurch kam es immer wieder zu Patientenengpässen, d. h. unsere Ausbildung verzögerte sich unnötig. Darüber hinaus kamen sehr selektierte Patientengruppen, nämlich aus kooperierenden Kliniken, die von der Ambulanz „gehört" hatten. Hierbei handelte es sich um Patienten, die meist nicht therapierespondent waren und eine sehr schlechte Prognose sowie Compliance hatten. Folglich waren sie als Ausbildungspatienten wenig geeignet. Entsprechend schwer war es, Prüfungsfälle zu finden."

▪ Kommentar

PiAs berichten häufig von Problemen mit Therapieabbrüchen und Ausfallstunden. Möglicherweise lasse sich diese Probleme fast nur dadurch lösen, dass bei der **Patientenauswahl** streng selektiert wird oder Therapeuten bekannte Patienten „mitbringen". In manchen Instituten werden mit den Patienten

Behandlungsvereinbarungen schriftlich fixiert, in denen die Rechte und Pflichten der Patienten festgelegt und Konsequenzen beschrieben werden. Allerdings ist die Beendigung einer Therapie, sollten diese Vereinbarungen nicht erfüllt werden, für den Therapeuten mit einem großen Verlust verbunden, den niedergelassene Kollegen nicht haben, denn evtl. werden die Therapiestunden nicht für die Praktische Ausbildung anerkannt. So entstehen durch diese Regelung absurde **ethische Probleme** wie:

- Setze ich mich endlich gegenüber meinem notorisch säumigen Patienten durch und erkläre ich die Therapie für beendet oder gebe ich ihm noch eine letzte, allerletzte oder allerallerletzte Chance, da ich die Stunden brauche und vielleicht ein abgebrochener Fall nicht zu den Stunden der Praktischen Ausbildung angerechnet wird?
- Soll ich diesen Patienten nach 25 Stunden für geheilt erklären, da ich noch eine Kurzzeittherapie brauche?
- Was mache ich, wenn ich aus Vorsicht 4 Langzeitfälle angefangen habe und meine ersten beiden Kandidaten die Therapien erfolgreich mit 300 Stunden abgeschlossen haben. Soll ich dann die anderen „überreden", ihre Therapie früher zu beenden, da ich die Stunden nicht mehr bezahlt bekomme und auch nicht mehr brauche?
- Soll ich meinen Patienten dazu „überreden", weitere Stunden zu beantragen, um bestimmte Themen zu bearbeiten, da ich noch eine Langzeittherapie brauche?

Klären Sie also vorher ab,
- ob es viele Probleme mit Ausfallstunden gibt,
- ob es Probleme mit Therapieabbrüchen gibt,
- ob es sog. Behandlungsvereinbarungen gibt,
- wie mit Problemen umgegangen wird, wenn die Ausbildungsbedingungen Ihres Instituts nicht erfüllt werden können.

▪ ▪ Schwierige Situationen

PiA: „Eine Kollegin von mir berichtete, dass einer ihrer Patienten, der sich offensichtlich in sie verliebt hatte, plötzlich vor ihrer Haustür stand. Geistesgegenwärtig bestellte sie ihm ein Taxi und er ließ sich auch darauf ein."

▪ Kommentar

Schwierige Patienten und Therapiesituationen, a[uf] die der PiA nicht vorbereitet ist, finden sich imme[r] wieder (Verliebtsein, **Instrumentalisierung des P[iA]** bei der Aufenthaltsgenehmigung, bei Rentenbege[h]ren oder emotionale Verarbeitung bei der Behand[lung] lung schwer traumatisierter Patienten). Derarti[ge] Umstände stellen oft eine große Belastung für de[n] Ausbildungsteilnehmer dar.

Checkliste: Umgang mit schwierigen Situationen
- Geben Sie nach Möglichkeit niemals persönliche Daten wie z. B. Ihre private Telefonnummer heraus.
- Klären Sie die Motivation des Patienten ab.
- Sprechen Sie in der Selbsterfahrung und Supervision Ihre Probleme an.
- Sprechen Sie mit Kollegen und Freunden über Schwierigkeiten und entwickeln Sie gemeinsam Lösungsideen.

10.5.4 Dokumentation

▪ ▪ Kassenanträge

PiA: „Bisher hatte ich keine Schwierigkeiten mit de[n] **Gutachten** für die Ausbildung. Für 2 meiner Patien[n]ten sind die Anträge über 160 Stunden psychoanalytische Therapie glatt durchgegangen. Eine Patientin wurde bisher abgelehnt, die Gründe dafür konn[te] ich aber nachvollziehen. Derzeit überlege ich, ob ic[h] einen erneuten Antrag für eine tiefenpsychologisch[e] Therapie stelle."

PiA: „Viele meiner Kassenanträge sind problem[m]los genehmigt worden. Einmal ist einer meiner Fäl[le] nicht als Psychoanalysefall genehmigt worden. Ic[h] konnte aber dann eine tiefenpsychologische Behand[d]lung beginnen. Das war ärgerlich, aber zum Te[il] konnte ich die Gründe nachvollziehen. Dennoc[h] denke ich im Nachhinein, ich hätte ein Obergutach[ten] ten anfordern sollen, da dieses Gutachten so nic[ht] zulässig war. Formal gesehen hätte der Gutachter de[n] Antrag nur ablehnen dürfen, nicht jedoch eine T[P] bewilligen. Außerdem führte die TP-Bewilligung z[u] einer Verunsicherung des Vertrauensverhältnisse[s] zwischen der Patientin und mir. Schließlich beendete die Patientin die Therapie nach Ablauf der bewilligten Stundenzahl, um aus beruflichen Gründen ins Ausland zu gehen, was ich teilweise auch nachvollziehen konnte. In einem anderen Fall wurden statt der beantragten 160 Stunden nur 80 Stunden genehmigt. Aus dem Gutachten waren die Gründe dafür nicht zu ersehen. Als ich überlegte, weitere Schritte zu unternehmen, riet mir die Supervisorin ab. Ein weiterer Dozent empfahl mir jedoch, den Ambulanzleiter zu informieren, der wiederum sogar an die KBV (Kassenärztliche Bundesvereinigung) herantrat. Es stellte sich heraus, dass der Gutachter gar kein Gutachter mehr war, der Antrag aber durch ein Versehen der Sachbearbeiterin der Krankenkasse an ihn versendet worden war und der ehemalige Gutachter den Sachverhalt nicht aufgeklärt hatte, um möglichst viel an dem Vorgang zu verdienen. Also wirklich zum Empören! Ich würde inzwischen jedem empfehlen, bei nicht nachvollziehbaren Gründen den Weg über das **Obergutachten** zu suchen."

PiA: „Mit den Gutachten hatte ich meist keine Probleme. Manchmal erhielt ich sinnvolle Hinweise zu den Patienten in der Supervision. Einmal hatte ich Probleme mit einem Gutachter, der meine beantragte Kurzzeittherapie aus für mich und meine Supervisorin unverständlichen Gründen auf **15 Stunden Probetherapie** kürzte. In einem weiteren Bericht an die Kasse beantragte ich dann eine Langzeittherapie, d. h. 30 Stunden zusätzlich zu den genehmigten 15 Stunden Probetherapie. Wiederum wurden die Stunden unter Angabe von für mich unverständlichen Gründen auf 15 gekürzt. Inzwischen erfuhr ich, dass der Gutachter aufgrund mehrfacher Beschwerden nicht mehr als Gutachter arbeitet. Bei meinem erneuten Versuch, eine Langzeittherapie zu beantragen, bat ich auf dem Formular um einen anderen Gutachter. Danach war alles unkompliziert. Vielleicht hätte ich nach dem ersten Gutachten schon ein Obergutachten anfordern oder um einen anderen Gutachter bitten sollen. Insgesamt war es aber interessant, über diese Erfahrungen auch diese Seiten des Gutachterverfahrens kennenzulernen."

Kommentar

Durch das Gutachterverfahren soll die Qualität der Psychotherapie gesichert werden. Für einige Therapeuten ist es eine Pflichtübung, die Anträge

zu schreiben, für andere ist es eine gute Möglichkeit, sich noch einmal mit den wichtigsten Aspekten des Falles auseinanderzusetzen. Wenn Anträge gut geschrieben sind, man viel Arbeit aufgewendet hat und nach der Supervision außerdem noch die Anmerkungen eingearbeitet hat, ist es oft sehr ärgerlich, wenn Gutachter anderer Meinung sind. Es lohnt sich, nicht nur an eigene Unzulänglichkeiten zu denken, sondern auch über Probleme seitens des Gutachters nachzudenken.

> **Tipp**
>
> Lassen Sie sich nicht abschrecken, bei unverständlichen Gutachten mit den Gutachtern selbst Kontakt aufzunehmen oder nutzen Sie die Möglichkeit, ein Obergutachten anzufordern.

▪▪ Dokumentation für die Ausbildung

PiA: „Wir mussten zum einen die Anforderungen der Krankenkasse erfüllen: Dokumentation der Stunden, Kassenanträge etc. Zum anderen waren die Anforderungen des Institutes zu erfüllen: 2 Fälle mussten ausführlicher dokumentiert werden, die dann als Prüfungsfälle eingereicht wurden. Alle weiteren Fälle mussten ebenfalls mit einem Abschlussbericht dokumentiert werden. Während der Praktischen Tätigkeit, ggf. auch zu Beginn der Praktischen Ausbildung, hatten wir außerdem noch 20 Anamnesen zu schreiben."

PiA: „In meinem Ausbildungsinstitut war die fortlaufende Dokumentation der Fälle erforderlich. Während der Supervision waren Notizen zu protokollieren. Zu allen Fällen hatten wir ca. 1-seitige Abschlussberichte zu schreiben. Insgesamt 6 Fälle waren ausführlicher zu dokumentieren (6–7 Seiten), von denen 2 Fälle als Prüfungsfälle ausgesucht werden konnten."

PiA: „Während unserer Praktischen Ausbildung müssen wir 6 Fälle ausführlicher mit 10–12 Seiten dokumentieren. Zwei dieser Fälle sind die Prüfungsfälle. Für alle anderen Fälle muss jeweils ein Abschlussbericht von 4–5 Seiten verfasst werden."

PiA: „Im Rahmen der Facharztausbildung stelle ich meine Fälle im kasuistisch-technischen Seminar des Ausbildungsinstitutes vor und dokumentiere die Supervisionsstunden. Ein sog. „Leistungsnachweis mit Eignungsvermerk" vom Institut über die Teilnahme an den relevanten Ausbildungsteilen (Theoretische Ausbildung, Teilnahme an den kasuistisch-technischen Seminaren, Ausbildungsfälle, Supervision etc.) ist notwendig, damit ich mich zur Facharztprüfung bei der Ärztekammer anmelden kann. Mit der Facharztprüfung erhalte ich dann die Berechtigung, als Psychotherapeutin mit tiefenpsychologischer Ausrichtung zu arbeiten. Wenn ich zusätzlich psychoanalytisch arbeiten möchte, ist es notwendig, dass ich eine gewisse Anzahl von Behandlungsstunden unter Supervision nachweisen kann. Außerdem möchte ich jedoch auch die Prüfung bei der Fachgesellschaft machen. Voraussetzung ist natürlich, dass ich deren Anforderungen erfülle, in der Regel eine gewisse Anzahl von Behandlungsstunden unter Supervision. In der Prüfung wird dann ein ausführlicher Fallbericht besprochen.

■ **Kommentar**

Die Dokumentationsanforderungen sind sehr unterschiedlich und werden von den Ausbildungsinstituten auf der Basis der gesetzlichen Vorgaben präzisiert. Der Zeitaufwand für die Abschlussberichte ist meist erheblich. Besonders der zeitliche Umfang für das Schreiben der Prüfungsfälle wird von vielen unterschätzt.

▸▸ Erkundigen Sie sich genau über die Bedingungen für die Dokumentation. Versuchen Sie, nach Beendigung der Fälle nicht zu viel Zeit verstreichen zu lassen, bis Sie Ihre Dokumentation vervollständigen oder die geforderten Abschlussberichte verfassen.

10.5.5 Abrechnung und Honorierung der Ausbildungsfälle

■■ **Abrechnung**

PiA: „Wir erhalten Honorare für die Stunden, die wir in der Ausbildungsambulanz machen. Dazu müssen wir die Daten der Patienten auf den Chipkarten in ein PC-System einlesen, alle im Quartal erbrachten

Leistungen eingeben und eine formlose Rechnung a unser Ausbildungsinstitut über die erbrachten Lei tungen erstellen. Mitte des nächsten Quartals erha ten wir üblicherweise die Honorare."

PiA: „Die Abrechnung der Leistungen erfolg durch mich. Die Leistungen mussten auf die Abrech nungsscheine gedruckt werden und gemeinsam m einer Liste über die Anzahl der Stunden bei de Ambulanzverwaltung eingereicht werden. Die Ve waltung gab die Daten in ein computergestützte System ein und reichte danach alles bei den Kranker kassen ein. Die Krankenkassen zahlten einen zw schen den Instituten und den Krankenkassen au gehandelten Fixbetrag."

PiA: „Die Abrechnungsvorbereitung erfolg durch die Ausbildungsteilnehmer. Wir müssen d Abrechnungsscheine ausfüllen. Außerdem habe wir eine Übersicht über die Leistungen pro Quart zu erstellen, die wir abrechnen. Die Ausbildungsam bulanz reicht die Abrechnungsscheine bei den Kran kenkassen ein. Von den eingegangenen Honorare werden derzeit 20 % von der Ambulanz für die Ve waltungskosten einbehalten. Die Bezahlung erfolg ca. 4 Monate nach Abrechnung."

■ **Kommentar**

Die **Abrechnungsmodalitäten** sind von Institu zu Institut unterschiedlich. Manche Verwaltunge übernehmen mehr Aufgaben und manche überlas sen fast alles den Ausbildungsteilnehmern. Meister werden die Abrechnungen von den Ausbildungstei nehmern vorbereitet, während die Ambulanzverwa tungen die Krankenkassen kontaktieren. Auch hie ist es wichtig, sich möglichst frühzeitig zu erkund gen, was man vorlegen, erheben und eingeben mus um alle relevanten Daten zur Hand zu haben. De Ablauf wird üblicherweise erklärt, wenn die Phas der Praktischen Ausbildung beginnt.

■■ **Honorare und Abzüge**

PiA: „Derzeit erhalten wir pro Stunde ca. 30 €, de Rest behält die Ambulanz für Verwaltungskoste und Raumkosten ein. Positiv ist, dass es die Mög lichkeit gibt, bei Geldknappheit um eine vorzeitig Überweisung der Honorare zu bitten."

PiA: „An unserem Institut müssen mindesten ein Drittel der Fälle in der Institutsambulanz gemach verden. Pro Behandlungsstunde erhält der PiA 30 €, .aum- und Verwaltungsgebühren müssen nicht entichtet werden, versteckte Kosten sind auch nicht egeben. Die anderen zwei Drittel der Fälle können ı kooperierenden Praxen gemacht werden. Hier ist s eher schwer, einen Platz zu finden."

PiA: „In meinem Ausbildungsinstitut werden ca. 5 % der Honorare vom Ausbildungsinstitut einbealten. Der Rest wird uns ausgezahlt. Am Anfang der 'raktischen Ausbildung habe ich die Einnahmen als ebenberufliche Tätigkeit versteuert. Erst seitdem ch als Ich-AGlerin über das Arbeitsamt gefördert verde, sind mir die Ausgaben klar geworden, die on diesen Einnahmen noch abzurechnen sind. Zum inen sind das Krankenkassenbeitrag und Pflegevericherungsbeitrag, BfA-Pflichtrentenversicherung ınd die private Rentenversicherung. Die Lohnsteuer vird dann über den Lohnsteuerjahresausgleich abgeogen. Ich hätte mir zu diesen Aspekten der Prakischen Ausbildung wie Praxismanagement (z. B. Anwendung von PSYPRAX) und selbstständige ätigkeit Informationen von dem Ausbildungsinsıtut gewünscht."

PiA: „Die Krankenkassen zahlten einen zwischen len Ausbildungsinstituten und den Krankenkassen usgehandelten Fixbetrag. Davon zog die Ambuanz für jede abgerechnete Therapiestunde oder proatorische Sitzung 22 € für Raumkosten und Verwaltungskosten ab. Der ausgezahlte Betrag betrug ım die 30 € pro Therapiestunde. Dass von meinem Honorar ein gewisser Teil für die Verwaltung und lie Raumkosten abgezogen werden würde, damit ıabe ich gerechnet. Dass darüber hinaus jedoch uch weitere Abzüge auf mich zukamen, damit hatte ch am Anfang nicht gerechnet. Zum einen gab es las Problem, ob ich Rentenversicherungsbeiträge ahlen muss oder nicht. Da ich eine Tätigkeit als Angestellte hatte, brauchte ich für die als selbstänlig anerkannte Tätigkeit keine Rentenversicherung ahlen. Bei dem Lohnsteuerjahresausgleich, den ich ıicht alleine gemacht habe, kam dann noch anteilig .ohnsteuer etc. dazu."

Kommentar

)ie Krankenkassen zahlen den Ausbildungsinsıtuten die landesüblichen Sätze oder in bestimmen Bundesländern auch gesondert ausgehandelte

Beträge für jede abgerechnete Leistung. Von diesen Honoraren werden unterschiedliche hohe Anteile für Verwaltungskosten und Miete abgezogen. Die finanziellen Regelungen sollte man vorher erfragen, um einen ungefähren Überblick über die möglichen Einnahmen und Ausgaben während der Ausbildung zu bekommen. Zusätzlich zu den Abzügen durch die Verwaltung des Ausbildungsinstitutes kommen auf die Ausbildungsteilnehmer aber noch unterschiedliche weitere Abzüge wie Sozialversicherungen und Steuern zu. Je nach den persönlichen Bedingungen der Ausbildungsteilnehmer können die Beträge unterschiedlich hoch sein. Das macht es natürlich schwierig, die wirklichen Nettoeinnahmen pro Stunde zu kalkulieren.

> **Einnahmen aus der Ausbildungsambulanz helfen, die Ausbildungskosten zu decken. Sie müssen jedoch berücksichtigen, dass erhebliche Abzüge auf Sie zukommen.**

Bisher gehört es oft nicht zur Ausbildung, Informationen über Praxismanagement und Aspekte von selbstständiger Tätigkeit etc. zu erhalten. Fast jeder sucht sich allein die relevanten Informationen heraus, kauft teure Bücher oder besucht Fortbildungen der Kassenärztlichen Vereinigung, der Psychotherapeutenkammer oder der Berufsverbände. Manchmal ist es möglich, die Ausbildungsinstitute von der Notwendigkeit zu überzeugen, zu diesem Thema Informationsveranstaltungen abzuhalten.

▪ ▪ Probleme mit der Abrechnung und Honorierung

PiA: „In meinem Ausbildungsinstitut kam es durch personelle Schwierigkeiten mehrmals zu deutlichen Verzögerungen der Zahlungen, z. T. bis zu einem Jahr. Dies führte natürlich dazu, dass das erwartete Honorar nicht für die Rechnungen der Supervisoren genutzt werden konnte und außerdem konnte ich mögliche steuerliche Vorteile nicht nutzen. Fast auf einen Schlag erhielt ich dann die Zahlungen von mehreren Quartalen. Mein Lohnsteuerjahresausgleich aus diesem Jahr bescherte mir eine erhebliche Nachzahlung. Alle Versuche, dass die Ausbildungsleitung auf eine Beschleunigung des Prozesses hinarbeitet, endeten leider in großem Unverständnis für meinen angestauten Ärger."

PiA: „Nicht geregelt war bei uns der Umgang mit ausstehenden Therapiestunden nach den absolvierten 600 Stunden: Während mir durch mündliche Aussagen aus sicherer Quelle zugetragen worden war, dass einem Kollegen zusätzlich erbrachte Therapiestunden bezahlt wurden, erhielt ich gar nichts. Ich leistete etwa zusätzliche 100 Stunden unentgeltlich, da meine Patienten verständlicherweise den Wunsch äußerten, die Therapiestunden bei mir zu Ende zu führen. Der Kollege stand – was allgemein bekannt war – in sehr gutem Kontakt zur Leitung. Ein Jahr später, als ich die Ausbildung längst beendet hatte, erzählte mir eine PiA (ehemalige Kollegin), dass der Ausbilder in einer Veranstaltung geäußert hätte, dass die Fallbehandlungen nach den 600 Stunden ganz selbstverständlich zu 80 % der Fallpauschale vergütet würden. Unklar blieb bis dato wohl die Finanzierung der, mit den zusätzlichen Therapiestunden anfallenden, Supervisionsstunden."

PiA: „In der Praktischen Ausbildung erhielten wir mit der Begründung keine Fallpauschalen, dass wir dann ‚scheinselbstständig' wären. Bei den Stunden, die über die geforderten 600 Stunden hinausgingen, wurden dann aber plötzlich doch Zugeständnisse gemacht und über das Thema Scheinselbstständigkeit wurde geschwiegen."

- **Kommentar**

Zahlungsverzögerungen sind extrem ärgerlich, aber wohl eher selten. Um herauszufinden, ob es solche Probleme geben könnte, sollte man vorher mit den Ausbildungsteilnehmern sprechen, die sich bereits in der Ausbildung befinden. Im zweiten Beispiel wird ein Problem angesprochen, das in manchen Ausbildungsinstituten auftritt: Nach Erreichen der 600 Behandlungsstunden ist es manchmal nicht mehr möglich, mit den Krankenkassen abzurechnen oder die Forderungen zur Supervision sind unklar. Erheblich schwieriger wird es, wenn die Ausbildungsteilnehmer bereits ihre Prüfungen abgelegt haben und weiterhin über die Ambulanz ihre noch ausstehenden Behandlungsstunden abrechnen möchten. Viele stehen vor der Entscheidung, Therapien abzubrechen oder versuchen, die Patienten an Kollegen abzugeben. Für die möglichst reibungslose Beendigung von Therapien gibt die Checkliste Anleitung.

Checkliste: Beendigung von Therapien
- Klären Sie ab, welche Bedingungen erfüllt sein müssen, dass auch die Therapiestunden bezahlt werden, die über die 600 Stunden oder Ihr Ausbildungsende hinausgehen.
- Klären Sie ab, ob es möglich ist, Patienten an Kollegen weiterzugeben.
- Versuchen Sie im Interesse der Patienten, möglichst genau zu planen, wie Sie zum Ende Ihrer Ausbildung mit den verbleibenden Fällen umgehen möchten.
- Versuchen Sie im Interesse der Patienten, diese frühzeitig auf evtl. Probleme hinzuweisen (Therapeut beendet seine Tätigkeit in der Ambulanz, Therapeutenwechsel usw.).

10.5.6 Supervision

- - **Bedingungen**

PiA: „Von den **150 Stunden Supervision** ware[n] mindestens 50 Stunden im Einzelsetting durch[zu]zuführen. Die anderen 100 Stunden konnten i[n] der Gruppe stattfinden. Die Gruppensupervisio[n] habe ich kontinuierlich mit derselben Superviso[r]rin gemacht, die Gruppenzusammensetzung ve[r]änderte sich während der Zeit, da aus meine[m] Ausbildungsjahrgang schon einige fertig ware[n] während andere noch weitermachten und d[ie] Gruppe auch zeitweilig durch Ausbildungsteilne[h]mer aus anderen Jahrgängen aufgefüllt wurde. Bzg[l] der Supervision galt, dass mindestens 3 Superviso[-]ren besucht werden sollten, wobei mindestens 1[0] Stunden bei jedem Supervisor absolviert werde[n] sollten. Es ist gar nicht so einfach gewesen, kurz[-]fristig Supervisoren zu finden und Termine z[u] vereinbaren."

PiA: „Jede 4. bis 6. Therapiestunde habe ic[h] supervidieren lassen. Während der Supervision de[r] Anamnesen konnte ich einen Teil der Superviso[-]ren schon kennenlernen, sodass mir die Auswa[hl] nicht schwer gefallen ist. Letztendlich ist es ab[er] auch so, dass die organisatorischen Möglichkeite[n] fast wichtiger sind als die persönlichen Sympathie[n]

Mein Terminkalender als auch der der Supervisoren musste möglichst kompatibel sein."

PiA: „Die Interpretation der in der PsychTh-PrV verlangten **Gleichverteilung der Superviso-en** wurde an unserem Institut nicht präzisiert. Auf Rückfragen erhielten wir keine klaren Antworten. Bei der Anmeldung zur Prüfung wurde mir vorgehalten, dass ich die Supervisionsstunden nicht genau gleichverteilt hätte."

Kommentar

In jedem Ausbildungsinstitut gelten unterschiedliche Regeln zur

- Aufteilung der Supervisionsstunden auf die Behandlungsstunden
- Aufteilung zwischen Gruppen- und Einzelsupervision
- Aufteilung zwischen verschiedenen Supervisoren
- Frequenz der Supervision bei Therapiestunden, die über die 600 Therapiestunden hinausgehen.

Erfragen Sie die Regeln zur Supervision möglichst frühzeitig bei ihrem Institut, damit es am Ende keine Schwierigkeiten gibt. Die Auswahl der Supervisoren wird nicht immer anhand fachlicher Qualität oder persönlicher Sympathie getroffen. Oft bestimmen ganz banale Gründe wie Erreichbarkeit, zeitliche Übereinstimmungen und Flexibilität darüber, wer für den PiA als Supervisor infrage kommt.

- **Inhalt und Qualität**

PiA: „Meine Supervision war nicht immer hilfreich. Manchmal hatte ich das Gefühl, nicht richtig informiert und beraten zu werden. Eine lange Zeit interpretierte ich die Probleme in der Supervision als persönliches Versagen. Erst nach und nach fing ich an, zu überlegen, ob ich einen Wechsel anstreben sollte. Irgendwann habe ich den Schritt gewagt. Im Nachhinein denke ich, ich hätte schon früher wechseln sollen. Für mich war es eine wichtige Erfahrung, die mir noch einmal zeigte, dass ich nicht alles ertragen und aushalten muss."

PiA: „Für die Supervision wurde jede 4. Therapiestunde auf Tonband oder Video aufgezeichnet. Die Supervision war unterschiedlicher Qualität, insgesamt jedoch eher hilfreich. Es kam sehr auf die Supervisoren an."

PiA: „Die Qualität der Supervision ist stark abhängig von den Supervisoren gewesen. Eine Supervisorin, die ich hatte, hätte wohl lieber ihre Zulassung als Supervisorin für Verhaltenstherapie abgeben sollen. Die Methoden, die sie verwendete, waren eindeutig tiefenpsychologisch und psychoanalytisch. Keine Ahnung, warum sie auf der Liste stand."

- **Kommentar**

Wie auch schon bei den Dozenten, die die Lehrveranstaltungen geben, hängt die Qualität sehr stark von den einzelnen Supervisoren ab. Zusätzlich ist auch die **Passung zwischen Supervisor und Supervisand** wichtig. Wer Schwierigkeiten mit seinem Supervisor hat, sollte sich möglichst schnell nach einem anderen Supervisor umschauen.

- - **Dokumentation der Supervision**

PiA: „Der Inhalt der Supervision ist natürlich abhängig vom jeweiligen Supervisor und von meinen Fragen und Anregungen, die ich einbringe. Die Dokumentation der Supervision dagegen ist bei uns formalisiert. Mithilfe eines Formblattes, das Teil der Patientenakte ist, werden die jeweiligen wichtigen Aspekte nach folgendem Schema protokolliert: Vorbereitung der Supervision (Umsetzung der Empfehlungen aus der letzten Stunde, Aktuelles, Fragen), heutige Stunde (Inhalte und Erkenntnisse), wie weiter (Konsequenzen), Datum, Unterschrift des Supervisors."

PiA: „An unserem Institut war die Supervision streng formalisiert, mit anspruchsvollen, z. T. unsinnigen Auflagen an die Dokumentation. So mussten wir uns z. B. schon in den Probatorischen Sitzungen zur therapeutischen Arbeitsbeziehung äußern, die ja noch nicht aufgebaut war. Die Anforderungen wurden immer höher, wurden jedoch je nach Einstellung des Supervisors unterschiedlich umgesetzt."

- **Kommentar**

Die Vorgaben für die Dokumentation der Supervision sind sehr unterschiedlich. Erkundigen Sie sich auch hier frühzeitig bei Ihrem Institut. Selbst wenn es keine offiziellen **Vorgaben** zur Dokumentation oder Protokollierung gibt, sollten Sie sich auf die Supervisionsstunden vorbereiten, die wichtigsten Inhalte protokollieren und sich bei der Umsetzung der Hinweise überprüfen.

Abschluss der Ausbildung – Prüfung und Zeit danach

© Springer-Verlag Berlin Heidelberg 2016
B. Lindel *Survivalguide PiA*, Psychotherapie: Praxis
DOI 10.1007/978-3-662-49308-3_11

In diesem Kapitel wird Ihnen der oft heiß ersehnten Abschluss der Ausbildung mit seinen Schwierigkeiten darstellen, angefangen bei der Zulassung zur Prüfung über den Ablauf und der Modalitäten der **mündlichen und schriftlichen Prüfung** bis zu der **Zeit „danach"** (Beantragung der Approbation und der Kassenzulassung). Auf die relevanten Abschnitte der PsychTh-APrV wird verwiesen, außerdem wurden verschiedene praktische Tipps zusammengestellt.

11.1 Zulassung zur Prüfung

Die Zulassung zur Prüfung wird im § 7 der PsychTh-APrV detailliert erläutert. Dort wird beschrieben, welche Unterlagen die Ausbildungsteilnehmer bei der Landesbehörde einreichen müssen, um zur Prüfung zugelassen zu werden. Orientieren Sie sich frühzeitig über **Fristen**, denn sie können z. T. einige Monate vor dem eigentlichen Prüfungstermin liegen. Die Anmeldung zur Prüfung erfolgt durch einen Antrag an die jeweilige Landesprüfungsbehörde, nachdem alle Anforderungen der Ausbildungspläne erfüllt worden sind (◻ Abb. 11.1).

Zuvor werden im Regelfall die Nachweise über die Ausbildungsteile bei der Ausbildungsleitung eingereicht und von ihr überprüft und gegengezeichnet. Die Leitung reicht dann eine Bescheinigung über die geleisteten Ausbildungsteile bei der Landesbehörde ein, die der Anlage 2 der PsychTh-APrV entspricht. Um während der aufwendigen Prüfungsvorbereitung, die ja häufig neben Erwerbsarbeit, Haushalt und Familie erfolgt, nicht zusätzlich unter Zeitdruck zu geraten, ist es sinnvoll, frühzeitig alle für die Anmeldung erforderlichen **Nachweise und Unterlagen** zu besorgen.

Checkliste: Anmeldung zur Psychotherapeutenprüfung

- ▬ Einreichung der Unterlagen bei der Ausbildungsleitung:
  - – Nachweis über die Theoretische Ausbildung, z. B. vollständiges Studienbuch
  - – Bescheinigung über die Selbsterfahrung oder Lehrtherapie
  - – Bescheinigung über die Praktische Tätigkeit
  - – Nachweise über die Supervisionsstunden
  - – Nachweise über die Praktische Ausbildung
  - – Nachweis der Dokumentationsanforderungen, z. B. der Falldarstellungen
  - – Einreichen von 2 Prüfungsfällen
- ▬ Zum Antrag bei der **Landesprüfungsbehörde** im Regelfall notwendige Unterlagen:
  - – ausgefüllter Antrag auf Zulassung zur Prüfung
  - – Geburtsurkunde
  - – ggf. Heiratsurkunde
  - – Psychologie-Diplom

Tipp

Orientieren Sie sich frühzeitig über die erforderlichen Unterlagen und die Fristen. Je früher Sie alles zusammengestellt haben, umso weniger Probleme gibt es z. B. mit fehlenden Unterschriften von Supervisoren, Ausbildungsleitung oder Sekretariaten, die ggf. aufgrund von Krankheit gerade nicht zu erreichen sind.

11.2 Teile der Prüfung

Die Ausbildung schließt mit einer staatlichen Prüfung ab, die nach § 8 der PsychTh-APrV einen schriftlichen und einen mündlichen Teil umfasst. Die Ausbildungsteile werden in den nächsten Abschnitten ausführlich vorgestellt (▶ Abschn. 11.3 und ▶ Abschn. 11.4).

Die schriftlichen Prüfungen finden **jährlich zweimal** statt, im Frühjahr und im Herbst. Die

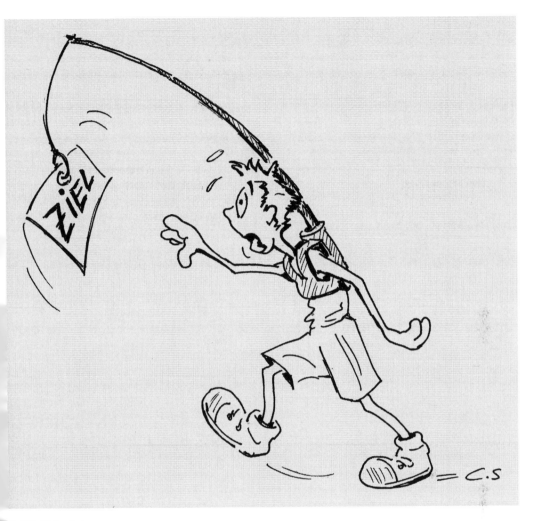

◘ Abb. 11.1 Endspurt

Termine für die schriftlichen Prüfungen stehen z. T. Jahre vorher fest, meist sind diese im März und im August. Die mündlichen Prüfungen finden in der Regel zwischen 4 und 8 Wochen nach der schriftlichen Prüfung im Ausbildungsinstitut statt und es können z. T. Terminwünsche und Wünsche über die Teilnehmer der Gruppenprüfung geäußert werden. Die Prüfungen werden benotet. Dabei setzt sich die Gesamtnote der staatlichen Prüfung zu **einem Drittel aus der schriftlichen und zu zwei Dritteln aus der mündlichen Prüfung** zusammen und wird nach dem Schulnotensystem gehandhabt (▶ § 11 und § 18 PsychTh-APrV).

Die §§ 12 bis 15 der PsychTh-APrV befassen sich ausführlich mit Wiederholung der Prüfung, Rücktritt, Folgen bei Versäumen und mit Täuschungsversuchen. Sowohl die schriftliche als auch die mündliche Prüfung können je zweimal wiederholt werden. Danach ist eine Wiederholung nicht mehr möglich, selbst wenn die Ausbildung zum Psychologischen Psychotherapeuten nochmals durchlaufen werden würde (§ 12 PsychTh-APrV). Im Falle des Rücktrittes von der Prüfung sind die Gründe möglichst zeitnah dem Landesprüfungsamt schriftlich mitzuteilen, sonst gilt die Prüfung als nicht bestanden (§ 13 PsychTh-APrV). Dies gilt auch für das Versäumen der Prüfung (§ 14 PsychTh-APrV). Rücktritt oder Versäumnis wegen Erkrankung kann z. B. durch ein ärztliches Attest nachgewiesen werden. Im Falle von Täuschungsversuchen gelten entsprechende Abschnitte der Prüfung als nicht bestanden (§ 15 PsychTh-APrV). Von Täuschungsversuchen ist natürlich abzuraten.

❯❯ Sowohl die mündliche als auch die schriftliche Prüfung können je zweimal wiederholt werden.

11.3   Schriftliche Prüfung

Bitte lesen Sie zuerst § 16 der PsychTh-APrV. Dort werden der Inhalt der schriftlichen Prüfung festgelegt und die Bedingungen für die Prüfung beschrieben. Sie wird extern und zentral durchgeführt. Deutschlandweit werden dieselben Fragen am selben Tag in den jeweiligen Bundesländern gestellt. Die Prüfung betreffend besteht also eine relative Unabhängigkeit vom Ausbildungsinstitut.

11.3.1 Inhalt

Die Prüfung bezieht sich laut § 16 Abs. 1 der PsychTh-APrV auf die Grundkenntnisse, die in der theoretischen Ausbildung vermittelt werden sollten. Neben den Angaben zu den Inhalten der Grundkenntnisse, die in der **Anlage 1 Abschnitt A** der PsychTh-APrV eingegrenzt werden, ist jedoch die Ausarbeitung des IMPP, der sog. Gegenstandskatalog, von **größerer Bedeutung.**

Das IMPP, das Institut für Medizinische und Pharmazeutischen Prüfungsfragen, ist die Instanz, die die Inhalte der Prüfung durch den Gegenstandskatalog festlegt, die Aufgabenhefte mit den Prüfungsfragen erstellt und die Auswertung der Prüfung übernimmt (▸ Abschn. 4.2.1). Die Internetseiten des IMPP informieren über Termine der schriftlichen Prüfungen, deren Ablauf und Inhalte (www.impp.de, abgerufen am 15.2.2016).

Der Gegenstandskatalog des IMPP beschreibt alle Themen, die Inhalt der Prüfung werden können. Er ist bedeutend detaillierter als die Angaben der PsychTh-APrV und manchmal bekommt man den

Eindruck, dass es auch wesentlich mehr Themen sind. Der Umfang des Katalogs und auch der Umstand, dass die Prüfungen erst seit einiger Zeit in dieser Weise abgenommen werden, führt dazu, dass die vermittelten Inhalte in der Theoretischen Ausbildung bei Weitem keine gute Vorbereitung auf die Inhalte der schriftlichen Prüfung darstellen (▸ Abschn. 5.3.1).

❯❯ Informieren Sie sich über die Inhalte der Prüfung anhand des Gegenstandskataloges des IMPP, dessen aktuelle Version im Internet zur Verfügung steht.

Man sollte davon ausgehen, dass die Fragen etwa zu folgenden Anteilen diese Themen betreffen:
- ca. 30 % Fragen zu Grundlagen (z. B. Pharmakologie, medizinische Grundlagen, Klassifikation und Diagnostik)
- ca. 30 % Fragen zur Verhaltenstherapie (u. a. Krankheitslehre, therapeutische Methoden)
- ca. 30 % Fragen zur tiefenpsychologisch fundierten und analytischen Psychotherapie (u. a. Krankheitslehre, therapeutische Methoden)
- ca. 10 % Fragen zu sonstigen Themen (z. B. Ethik und Recht, Dokumentation und Evaluation, Kinder und Jugendliche, Alter)

Es ist wichtig zu wissen, dass es innerhalb der Prüfung unerheblich ist, welchen Schwerpunkt die jeweiligen Prüflinge während ihrer Ausbildung belegt haben. Eine **gute Kenntnis aller Schwerpunktverfahren,** der verhaltenstherapeutischen, der tiefenpsychologisch fundierten und der psychoanalytischen Psychotherapie, ist für die schriftliche Prüfung unerlässlich.

> **Tipp**
>
> Achten Sie darauf, dass Ihre Theoretische Ausbildung Grundkenntnisse in allen therapeutischen Verfahren vermittelt. Gleichgültig, welchen Schwerpunkt Sie selbst gewählt haben, in der schriftlichen Prüfung werden Fragen zu allen therapeutischen Richtungen gestellt.

11.3.2 Ablauf

Nach dem Antrag zur Zulassung werden die Prüflinge zur Prüfung eingeladen. Im Einladungsschreiben werden natürlich der Ort und die Zeit angegeben. Meist sind auch **Informationen zum Ablauf der Prüfung** und zu den Aufgabentypen enthalten, die aber auch schon vorab im Internet abgerufen werden können (www.impp.de/internet/de/psychotherapie/articles/gegenstandskataloge-38.html, abgerufen am 20.7.2015). Manche Ausbildungsteilnehmer müssen zur schriftlichen Prüfung weiter anreisen, planen Sie dafür ggf. genügend Zeit ein.

> **Tipp**
>
> Planen Sie genügend Zeit für die Anreise zu den Prüfungsräumlichkeiten ein, insbesondere dann, wenn Sie weiter entfernt wohnen oder Sie nicht genau wissen, wo sich die Räume befinden.

Nach Überprüfung der Personalien erhalten die Prüflinge die Aufgabenhefte mit den 80 Fragen und einen dazugehörigen Antwortbeleg. Für die Bearbeitung der Aufgaben stehen 120 Minuten zur Verfügung. Am Ende müssen sowohl Aufgabenheft als auch Antwortbeleg abgegeben werden. In den Aufgabenheften darf man Anmerkungen machen, gewertet werden jedoch nur die Lösungen auf dem Antwortbeleg.

Es ist möglich, die Prüfung wegen Übelkeit oder anderer körperlicher Probleme abzubrechen (Abb. 11.2). Bei Vorlage eines amtsärztlichen Attestes gilt die Prüfung als nicht unternommen. Sollte die schriftliche Prüfung entweder nicht bestanden worden sein oder wegen Prüfungsabbruchs als nicht unternommen gelten, können Sie trotzdem an der mündlichen Prüfung teilnehmen. Der nicht bearbeitete schriftliche Prüfungsteil kann mit dem nächsten Prüfungsdurchgang, entweder im Frühjahr oder Herbst, wiederholt werden. Werden die Rücktrittsgründe von der Landesprüfungsbehörde nicht anerkannt, gilt die Teilnahme an der schriftlichen Prüfung als erste Wiederholung, werden die Gründe anerkannt, gilt die Teilnahme als erste Prüfungsdurchführung.

Im Regelfall bekommen die Prüflinge zwischen 4 und 6 Wochen nach der Prüfung die Auswertung ihrer Aufgabenbelege und die Benotung mitgeteilt. In den letzten Jahren haben jeweils mindestens 95 % der Teilnehmer die Prüfung bestanden. Von den 80 Fragen müssen in der Regel 48 richtig beantwortet werden.

> **Zum Bestehen reichen in der Regel 48 richtige Antworten.**

11.3.3 Tipps zur Prüfungsvorbereitung und zum Zeitmanagement in der Prüfung

Wie schon kurz erwähnt, stellt die Vermittlung der Grundkenntnisse in der Theoretischen Ausbildung oft keine gute Vorbereitung für die schriftliche Prüfung dar. Vielleicht wird sich dies in den nächsten Jahren verändern, da ja inzwischen Erfahrungen mit den Prüfungen vorliegen. Es gibt jedoch einige Möglichkeiten, wie Sie aktiv darauf hinwirken können, dass Sie in der Theoretischen Ausbildung besser auf die schriftliche Prüfung vorbereitet werden:

- Bitten Sie Ihr Ausbildungsinstitut und die Dozierenden, sich bei der Erstellung des Curriculums oder der Planung der Lehrveranstaltungen am Themenkatalog des IMPP zu orientieren.
- Bitten Sie Ihr Ausbildungsinstitut und die Dozenten, zu den Themen mögliche Prüfungsfragen aus den letzten Jahren zu sammeln und Ihnen diese zur Verfügung zu stellen.

Vor der Prüfung steht die gezielte Vorbereitung auf die schriftliche Prüfung an. Der Gegenstandskatalog macht deutlich, dass der Prüfungsstoff sehr umfangreich ist. Daher ist es günstig, frühzeitig mit der Vorbereitung anzufangen. Dazu können Sie folgende Mittel nutzen:

- Gegenstandskatalog des IMPP, um einen Überblick über die Themen zu gewinnen
- Literatur
- Prüfungsfragen zum Üben
- evtl. Aufzeichnungen aus den Lehrveranstaltungen

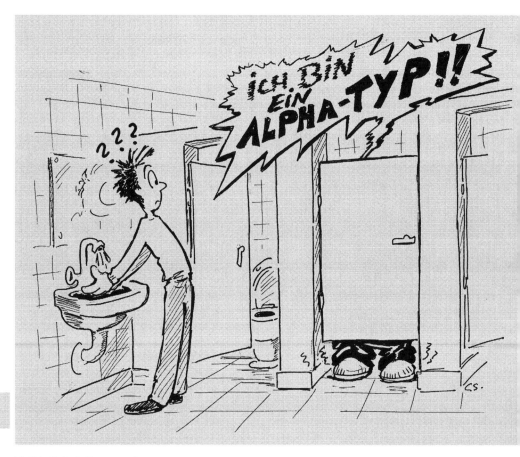

❑ Abb. 11.2   Prüfungsangst?

▬ evtl. eine Lerngruppe suchen oder gründen
▬ evtl. an einem Repetitorium teilnehmen (z. B. im Ausbildungsinstitut oder bei anderen Trägern)

In der schriftlichen Prüfung werden 80 Fragen gestellt, von denen ca. **70 Multiple-Choice-Aufgaben** und ca. **10 Fragen mit offenem Antwortformat** sind. Bei Fragen mit offenem Antwortformat werden Kurzantworten, in der Regel bestehend aus einem Begriff oder wenigen Stichwörtern verlangt. Die Multiple-Choice-Aufgaben bestehen aus **Einfach-** und **Mehrfachwahlaufgaben**.

Einfachwahlaufgabe bedeutet, dass aus den vorgegebenen Antworten (zwischen 5 und 8 mögliche Antworten) jeweils eine richtige Lösung bestimmt werden muss. Mehrfachwahlaufgaben dagegen

haben mehrere richtige Lösungen. Die Anzahl de richtigen Lösungen wird vorgegeben. Nur wen alle richtigen Antworten angekreuzt sind, wird d Aufgabe als richtig gewertet. Neben sehr kurze Fragen kommen auch längere **Falldarstellunge** mit mehreren Aufgaben, sog. **Aufgabenserien**, vo

Rechnerisch stehen für 80 Fragen in 120 Minute **pro Frage 90 Sekunden** Zeit zur Verfügung. I einer Viertelstunde sollten also ungefähr 10 Frage bearbeitet werden. Es ist günstig, den Umgang m den Fragestellungen und den Antwortformaten z **üben**. Dazu gibt es im Internet unter der Seite d IMPP ein kostenloses Heft als Download mit Erkl rungen zu den Antwortformaten und Beispielen. S können auch kostenpflichtig die Aufgabenhefte d letzten Prüfung bestellen.

In Anbetracht der knappen Zeit empfiehlt es sich, sich vorher zu überlegen, mit welcher Strategie sich möglichst viele richtige Antworten produzieren lassen. Dazu empfehlen wir Ihnen folgende Tipps:

- Üben der Aufgabenformate anhand von Beispielaufgaben
- sorgfältiges Lesen der Aufgaben – achten Sie auf doppelte Verneinung etc.
- zuerst alle Aufgaben bearbeiten, bei denen man sich sicher ist
- Überspringen der Aufgaben, bei denen man länger überlegen muss
- nochmaliges Überarbeiten der unklaren Aufgaben

Die Checkliste zur Prüfungsvorbereitung enthält die wesentlichen Punkte.

> **Checkliste: Vorbereitung auf die schriftliche Prüfung**
> - Gegenstandskatalog des IMPP besorgen
> - Theoretische Ausbildung so gestalten, dass Sie sie zur Prüfungsvorbereitung nutzen können
> - Literatur zur Prüfungsvorbereitung anschaffen
> - Prüfungsfragen zum Üben besorgen
> - evtl. die Teilnahme an einem Repetitorium planen
> - evtl. eine Lerngruppe suchen oder gründen
> - anhand des Gegenstandskatalogs Themen lernen
> - Üben der Prüfungsfragen anhand von Beispielfragen
> - evtl. Prüfung simulieren

11.4 Mündliche Prüfung

Bitte lesen Sie zuerst den § 17 der PsychTh-APrV. Dort wird der Inhalt der mündlichen Prüfung festgelegt und ihre Bedingungen beschrieben. Während die schriftliche Prüfung extern und zentral gestellt wird, liegt die Gestaltung der mündlichen Prüfung stärker in der Hand der Ausbildungsinstitute. Die Zusammensetzung der Prüfungskommission ist gesetzlich festgelegt, teilweise sind jedoch die Mitglieder der Prüfungskommission Dozenten oder Supervisoren aus dem Ausbildungsinstitut selbst. Die inhaltliche Ausgestaltung ist überwiegend dem Institut überlassen.

11.4.1 Inhalt

Die mündliche Prüfung bezieht sich vor allem auf Kenntnisse des Schwerpunktverfahrens, das der Ausbildungsteilnehmer erlernt hat. Die Themen können laut § 17 Abs. 1 PsychTh-APrV u. a. theoretische Grundlagen des jeweiligen Therapieverfahrens, therapeutische Methoden und Störungswissen umfassen. Laut § 17 Abs. 2 ist anhand des Prüfungsfalles zu überprüfen, ob der Ausbildungsteilnehmer sein Wissen in der beruflichen Praxis auch anwenden kann.

11.4.2 Ablauf

Die mündliche Prüfung findet nach der schriftlichen statt, erfahrungsgemäß zwischen 4 und 8 Wochen nach dem Termin der schriftlichen Prüfung, deren Ergebnisse relativ knapp vorher zugesandt werden. Vor der Prüfung werden 2 ausführliche Falldarstellungen, die Prüfungsfälle, beim Ausbildungsinstitut eingereicht. Im Vorfeld der Prüfung werden nicht nur der oder die Prüfungsfälle festgelegt, es wird auch die Prüfungskommission zusammengestellt. Laut § 9 der PsychTh-APrV gehören dieser an:

- 1 PP aus dem Schwerpunktverfahren mit Supervisionsanerkennung als Vorsitzender
- mindestens zwei 2 PP aus dem Schwerpunktverfahren, mindestens einer mit Supervisionsanerkennung
- 1 Arzt mit Weiterbildung in Psychiatrie und Psychotherapie, der an einem Ausbildungsinstitut lehrt
- 2 von diesen Personen können dem Ausbildungsinstitut des Prüflings angehören.
- Keiner der Prüfer darf der Selbsterfahrungsleiter des Prüflings sein.

Durch den Ausschluss des Selbsterfahrungsleiters oder Lehrtherapeuten soll **Neutralität** gesichert werden. Außerdem soll die Teilnahme von Prüfern, die keine Verbindung zum Ausbildungsinstitut haben, eine gewisse **Objektivität** gewährleisten. Es ist jedoch möglich, dass Sie die Prüfer in unterschiedlichen Funktionen schon erlebt haben (als Dozent, Supervisor, evtl. schon im Studium als Diplomarbeitsbetreuer, als Prüfer).

Die Ausbildungsteilnehmer werden zu ihrer mündlichen Prüfung schriftlich geladen. Wenn in diesem Einladungsschreiben die Prüfer nicht bekannt gegeben werden, ist es möglich, beim Ausbildungsinstitut nachzufragen. Während der Prüfung muss von der Prüfungskommission ein Protokoll angefertigt werden (§ 10 der PsychTh-APrV), das Gegenstand der Prüfung, Ablauf und Ergebnisse der Prüfungen enthält.

Die mündliche Prüfung gliedert sich in zwei Teile, die im Regelfall am selben Tag direkt hintereinander stattfinden:
- Einzelprüfung
- Gruppenprüfung

In der Einzelprüfung wird der Prüfling ca. 30 Minuten durch die Teilnehmer der Prüfungskommission **über den Prüfungsfall** geprüft. Dazu sollten die Prüfer den meist ersten Prüfungsfall gelesen haben und dem Prüfling dazu Fragen stellen. Die Prüfung wird also **relativ fallnah** gestaltet sein. Manche Prüflinge berichten jedoch, dass nicht immer alle Prüfer die Fallberichte gelesen haben, und dass je nach persönlichen Vorlieben der Prüfer auch sehr therapiefremde Themen, vorzugsweise die Forschungsthemen der Prüfer, Gegenstand der Prüfung sein können.

Welche Fälle sich für die Einzelprüfung eignen, ist umstritten: Einige sagen, möglichst komplizierte Fälle, anhand derer viel diskutiert werden kann, andere wiederum sind davon überzeugt, lieber „Lehrbuchfälle" zu nutzen, weil keine Fallen gestellt werden können und die Fragen besser vorhersehbar sind.

Tipp

Wählen Sie Fälle als Prüfungsfälle aus, mit denen Sie sich wohl fühlen.

Die Gruppenprüfung findet in der Regel nach den Einzelprüfungen der Gruppenteilnehmer statt. Es können **bis zu 4 Prüflinge** an der Gruppenprüfung teilnehmen. Die Prüfungszeit richtet sich nach der Gruppengröße (30 Minuten pro Prüfling). In den Ausbildungsinstituten wird unterschiedlich vorgegangen, wie die Gruppe zusammengesetzt wird. Manchmal werden die Gruppen vorgegeben, manchmal ist es möglich, Wünsche zu den anderen Teilnehmern zu äußern. Der Inhalt der Gruppenprüfung kann sehr stark variieren. In manchen Instituten ist es üblich, dass die zweiten Prüfungsfälle diskutiert werden, die natürlich allen Teilnehmern der Gruppenprüfung vorher bekannt sind. In manchen Instituten stellt die Prüfungskommission Fragen aus allen Bereichen psychotherapeutischen Wissens und dessen Anwendung, manchmal können auch Themen abgesprochen werden.

Tipp

Fragen Sie die Ausbildungsteilnehmer der vorherigen Jahrgänge nach ihren Erfahrungen in der Prüfung. Im Allgemeinen werden die Prüfungen am selben Institut im folgenden Jahr ähnlich gestaltet.

Direkt nach Abschluss der Gruppenprüfung benotet die Prüfungskommission die Leistungen der Prüflinge und gibt ihnen das Ergebnis bekannt.

11.4.3 Vorbereitung

Die Vorbereitung zur schriftlichen Prüfung reicht meist aus, um das wichtige theoretische Wissen erworben zu haben. Zur Vorbereitung der mündlichen Prüfung ist in erster Linie die **Lektüre des eigenen Prüfungsfalles** wichtig. Dabei sollten Sie schon überlegen, welche Fragen möglicherweise von den Prüfern gestellt werden können. Mit einem Rollenspiel können Sie die Prüfungssituation proben. Wer sich über die in der Checkliste beschriebenen Punkte Gedanken gemacht hat, kommt auch gut durch die mündliche Einzel- und Gruppenprüfung

> ### Checkliste: Vorbereitung auf die mündliche Prüfung
> - Prüfungsfall sorgfältig auswählen
> - Ablauf und Inhalt der Prüfungen bei ehemaligen Ausbildungsteilnehmern erfragen
> - personelle Zusammensetzung der Prüfungskommission erfragen
> - ggf. Forschungsschwerpunkte der Prüfer herausfinden
> - ggf. die anderen Prüflinge der Gruppenprüfung kennenlernen
> - ggf. Austausch der Prüfungsfälle organisieren
> - Einzel- und Gruppenprüfung simulieren
> - mögliche Fragen zu den Falldarstellungen in der Einzelprüfung überlegen
> - mögliche Fragen für die Gruppenprüfung konzipieren

11.5 Besonderheiten bei der Ausbildung zum Kinder- und Jugendlichenpsychotherapeuten

Die Regeln, die Abläufe und die Hinweise für die Prüfung bei den Ausbildungsteilnehmern der Kinder- und Jugendlichenpsychotherapie sind **identisch** mit den oben beschriebenen **Regeln und Bedingungen**. Ein deutlicher Unterschied besteht lediglich im Inhalt der Prüfung. Der Schwerpunkt in der schriftlichen und natürlich insbesondere in der mündlichen Prüfung liegt im Bereich Kinder und Jugendliche, deren Störungen und ihrer Behandlung.

Zur Vorbereitung auf die schriftliche Prüfung liegt ein **Gegenstandskatalog** vor, der sich in einigen Punkten von dem der Erwachsenentherapeuten unterscheidet. Die Kinder- und Jugendlichenpsychotherapeuten bearbeiten auch ein **eigenes Aufgabenheft** in der schriftlichen Prüfung. Die Fragen sind stärker auf die Klientel ausgerichtet, die Fragen zu Störungen bei Kindern und Jugendlichen sind detaillierter und die Fragen zu therapeutischen Methoden bei der Behandlung von Kindern und Jugendlichen setzen ein vertieftes Wissen in diesem Bereich voraus. Es mag aber manchen zukünftigen Kinder- und Jugendlichenpsychotherapeuten überraschen, wie stark der Gegenstandskatalog auch über ihren Bereich hinausgeht. Der Anteil derjenigen, die die schriftliche Prüfung nicht bestehen, ist bei den Kinder- und Jugendlichenpsychotherapeuten meist deutlich höher als bei den PP.

11.6 Beantragung der Approbation

Nach bestandener schriftlicher und mündlicher Prüfung kann bei der zuständigen Behörde, in der Regel dieselbe Behörde wie bei der Prüfungsanmeldung, der Antrag auf Erteilung der Approbation gestellt werden. Auch hier ist eine Vielzahl an **Nachweisen** erforderlich:
- Lebenslauf
- aktuelles Führungszeugnis (beantragt man beim Einwohnermeldeamt oder Bürgeramt des Wohnortes, dauert ca. 2–4 Wochen)
- Geburtsurkunde
- Nachweis über die Staatsangehörigkeit (z. B. Personalausweis oder Reisepass)
- Erklärung, ob gegen den Antragsteller ein gerichtliches Strafverfahren oder ein staatsanwaltschaftliches Ermittlungsverfahren anhängig ist
- ärztliche Bescheinigung
- Zeugnis über die staatliche Prüfung zum PP oder KJP (erstellt das Ausbildungsinstitut)

Aus der **ärztlichen Bescheinigung** geht hervor, dass keine Anhaltspunkte dafür vorliegen, dass der Antragsteller wegen eines körperlichen Gebrechens, wegen Schwäche seiner geistigen oder körperlichen Kräfte oder wegen einer Sucht unfähig oder ungeeignet ist, den Beruf auszuüben. Meist bestätigt dies der behandelnde Allgemeinarzt auf einem vom Prüfungsamt bereitgestellten Formblatt oder formlos. Der Antrag auf Approbation ist in § 19 PsychTh-APrV geregelt.

> ### Checkliste: Antrag auf Approbation
> - Unterlagen von der Landesbehörde anfordern
> - Führungszeugnis beantragen
> - ärztliche Bescheinigung einholen
> - Zeugnis vom Ausbildungsinstitut einreichen

11.7 Beantragung der Kassenzulassung

Wer sich niederlassen möchte, wird die Kassenzulassung beantragen. Dazu lässt sich der PP in das Arztregister bei der kassenärztlichen Vereinigung (KV) des jeweiligen Zulassungsbezirkes eintragen. Hierfür ist eine Arztregistergebühr zu entrichten und wiederum verschiedene Unterlagen zusammenzutragen und einzureichen.

In der Regel werden PPs nach Prüfung der Unterlagen erst in **eine Warteliste** eingetragen, da es in den meisten Städten keine sog. freien Sitze, d. h. Möglichkeiten sich niederzulassen, gibt. Damit bleibt nur die Möglichkeit, abzuwarten, bis ein Sitz frei wird, oder sich in eine Praxis einzukaufen, was derzeit sehr teuer ist. Eine andere Möglichkeit ist, über ein „Job-Sharing" einzusteigen. Dies wird jedoch eher selten praktiziert.

11.8 Mitgliedschaft in der Psychotherapeutenkammer

Wenn die Ausbildung abgeschlossen und die Approbation erteilt worden ist, setzen sich die Psychotherapeutenkammern automatisch mit den „frisch approbierten" Psychotherapeuten in Verbindung. Die Mitgliedschaft in der zuständigen Psychotherapeutenkammer ist **Pflicht**. Damit verbunden sind Kosten – zum einen die jährlichen Mitgliedsbeiträge (ca. 250–450 €, bei Arbeitslosen etwas günstiger), zum anderen sind die Psychotherapeuten verpflichtet, Fortbildungspunkte (250 Punkte in 5 Jahren) zu sammeln. Ohne den Nachweis über die kontinuierliche Fortbildung verfällt die Approbation. Zu den Bestimmungen über die Fortbildungen informiert die Psychotherapeutenkammer. Die Punkte kann man auf unterschiedliche Weise sammeln (z. B. durch die Teilnahme bei Intervision und Supervision, die Lektüre von Fachliteratur, die Teilnahme an Fortbildungen) und es stellt für die meisten Psychotherapeuten kein Problem dar, die Anforderungen zu erfüllen.

Möglicherweise bringt die Mitgliedschaft in den Psychotherapeutenkammern schon während der Ausbildung Vorteile. Der Zugang zu berufspolitischen Informationen und zu möglichen Veranstaltungen kann für die weiteren Schritte nach der Approbation wertvoll sein. In einigen Bundesländern ist dies bereits möglich (Niedersachsen, Baden-Württemberg, Bremen, Hamburg; Vogel et al. 2006).

11.9 Zusammenfassung

Der Ausbildungsabschluss ist noch einmal mit **erheblichem Aufwand** verbunden. Die Vorbereitung zur Anmeldung für die Prüfung setzt die Ausbildungsteilnehmer wegen bestehender Fristen meist unter großen Zeitdruck. Dann ist der umfangreiche Prüfungsstoff zur schriftlichen Prüfung zu bewältigen und am Ende steht noch die mündliche Prüfung. Nach bestandener Prüfung und deren Bescheinigung können Sie die Approbation und Kassenzulassung beantragen. Jeder, der die Approbation bekommen hat, muss Mitglied in der Psychotherapeutenkammer werden. Nach der Ausbildung ist man verpflichtet, Fortbildungspunkte zu sammeln, um seine Approbation nicht zu verlieren.

Wichtiges zum Ausbildungsabschluss

- Erkundigen Sie sich frühzeitig über die Formalitäten für den Abschluss: Antragsverfahren, Fristen, zu erbringende Nachweise, notwendige Unterlagen.
- Orientieren Sie sich frühzeitig über die Inhalte der schriftlichen Prüfung. Nutzen Sie dazu den Gegenstandskatalog des IMPP.
- Üben Sie den Umgang mit den vielleicht ungewohnten Aufgabenstellungen für die schriftliche Prüfung.
- Bereiten Sie sich gemeinsam mit den Teilnehmern der Gruppenprüfung auf die mündliche Prüfung vor. Überlegen Sie sich mögliche Fragen.
- Beantragen Sie nach der Prüfung Ihre Approbation und bemühen Sie sich ggf. um eine Kassenzulassung.

11

11.10 Erfahrungsberichte: Erfahrungen mit der Prüfung

In diesem Kapitel werden Erfahrungen von Ausbildungsteilnehmern mit ihren Prüfungen geschildert.

■ ■ Vorbereitung auf die Prüfung und Ablauf der Prüfung

PiA: „Meiner Meinung nach bin ich durch die Theoretische Ausbildung kaum auf die schriftliche Prüfung vorbereitet worden. Viele Themen des **Themenkatalogs des IMPP** wurden niemals behandelt. Eigentlich stand man mit der Vorbereitung der schriftlichen Prüfung allein da. Die beste Vorbereitung war ein **Repetitorium**, das von ehemaligen Ausbildungsteilnehmern angeboten wurde. Die Ehemaligen hatten die verschiedenen Themen in einem Skript aufbereitet, Fragen zusammengestellt und konnten viele Tipps für die schriftliche Prüfung geben. Mit dieser Vorbereitung lief die schriftliche Prüfung gut, obwohl der Lernaufwand trotzdem noch erheblich war. Die Fragen waren z. T. einfach, verlangten aber z. T. auch detailliertes Spezialwissen. Wichtig war immer, dass man die Fragen genau las, weil sie manchmal irritierend formuliert sind. Nach der Prüfung hatten wir alle das Gefühl, nicht genau sagen zu können, wie wir abgeschlossen hatten. Nur bei manchen Fragen hatte man eine klare Idee zur Antwort, bei vielen Aufgaben konnte man nur ungefähr sagen, ‚das habe ich richtig'."

PiA: „Die mündliche Prüfung kann unterschiedlich aufgebaut sein. In meinem Ausbildungsinstitut werden Gruppen zusammengestellt, die dann die Prüfungen gemeinsam machen. Die Gruppen haben zwischen 2 und 4 Teilnehmer. Im ersten Teil der Prüfung werden die Ausbildungsteilnehmer von den 4 Prüfern zu ihrem Fall befragt, im zweiten Teil, der Gruppenprüfung, stellen die Prüfer Fragen zu verschiedenen Themen. In meiner Prüfung wurden vor allem Fragen nach dem erworbenen Erfahrungswissen gestellt – Umgang mit verschiedenen problematischen Situationen, Umgang mit schwierigen Patienten, z. B. Persönlichkeitsstörungen, und Fragen zur therapeutischen Beziehung.

■ Kommentar

Der Umgang mit den schriftlichen Prüfungen ist unterschiedlich. Manche Ausbildungsteilnehmer machen sich erst kurz vorher Gedanken darüber, wie sie sich vorbereiten. Den kurzentschlossenen Ausbildungsteilnehmern sei geraten, den erheblichen Zeitaufwand, um den umfangreichen Gegenstandskatalog durchzuarbeiten, nicht zu unterschätzen. Andere Ausbildungsteilnehmer machen sich große Sorgen wegen der Prüfung und verwenden viel Zeit für die Prüfungsvorbereitung. Hier ist eher zur Beruhigung anzubringen, dass ein wesentlicher Teil der schriftlichen Prüfungsaufgaben auch ohne Fachkenntnisse, mit Logik, Allgemeinwissen und guten Deutschkenntnissen beantwortet werden kann (Es wurde mit Laien ausprobiert und hat funktioniert.). Da die Gestaltung der mündlichen Prüfungen stärker in der Hand der Ausbildungsinstitute liegt, fallen sie entsprechend unterschiedlich aus.

> **Tipp**
>
> Erkundigen Sie sich bei ehemaligen Ausbildungsteilnehmern Ihres Institutes, wie deren Prüfungen gestaltet wurden und wie sie gelaufen sind.

■ ■ Andere Prüfungsbedingungen

PiA: „Aufgrund meiner schon vorhandenen Approbation sieht nicht nur die Ausbildung anders aus, auch die Prüfungsbedingungen sind anders. Die schriftliche Prüfung entfällt, die mündliche Prüfung wird von Prüfern aus meinem Institut durchgeführt und ist ein Abschlussgespräch über einen sehr ausführlichen Fallbericht."

■ Kommentar

Die schriftliche Prüfung muss nur von Ausbildungsteilnehmern abgelegt werden, die eine Approbation erwerben wollen. Die mündliche Prüfung bei bereits approbierten Kollegen unterliegt nicht den gesetzlichen Bedingungen und kann durch Prüfer des Ausbildungsinstitutes ohne externe Prüfer gestaltet werden.

Ausblick

© Springer-Verlag Berlin Heidelberg 2016
B. Lindel *Survivalguide PiA*, Psychotherapie: Praxis
DOI 10.1007/978-3-662-49308-3_12

An dieser Stelle sollen mögliche Trends und Veränderungen angesprochen werden. Es ist nicht einfach vorherzusagen, wie sich die Ausbildungen in den nächsten Jahren entwickeln werden, es deuten sich aber verschiedene Veränderungen/Reformierungen an.

Verändert worden sind schon die Zugangsvoraussetzungen zur Ausbildung. Das Psychologie-Diplom wurde durch **Bachelor- und Masterstudiengänge** ersetzt.

Einige Universitäten boten bereits 2007 universitäre Weiterbildungsstudiengänge an. Dieser Trend setzt sich fort. Anders als erwartet (Koch 2006), hat sich die Anzahl der privaten Ausbildungsinstitute dadurch jedoch nicht reduziert.

Die Therapieausbildungen sind, wie schon mehrfach angesprochen, sehr teuer. Dies führt dazu, dass sich immer mehr Ausbildungswillige **gegen eine Therapieausbildung** zu den derzeitigen Bedingungen entscheiden und nach **alternativen, nicht-therapeutischen Arbeitsfeldern** suchen. Zunehmend, aber leider immer noch zu selten, gibt es Bemühungen, Finanzierungsmodelle zu entwickeln. Die Ausbildungsinstitute, die attraktive Finanzierungsmöglichkeiten anbieten, verfügen über deutliche Wettbewerbsvorteile.

In den letzten Jahren habe ich leider immer häufiger beobachtet, dass Ausbildungsteilnehmer ihre Ausbildungen abbrechen mussten, da sie den finanziellen und persönlichen Belastungen nicht gewachsen waren. Es bleibt zu hoffen, dass sich aufgrund des besseren Wissens um Bedingungen, Belastungen und Lösungsmöglichkeiten bei verschiedenen Schwierigkeiten dieser Trend nicht fortsetzt. Ausbildungswillige sollten nach der Lektüre dieses Buches **besser in der Lage sein, passende Ausbildungen auszuwählen**. Ausbildungsteilnehmer sollten **ungünstige Bedingungen identifizieren** und vielleicht **Veränderungen** in den Instituten innerhalb der gesetzlichen Rahmenbedingungen **erwirken können**.

Um Veränderungen in den Instituten oder bei den Arbeitgebern der Praktischen Tätigkeit zu erreichen und sich mit anderen Ausbildungsteilnehmern über Probleme und Umgangsweisen auszutauschen, empfehlen wir den PiAs dringend, sich zusammenzuschließen. Im günstigen Fall gelingt es Ihnen, Veränderungen, d. h. Erleichterungen der Ausbildungsbedingungen in Ihrem Institut zu erreichen

oder vielleicht gemeinsam mit dem Personalr einer Klinik die Bezahlung der Praktischen Täti keit durchzusetzen.

In den ersten Jahren haben viele PiAs auf ei baldige Veränderung der gesetzlichen Grundlage gehofft. Die meisten von ihnen waren jedoch ernüc tert, da sich eine Novellierung der gesetzliche Grundlagen (des PsychThG und der APrVn) nic in absehbarer Zeit ergab. Eine Hoffnung war berei 2007, dass sich mit der Veränderung der Zugang voraussetzungen die Chance ergibt, Novellierung pläne umzusetzen. Zu den immer wieder geäußert **Wünschen** gehörten die Verkürzung der Praktische Tätigkeit und die Streichung der Redundanzen, d sich durch Psychologiestudium und Theoretisch Ausbildung ergeben.

Eine positive Entwicklung deutet sich mit d wissenschaftlichen Anerkennung der Gesprächsps chotherapie an. Es bleibt zu hoffen, dass sich auc weitere therapeutische Verfahren dem Verfahren d Anerkennung stellen, damit neben den klassische Therapierichtungen auch andere Therapieverfahre erlernt und gelehrt werden können.

Ein neuer Trend bzgl. der Psychotherapieausbi dung ergibt sich durch das Angebot einer Refor des PsychThG.

2008 wurde eine Gruppe von Forschern unter d Leitung von Prof. B. Strauss (Jena) vom Bundesm nisterium für Gesundheit (BMG) beauftragt, das Ps chotherapeutengesetz zu evaluieren.

Hintergrund waren gehäufte Beschwerden vc PiAs über die finanziellen Nöte vor allem währer der Ableistung des praktischen Jahres in der Ps chiatrie sowie die Umstellungen der Studiengäng aufgrund der Bologna-Beschlüsse in Bachelor- ur Master-Studiengänge.

Schriftlich befragt wurden neben den Psychoth rapeutenkammern und den Fach- und Berufsverbä den der Psychotherapeuten (PP, KJP und ärztlich Psychotherapeuten) auch alle Ausbildungsinstitu sowie alle Ausbildungsteilnehmer (Delphi-Befr gung) zu ihren Erkenntnisse, Erfahrungen und Ein schätzung sowohl zur psychotherapeutischen Au bildung als auch zu einer möglichen zukünftige Reformierung.

Im Mai 2009 erhielt die Ministerin die Ergel nisse. Einerseits wurde von einer hohen Zufrie denheit der Befragten mit den Regelungen zu de eiden Heilberufen PP und KJP berichtet, andererseits aber auch auf speziellen Änderungsbedarf verwiesen (Strauss et al. 2008).

Darauf wurde in vielen Veranstaltungen der Bundespsychotherapeutenkammer und auch einiger Landespsychotherapeutenkammern seitdem die Ergebnisse intensiv diskutiert und nach konkreten Umsetzungen gesucht. Auf dem 16. Deutschen Psychotherapeutentag (Mai 2010, Berlin) wurden Beschlüsse gefasst, gemäß denen es bei einer möglichen Reform des Psychotherapeutengesetzes zukünftig nur noch einen Beruf, den des Psychotherapeuten, geben solle. Zu diesem sollen sowohl spezifische psychologische Studiengänge als auch der Sozialen Arbeit und Heilpädagogik mit Masterabschluss qualifizieren.

Zu einem Zeitpunkt der Umsetzung der Reform des Gesetzes gibt es derzeit keine genauen verlässlichen Aussagen aus dem Bundesministerium für Gesundheit. Jedoch hat die **Konferenz der Gesundheitsminister der Bundesländer (GMK)** auf der Sitzung vom 1.9.2010 das BMG nachdrücklich gebeten, eine Bund-Länder-Kommission einzurichten, um das Problem der zurzeit divergierenden Studienabschlüsse in den verschiedenen Studiengängen zur KJP-Ausbildung zu regeln (www.bundesgesundheitsministerium.de/fileadmin/redaktion/pdf_publikationen/Ausbildung-Psychologische-Psychotherapeuten_200905.pdf, aufgerufen am 15.2.2016). Diskutiert wird ein sog. **"Direktstudium"** nach Bachelor- und Masterstudium in Psychologie, das zu einer Approbation führt. Für dieses Modell stimmte der 25. Deutsche Psychotherapeutentag in München im November 2014 mit Zweidrittelmehrheit. In einer anschließenden Weiterbildung sollen Schwerpunkte in der Behandlung von Erwachsenen, Kindern und Jugendlichen sowie in wissenschaftlich anerkannten Verfahren erworben werden.

Hierfür sprächen z. B. der Praxisbezug und die gesicherte Finanzierungsgrundlage. Bis zur Approbation soll es eine Ausbildung ohne Verfahrensvertiefung geben, die die Grundlagen aller wissenschaftlichen Verfahren lehrt. Kritisiert wird hieran z. B., dass das Niveau der Approbation so abgesenkt werde, der Praxisbezug nicht ausreiche und direkt nach dem Studium noch keine heilberuflichen Qualifikationen vorhanden seien (Tripp u. Ströhm 2014). Zusammenfassend lässt sich sagen, dass eine Direktausbildung eine erhebliche finanzielle und zeitliche Entlastung darstellen würde. Vieles, was man im Studium lernt, kann in der späteren Praxis nicht benutzt werden. Wäre das Studium also mehr auf die Patientenbehandlung ausgelegt, so würde nichts an Wissen verloren gehen. Andererseits würde wahrscheinlich das „Facharztniveau" der Ausbildung verloren gehen und es käme später entsprechend zu finanziellen Einbußen.

Immerhin: Im Sommer dieses Jahres will das Bundesministerium für Gesundheit (BMG) einen Arbeitsentwurf vorlegen. Mit dem BMG-Entwurf soll dann die Direktausbildung umgesetzt werden.

Ungeklärt bleibt jedoch leider immer noch die Frage, wie „eine angemessene Vergütung" von PiAs genau aussehen soll – da die praktische Tätigkeit ein Bestandteil der Erstausbildung ist, lässt sich ja kein Anspruch auf Vergütung der praktischen Tätigkeit während der Psychotherapieausbildung herleiten, so die Antwort des BMG auf eine schriftliche Anfrage der linken Abgeordneten Birgit Wöllert (s. dazu Begründung des BMG; www.aerztezeitung.de/extras/druckansicht/?sid=906717&pid=9, abgerufen am 11.03.2016).

Gemäß eigenen Befragungen bestätigt sich die Unzufriedenheit bzgl. der Finanzierung (Angaben variieren zwischen 400 und 990 € brutto/Monat, für ein Jahr i. d. R. fest angestellt). 10–20 PiAs werden pro Einrichtung angegeben. Arbeitsumfang waren das Durchführen und Dokumentieren von Einzelgesprächen, Leitung von Gruppen (Psychoedukation, SKT, Depressionsgruppe, Angehörigengruppe, Alkoholgruppe), Durchführen und Auswerten von Diagnostik (BDI, PSSI, YSQ, Görlitz-Fragebogen etc.), Angehörigengespräche, Visitenbegleitung und Dokumentation. Weiterbildungskosten werden generell nicht übernommen. Die Zufriedenheit mit der Ausbildung wird auf einer Skala von 1 (gar nicht) bis 5 (sehr) im Durchschnitt mit 2 bewertet. Neben der finanziellen Unzufriedenheit spielt das häufige Ausfallen der Supervision (durchschnittlich 2-mal pro Monat) eine große Rolle. Zudem wird deren Inhalt durchschnittlich mit 3 bewertet bei der gleichen Skala.

Des Weiteren beklagen PiAs, dass Selbsterfahrung zunehmend nicht mehr stattfinde und unter „Supervision" abgehandelt werde und dass die Bedingungen insgesamt als immer schwerer und familienunfreundlicher empfunden würden. Dabei gebe es einen Unterschied zwischen privaten Instituten und postgradualen Weiterbildungsstudiengängen. Die privaten Institute würden die PiAs eher kundenorientiert behandeln, während die postgradualen Weiterbildungsstudiengänge die PiAs eher als „Schülerinnen" ansprechen würden.

Als Verbesserungswünsche geben die PiAs an, an der Seite einer fortschrittlicheren psychologischen Kollegin eingesetzt zu werden, um mehr am Modell lernen zu können (v. a. Gesprächsführung in Gruppen). Bei schwierigeren Patienten sollte es möglich sein, sofort Hilfestellung durch eine Kollegin mit mehr Erfahrung zu erhalten Fallbesprechungen und Dokumentationen sollten gemeinsam erarbeitet werden. Das Gehalt sollte so angepasst werden, dass es Tarifstufe 13 Grad 1 entspricht.

Beispielhafte Dokumentationen und Nützliches (Internetressourcen und Adressen)

© Springer-Verlag Berlin Heidelberg 2016

B. Lindel *Survivalguide PiA*, Psychotherapie: Praxis

DOI 10.1007/978-3-662-49308-3_13

13.1 Beispielhafte Dokumentationen im Rahmen der praktischen Ausbildung

In diesem Abschnitt finden Sie:
- Antrag auf Kurzzeittherapie
- ausführliche Falldarstellung

13.1.1 Antrag auf verhaltenstherapeutische Kurzzeittherapie

- Bericht zum KZT-Antrag
- Chiffre:

1. Die 44-jährige berichtet offen, z. T. jedoch unbeteiligt, von ihren Problemen. Sie klagt über Depressionen (Schlafstörungen, Interesselosigkeit, Gelähmtheit, Niedergeschlagenheit, Traurigkeit) und eine Vielzahl von belastenden Lebensumständen (Eheprobleme, Krebserkrankung des Ehemannes, Trennung vom Ehemann, Umzug, Erbstreitigkeiten mit der Familie nach dem Tod des Ehemannes). Im Juni 2003 war sie für ca. 4 Wochen stationär wegen Depressionen in Behandlung, zzt. sucht sie längerfristige Hilfe durch den Beginn der ambulanten Psychotherapie.

2. Fr. V. wuchs in XXX bei ihren Eltern, der Oma und zwei Brüdern (+7 und −4 Jahre) auf. Ihren Vater beschrieb sie als ruhigen, klugen und talentierten Mann (+35 J., in einer Möbelfirma tätig), ihre Mutter als verständnisvolle Mutter (+34 J., Krankenschwester), die sich vorwiegend um die Kinder gekümmert hat. Die Ehe ihrer Eltern war durch viele Streitigkeiten gekennzeichnet, sie ließen sich, nachdem alle Kinder aus dem Haus waren, scheiden. Während der Kindheit und der Schulzeit gab es keine Auffälligkeiten in der Entwicklung der Fr. V. Sie schloss das Abitur ab und begann eine Ausbildung als Krankenschwester, die sie jedoch bald abbrach. Während der Ausbildung lernte sie ihren ersten Ehemann (+3 J.) kennen, den sie 19xx heiratete, im selben Jahr wurde die erste Tochter geboren. In der Zeit der ersten Ehe erlebte sie erste leichte Symptome einer Depression. Fr. V. führt dies darauf zurück, dass fast jeden Tag die dominante Schwiegermutter in ihren Haushalt kam und sie es nicht wagte, sich ihr gegenüber durchzusetzen und sie

abzuweisen. Durch ihren Mann, der sehr viel unterwegs war, fühlte sie sich vor allem während der Zeit der Doppelbelastung (Studium der Wirtschaft und Kindererziehung) nicht unterstützt und sie ließ sich scheiden. Durch eine Freundin, die nach Deutschland heiratete, entstand der Kontakt nach XXX und sie lernte hier ihren zweiten Ehemann (+7 J.) kennen und zog mit ihrer Tochter nach XXX. 19XX heiratete sie und 19XX wurde der gemeinsame Sohn geboren. Am Anfang der Ehe war sie sehr zufrieden, ihr Ehemann war aufmerksam, nett und lieb und nahm sich viel Zeit für seine Familie. Nach dem Schulbeginn des Sohnes hatte Fr. V. mehr Zeit zum Nachdenken, fühlte sich immer unzufriedener und einsamer. 20xx wurde bei ihrem Mann Krebs festgestellt, die Krankheit veränderte seine Persönlichkeit, seine Beziehung zu den Schwiegereltern und die eheliche Beziehung. Fr. V. reagierte depressiv und nach stationärem Aufenthalt im Juni/Juli 2003 zog sie aus. Ihr Mann starb. Im Moment lebt sie mit ihrem Sohn in eigener Wohnung (die Tochter war bereits ausgezogen). Derzeit gibt es umfangreiche Streitigkeiten mit der Familie des verstorbenen Mannes um das Erbe. Sie befürchtet, dass ihr Mann nicht ausreichend für ihre finanzielle Absicherung gesorgt hatte. Eine neue Beziehung zu einem guten Freund der Familie gibt Fr. V. trotz der zahlreichen Probleme und belastenden Lebensumstände Stabilität und Unterstützung.

3. Das Gesprächsverhalten ist zugewandt und offen. Fr. V. hat ein großes Bedürfnis, über ihre derzeitigen Probleme und Belastungen zu reden. Psychopathologischer Befund: Fr. V. ist wach und zeitlich, zur Person und situativ orientiert. Auffassung, Merkfähigkeit und Gedächtnis sind nicht beeinträchtigt. Es ist aufgrund der Bildung von einer mindestens durchschnittlichen Intelligenz auszugehen. Formale und inhaltliche Denkstörungen bestehen nicht, es gibt keinen Hinweis auf Wahn, Zwangshandlungen oder eine Störung des Ich-Erlebens. Fr. V. berichtet über eine Anzahl depressiver Symptome wie Niedergeschlagenheit, Traurigkeit (auch schon vor dem Tod des Ehemannes), Schlafstörungen, Interesse- und Freudlosigkeit und Gelähmtheit. Derzeit keine Suizidgedanken.

4. siehe Konsiliarbericht

5. S: Überlastung durch Erkrankung und Veränderung des Ehemannes, allgemeine Unzufriedenheit mit ihrem Leben, existenzielle Sorgen

O: Negative Erfahrungen mit Überlastungssituationen, vorherige Erfahrungen der Ausweglosigkeit

R: Verhalten: Rückzug, Gehemmtheit; Emotion: depressive Stimmung, Hoffnungslosigkeit; Kognition: Gedanken eine Versagerin zu sein; physiologische Symptome: Unruhe, Schlafstörungen

K: Flucht aus Überlastungssituation, Reduktion der Belastung

Durch depressive Stimmungen und Hoffnungslosigkeit drückt Fr. V. ihre Belastung in für sie ausweglosen Situationen aus. Über lange Zeit kann sie sehr schwer ihre eigene Unzufriedenheit mit ihrem Leben aushalten. Besonders von dominanten Personen (ehemalige Schwiegermutter, Schwiegervater) fühlt sie sich leicht angegriffen und es fällt ihr schwer, sich ihnen gegenüber durchzusetzen. Fr. V. hat nur eine begrenzte Anzahl von Verhaltensweisen zur Verfügung, mit Belastungssituationen umzugehen und sich abzugrenzen. Zu oft nutzt Fr. V. ihre Depressionen, um belastenden Situationen aus dem Weg zu gehen. Ihre Depressionen führten dazu, dass ihr auch durch andere geraten wurde, ihre Lebensumstände zu verändern.

Eine Reihe von protektiven Faktoren sind im Moment wirksam, sodass Fr. V. trotz der derzeit belastenden Lebensumstände keine starken Depressionen, sondern nur mittelgradig ausgeprägte Depressionen zeigt. Sie erhält Unterstützung durch ihren neuen Partner, ihre Tochter und deren Partner und durch ein sehr gut funktionierendes soziales Netz. Nun sucht Fr. V. Hilfe durch eine psychotherapeutische Behandlung, um ihre Depression zu mildern und ihre eigenen Verhaltens- und Reaktionsweisen in Belastungssituationen zu verändern. Des Weiteren wünscht sie sich, mehr Selbstvertrauen zu gewinnen, aktiver zu werden und stärker ihren eigenen Bedürfnissen nachgehen zu können.

6. Rezidivierende depressive Störung, gegenwärtig mittelgradige Episode (F 33.1 G). Im Konsiliarbericht ist von einer manisch-depressiven Störung (F31.9) die Rede, in den Probatorischen Sitzungen verneint Fr. V. jedoch manische Symptome. Dies soll noch genauer eruiert werden. Dasselbe gilt auch für die somatoforme autonome Funktionsstörung (F45.3), auf die es in den Probatorischen Sitzungen keine Hinweise gab.

7. *1.* Reduzierung der depressiven Stimmungen

2. Reduzierung der depressiven Gedanken

3. Erkennen von Belastungsgrenzen

4. Stärkung der Fähigkeit, sich abzugrenzen

Prognostisch günstig sind die Motivation von Fr. V. sowie das sie stark unterstützende stabile soziale Umfeld. Prognostisch ungünstig ist, dass Fr. V. nur in begrenztem Maße ihre eigenen Anteile an ihrer Situation sieht.

8. *zu 1.* Mithilfe von Wochenprotokollen wird der Zusammenhang zwischen Belastungen und depressiver Stimmung für Fr. V. deutlich gemacht. Damit kann auch ihre Fähigkeit zur Selbstwahrnehmung und -beobachtung gestärkt werden. Weitere Maßnahmen zur Erreichung dieses Therapiezieles ist die Verwendung von Listen für Aktivitäten, die sich positiv auf die Stimmungen auswirken sollten.

zu 2. Mithilfe kognitiver Techniken werden die Selbstzweifel und die Versagensgedanken bearbeitet. Dabei steht der Aufbau von positiven Selbstbewertungen im Vordergrund (nach Beck 2010).

zu 3. Die bei 1. genannten Techniken, um die Fähigkeit zur Selbstbeobachtung und -wahrnehmung zu verbessern, können auch die Fähigkeit, eigene Belastungsgrenzen zu erkennen, unterstützen.

zu 4. Fr. V. fällt es schwer, sich abzugrenzen und sich gegen dominante Personen durchzusetzen. Um Fähigkeiten zur Verteidigung gegen dominanten Personen zu erlernen, können Situationen aus dem Training sozialer Kompetenzen (Hintsch u. Pfingsten 2015) genutzt werden, die in Rollenspielen erprobt und in der Realität umgesetzt werden können.

Die Maßnahmen zur Erreichung der Therapieziele werden weitestgehend parallel durchgeführt, wobei die Maßnahmen zur Reduktion der Depressionen im Moment als wichtigstes Therapieziel angesehen werden. Es werden 25 wöchentliche Einzelsitzungen à 50 Minuten beantragt. Aufgrund der großen Anzahl von günstigen Faktoren (stabiles soziales Netz, ausreichende Motivation) wird eine Reduktion der Depression erwartet.

(Psychologische Psychotherapeutin in Ausbildung)

(Supervisor/in)

13.1.2 Ausführliche Falldarstellung (nach § 4 Abs. 6 PsychTh-APrV)

▪ ▪ **Falldarstellung**
- PIA: Frau Muster
- Institution: xxx
- Supervisor: Psych. Psychotherapeut Dipl.-Psych. Herr X
- Patientin: Frau X, 32 Jahre, ledig
- Diagnose: Generalisierte Angststörung (F41.1 G; DSM-IV: 300.02); Soziale Phobie (F40.1 G; DSM-IV: 300.23) mit zwanghaften und depressiven Zügen
- Behandlungsdauer: 15.10.2003–22.12.2004
- Umfang der Behandlung: 25 Einzelsitzungen (5 probatorische Sitzungen und 20 Behandlungsstunden)

▪ ▪ **Angaben zum Behandlungsrahmen**

Die ambulante Behandlung wurde als vom Leistungsträger getragene Kurzzeitverhaltenstherapie, deren Umwandlung in eine Langzeittherapie genehmigt wurde, an der Ausbildungsambulanz der xxx durchgeführt. Die Patientin wendete sich aufgrund einer Zuspitzung von übermäßigen und als unkontrollierbar erlebten Sorgen und Nöten an die Psychotherapieambulanz.

Beantragt wurde zunächst eine Kurzzeittherapie sowie später die Umwandlung in eine Langzeittherapie. An weiteren ambulanten psychotherapeutischen Behandlungen in der Vorgeschichte liegt eine Gesprächspsychotherapie vor, die die Patientin vor 10 Jahren bis zur 20. Sitzung in Anspruch genommen und dann abgebrochen hatte.

1. Angaben zur spontan berichteten und erfragten Symptomatik

Die sehr reflektierte 32-jährige Patientin berichtete im Erstgespräch von übermäßigen Sorgen und Ängsten hinsichtlich ihrer beruflichen Zukunft sowie von alltäglichen Ereignissen, die für sie nicht kontrollierbar seien. Sie fühle sich ständig angespannt, oft erschöpft, sehr reizbar und könne sich nicht konzentrieren. Des Weiteren könne sie schlecht einschlafen und fühle sich oft verspannt. Es falle ihr schwer, den Kontakt zu Freunden aufrechtzuerhalten. Die Zuspitzung dieses Zustandes bestehe etwa seit Anfang des Jahres in Zusammenhang mit einer Vielzahl von

Bewerbungsabsagen. Sie empfinde morgens oft Hoffnungslosigkeit und depressive Verstimmungen. Ängste bestünden jedoch schon, solange sie zurückdenken könne. Sie sei in sozialen Interaktionen schon immer sehr misstrauisch, ängstlich und verschlossen gewesen. Sie habe Angst, beobachtet zu werden, Angelegenheiten alleine durchzuführen, ihre Meinung zu vertreten, zu einer Verabredung zu gehen, vor anderen zu essen und jemanden anzusprechen. Dies belaste sie, insbes. da sie sich of selber blockiere, indem sie die notwendigen Aktivitäten (wie z. B. Telefonanrufe) nicht durchführe.

2. Lebensgeschichtliche Entwicklung und Krankheitsanamnese

Die Patientin wurde am XXXXX als dritte Tochter geboren. Gemeinsam mit ihren Eltern und Geschwistern wuchs sie in einem kleinen Dorf mitten in der Natur auf. Die Mutter der Kinder ist Hausfrau, der Vater Maler und Lackierer. Die Patientin berichtet ihre Kindheit als sehr schön erlebt zu haben und viele Freunde gehabt zu haben. Auch in die Grundschule sei sie gerne gegangen und sei anfänglich sogar Klassenbeste gewesen, bis Probleme mit dem Lesen auftraten seien.

Die Einschulung ins Gymnasium habe sich für die Patientin als Einschnitt erwiesen: Sie sei aus ihrem alten Freundeskreis herausgerissen worden und se fortan im neuen Klassenverband isoliert geblieben. Dadurch sei die Bindung zu ihrer Familie noch enger geworden. Ihre Noten seien immer schlechter geworden und sie habe sich oft mit ihren Geschwistern, die diese Probleme nicht gehabt hätten, verglichen und sich als wesentlich schlechter wahrgenommen. Sie habe starke Ängste und Sorgen wegen ihrer Noten, Versetzung sowie weitere Ängste (vor den Lehrerinnen, um ihre Gesundheit z. B.) entwickelt.

Als sie 15 Jahre alt war, sei bei der Mutter laut Angaben der Patientin eine „psychische Erkrankung" aufgetreten. Diese sei jedoch niemals diagnostiziert und behandelt worden, da die Erkrankung nicht nach außen dringen sollte. Die Patientin vermutet, dass die Mutter unter Verfolgungswahn gelitten habe, denn sie habe sich ständig bedroht gefühlt. Sie habe laut Selbstgespräche geführt und habe die Kinder wegen Nichtigkeiten angeschrien. Die Patientin habe damals und auch heute noch Angst vor ihrer Mutter, sie habe geschwiegen und ihre Gefühle für sich behalten, um weitere Schreierei der Mutter zu vermeiden.

Die Patientin absolvierte 19XX das Abitur und begann eine Zahntechnikerausbildung, die sie nach einem Monat aber abbrach. Daraufhin nahm sie das Pädagogikstudium auf. Lieber hätte sie Sozialpädagogik an einer Fachhochschule studiert, was sie wegen des erforderlichen Ortswechsels und damit verbundenen Ängsten aber unterließ. In diesem Zeitraum habe sie weiterhin zu Hause gewohnt; die Situation habe sich zugespitzt. Schließlich sei sie in ihrem 22. Lebensjahr aus dem Elternhaus ausgezogen. Sie habe eine Gesprächspsychotherapie begonnen, die sie aber als sehr belastend empfunden habe (sie habe so viel reden müssen). Dies habe nach der 20. Sitzung von ihrer Seite zum Abbruch geführt.

Ab dem 24. Lebensjahr hätten ihre Ängste im Zusammenhang mit dem Studium extrem zugenommen: Sie habe den Eindruck gehabt, genau das Falsche studiert zu haben, habe in der Prüfungsphase (20XX–20XX) unter Prüfungsangst gelitten. Zudem sei sie unter starker Anspannung gestanden, da sie arbeiten musste, um ihr Studium zu finanzieren. Sie habe das Diplom 20XX dann aber doch mit der Note 3,0 abgelegt. Danach habe sie weiterhin als Reinigungskraft gearbeitet und habe parallel Bewerbungen geschrieben. Sie habe auch Zusagen erhalten, habe aber abgesagt aus Angst, den Anforderungen dann doch nicht gerecht werden zu können. Außerdem leide sie unter der Angst, dass die Zwillingsschwester auszieht, falls diese eine Stellenzusage in einem anderen Ort erhält.

3. Psychischer Befund

Die Patientin wirkt sehr gewissenhaft und überordentlich, fast zwanghaft. Sie bringt bereits zur ersten Sitzung Kopien des SCL-90-R mit aus Angst, dass dieser per Post nicht rechtzeitig ankommt. Dabei kann sie noch lachen: „Dies gehört zu meinem Störungsbild dazu" und beweist damit eine Art von Humor, die die Zusammenarbeit mit ihr anfänglich erleichtert. Weiterhin hat sie bereits sehr viel über Ängste und Depression gelesen, sodass sie selber ihre Symptome gut einordnen kann. Die hohen Werte auf der Skala „Zwanghaftigkeit" bestätigt die Selbsteinschätzung der Patientin als äußerst gewissenhaft und kontrollierend. Darüber hinaus verifizieren die erhöhten Werte auf den Skalen „Ängstlichkeit" und

„Depressivität" die Schilderungen der Patientin (T jeweils >70).

Im SKID-I ergibt sich das Bild einer Generalisierten Angststörung (F41.1) sowie sozialen Phobie (F40.1). Ihre Leistungsfähigkeit ist als mittelmäßig im beruflichen und privaten Bereich einzuschätzen (Einschränkungen bei den benannten angstbesetzten Situationen, ansonsten gutes Leistungsniveau). Im SKID-II lassen sich keinerlei Anhaltspunkte für eine Persönlichkeitsstörung finden. Lediglich eine Tendenz zur Depressivität und Zwanghaftigkeit lässt sich bestätigen.

Der erreichte Bildungsabschluss und das aktuelle Verhalten in der Untersuchungssituation sprechen für überdurchschnittliche intellektuelle Fähigkeiten sowie eine hohe Introspektionsfähigkeit und starke Selbstaufmerksamkeit. Die Patientin ist wach, emotional schwingungsfähig und zu allen Qualitäten voll orientiert, kooperativ, bei flüssigem Rapport. Sprache und Denken sind geordnet. Es liegen keine Bewusstseinsstörungen, Störungen der mnestischen Funktionen oder Wahnsymptomatik vor. Akute Suizidgedanken wie auch Suizidgefährdung lagen niemals vor, sie verneint diese glaubhaft.

4. Somatischer Befund

Es liegen keine körperlichen Erkrankungen vor, die in einem Zusammenhang zur beschriebenen Symptomatik stehen oder bei der Behandlung eine besondere Berücksichtigung finden sollten.

5. Verhaltens- und Bedingungsanalyse

Die Patientin setzt sich selbst durch ihre starke internale Aufmerksamkeitslenkung in Kombination mit ihren hohen Ansprüchen an sich selber sehr stark unter Druck. Verstärkt wird dies dadurch, dass eine offene Kommunikation in der Familie nicht möglich war, die Erkrankung der Mutter wie ein „Familiengeheimnis" verschwiegen werden musste und Koalitionsbildungen stattfanden (die Patientin sah sich „zwischen den Stühlen" zwischen Vater und Mutter hin- und hergerissen, die ältere Schwester stellte sich hinter den Vater, die Mutter kontrollierte ihren Kontakt zum Vater).

Eine kritische Phase ist die Einschulung in das Gymnasium wegen des sozialen Verstärkerverlustes des Freundeskreises. Die Patientin hatte aufgrund der Isolierung kaum Möglichkeiten, soziale

Kompetenzen weiterzuentwickeln und baute zunehmend soziale Ängste auf. Hinzu kommt der, das Selbstwertgefühl belastende Aufwärtsvergleich mit den Geschwistern, der besonders streng ausfällt aufgrund der hohen Selbstaufmerksamkeit und Selbstkritik der Patientin. An äußeren Faktoren kommen aktuell die Arbeitslosigkeit sowie das Fehlen einer Beziehung (die Patientin hatte nie einen Freund) hinzu, die nach negativer Selbstbewertung durch die Patientin für ihre private wie berufliche Inkompetenz sprechen und somit i. S. einer selbsterfüllenden Prophezeiung den Status quo ihrer Situation aufrechterhalten (die Patientin verhält sich entsprechend, dass die gewünschten Veränderungen nicht eintreten).

A. Mikroanalyse des Verhaltens (GAS):

- **S:** die Feststellung eines beunruhigenden Sachverhaltes (z. B. Absage, Bewerbung)
- **O:** Oberpläne (durch Beziehung zur Mutter als Kind begründet): „Die Welt ist kein sicherer Ort. Alle wollen mir schaden und mich fertig machen." Starkes Bedürfnis nach Sicherheit, Orientierung, Halt.
- **R (kognitiv):** Gedanken drehen sich um den als bedrohlich bewerteten Sachverhalt, den sie immer weiterspinnt (Verhaltensexzesse: Gedankenkarusselle), Beispiel: „Ich werde nie eine Stelle finden und Sozialhilfeempfängerin werden."
- **R (emotional):** Angst (spezifische Symptomatik), Gefühl der Hilflosigkeit, Gefühl der Überforderung und des Alleingelassenseins
- **R (physisch):** Schweißbildung, Schwäche in den Knien, Herzklopfen
- **R (behavioral):** Die Patientin zieht sich zurück, vermeidet die angstbesetzten Situationen; sie grübelt, anstatt die relevanten Informationen einzuholen, die zur Lösung des Problems wichtig wären, sich mit anderen auszutauschen oder sich etwas Gutes zu gönnen (Verhaltensdefizite).
- **R (imaginativ):** Die Patientin generiert die Befürchtung der Befürchtung und sieht bildhaft vor Augen, wie die Angelegenheiten einen schlechten Ausgang nehmen (sie z. B. alleine lebt, arbeitslos ist und nicht zurechtkommt).

- **C+ (kurzfristig):** Die Vermeidung der angstbesetzten Reize wirkt aufgrund der eintretenden Beruhigung kurzfristig verstärkend.
- **C– (langfristig):** Diese Vermeidung verhindert die Lösung und Behebung oder Klärung des (oft vermeintlichen) Problems. Der Verlust von Kontakten und anderen Verstärkern lenken ihre Aufmerksamkeit verstärkt auf das Problem. Diese Fokussierung verstärkt die Gedankenspiralen der Patientin (spezifische Symptomatik) und wirkt sich mit dem Rückzugsverhalten negativ auf ihre Stimmung aus. Es kommt zu einem Circulus vitiosus.

B. Mikroanalyse des Verhaltens (Soziale Phobie):

- **S:** Ein soziales Ereignis, wie z. B. in Anwesenheit einer anderen Person eine Unterschrift leisten
- **O:** Oberpläne (durch Beziehung zur Mutter als Kind begründet): „Die Welt ist kein sicherer Ort. Alle wollen mir schaden und mich fertig machen." Starkes Bedürfnis nach Sicherheit, Orientierung, Halt.
- **R (kognitiv):** Ihre Gedanken kreisen darum, was der andere denkt, wie sie sich blamiert (Hand zittere) (Verhaltensexzesse: auch hier Gedankenkarusselle)
- **R (emotional):** Angst (spezifische Symptomatik), Gefühl der Hilflosigkeit, Gefühl der Überforderung und des Alleingelassenseins
- **R (physisch):** Schweißbildung, Schwäche in der Knien, Herzklopfen
- **R (behavioral):** Die Patientin vermeidet soziale Situationen (Verhaltensdefizite).
- **R (imaginativ):** Die Patientin stellt sich bildhaft vor, wie sie sich blamiert und zittert, dass andere ihr ihre Aufregung ansehen.
- **C+ (kurzfristig):** Die Vermeidung der angstbesetzten Reize wirkt aufgrund der eintretenden Beruhigung kurzfristig verstärkend.
- **C– (langfristig):** Diese Vermeidung führt zu dem Verlust sozialer Verstärker (spezifische Symptomatik). Der Verstärkerverlust verschlechtert ihre Stimmung und verhindert i. S. einer sich selbsterfüllenden Prophezeiung dass sie einen Mann kennenlernt. Die Patienti

fühlt sich unattraktiv; ein Circulus vitiosus entsteht.

▬ Verhaltensaktiva: Die Patientin treibt täglich Sport (Fahrradfahren, Joggen und Schwimmen).

6. Diagnose und Differentialdiagnose

Zur Diagnosestellung wurden die freie Anamneseerhebung, der biografische Fragebogen, Symptomfragebögen sowie das SKID-I und -II herangezogen. Im SKID-I erfüllt die Patientin die Kriterien für eine Generalisierte Angststörung (F41.1 G; DSM-IV: 300.02); Soziale Phobie (F40.1 G, DSM-IV: 300.23). Im SKID-II ergeben sich Hinweise auf zwanghafte und depressive Züge.

Aus differenzialdiagnostischen Erwägungen wurden ausgeschlossen:

a. Angststörung und Zwangsstörung
   ▬ Panikstörung: Die Ängste der Patientin treten nicht plötzlich und unerwartet auf, und sie macht sich auch keine Gedanken um das Vorliegen einer körperlichen Erkrankung und meidet auch nicht bestimmte Orte (mit Agoraphobie).
   ▬ Agoraphobie ohne frühere Panikstörung: Die Patientin hat sich niemals davor gefürchtet, alleine das Haus zu verlassen, in einer Menschenmenge zu stehen, in einer Schlange zu warten oder Bus zu fahren.
   ▬ spezifische Phobie: Es gibt sonst keine weiteren Dinge, vor denen sie besondere Ängste verspürt, wie z. B. Blut, Höhen, Spinnen.
   ▬ Zwangsstörung: Die Patientin ist zwar extrem gewissenhaft, erfüllt aber nicht die Kriterien einer Zwangsstörung; denn sie leidet nicht unter unsinnigen, sich immer wieder aufdrängenden Gedanken, die sie unterdrücken müsste. Weiterhin unterliegt sie auch nicht dem Druck, Dinge immer wieder und wieder tun zu müssen.
   ▬ Posttraumatische Belastungsstörung: Aus Anamnese und Exploration ergeben sich keinerlei Hinweise auf ein traumatisches Ereignis.

b. Affektive Störungen
   ▬ Für die Vergabe einer **Major Depression** fehlt das durchgängige Gefühl der Traurigkeit und Niedergeschlagenheit. Die Patientin fühlt sich morgens häufig depressiv verstimmt, diese Verstimmung legt sich jedoch im Laufe des Tages. Weiterhin hat sie Freude am Sport. **Episoden einer Major Depression in der Vorgeschichte** verneint sie glaubhaft. **Manische Phasen oder hypomane Episoden** – aktuell oder in der Vorgeschichte – lassen sich nicht eruieren.
   ▬ Eine **dysthyme Stimmung** lässt sich ebenfalls nicht feststellen, da die Patientin in den letzten Jahren nicht durchgängig unter depressiver Stimmung litt.

c. Essstörungen
   ▬ Auch der Bereich der Essstörungen wurde überprüft, da die Patientin sich als „zu dick" empfand und bemüht ist, stets ein bestimmtes Sportpensum einzuhalten:
   ▬ Die Patientin ist normalgewichtig (1,76, 70 kg, BMI: 22,6), isst gerne und ohne Heißhungeranfälle oder übergroße Mengen, betreibt keine kompensatorischen Maßnahmen nach dem Essen wie Laxantienabusus oder Erbrechen, auch nicht in der Vorgeschichte.

d. Persönlichkeitsstörungen
   ▬ zwanghafte und depressive Persönlichkeitsstörung. Es ergeben sich deutliche Hinweise auf zwanghafte und depressive Persönlichkeitszüge, die allerdings von ihrer Intensität noch nicht die Diagnose einer Persönlichkeitsstörung erlauben.

7. Therapieziele und Prognose

Gemeinsam mit der Patientin wurden folgende kurz-, mittel- und langfristigen Therapieziele erarbeitet und festgelegt:

Das **Gesamtziel** besteht darin, die habituelle Anspannung der Patientin abzubauen, Befürchtungen realistisch einzuschätzen (GAS) und ohne Angst befriedigende Kontakte aufzubauen (Soziale Phobie).

Teilziele sind:

a. störungsspezifisch (GAS, soziale Phobie):
   1. Abbau der Anspannung in sozialen und allgemein angstbesetzten Situationen

2. Abbau der Flucht (Vermeidungsreaktion in sozialen sowie weiteren angstbesetzten Situationen: Rumination)
3. Korrektur ihrer übertriebenen Befürchtungen vor Konfrontation sozialer Interaktionen und Reizen, die übermäßige Angst und Sorge bei ihr hervorrufen
b. störungsübergreifend
1. Autonomieentwicklung
2. Aufarbeitung der Hintergründe ihrer Angstreaktionen durch die Anspannung im Elternhaus

Prognostisch günstig sind die hohe Introspektionsfähigkeit der Patientin sowie ihre guten intellektuellen Fähigkeiten, weiterhin ihr bereits vorliegendes Wissen über Störungsmodelle und Behandlungsmöglichkeiten/-voraussetzungen und damit die bereits vorhandene Krankheitseinsicht und belegbar übermäßig hohe Motivation.

Somit ist trotz der abgebrochenen Vorbehandlung von einer vorhandenen Umstellungsfähigkeit der Patientin auszugehen. Außerdem erscheint bei vorliegender Angsterkrankung als Ergänzung eine Verhaltenstherapie zum gegebenen Zeitpunkt indiziert. Zusammenfassend ist die Patientin für eine Psychotherapie ausreichend belastbar.

8. Behandlungsplan

Im Rahmen der Behandlung sollen die verschiedenen Symptomatiken der Patientin und die dabei zugrunde liegenden Dysfunktionen nacheinander strukturiert bearbeitet werden, wobei auf der bereits bestehenden Krankheitseinsicht mit entsprechendem Störungswissen aufgebaut werden kann.

Als Behandlungsstrategie wurde festgelegt, dass schwerpunktmäßig an der Konfrontation mit ihren Ängsten gearbeitet wird; zunächst in sensu, dann in vivo, erst mit Begleitung der PiA, dann ohne diese. Grund hierfür besteht darin, dass – auch als Erkenntnis der Patientin – in der Vermeidung dieser Situationen die Ursache für die Aufschaukelung ihrer Sorgen und Ängste zu sehen ist. Als Gliederung der Abarbeitung diente die Angsthierarchie, die gemeinsam mit der Patientin gemäß der Intensität der jeweiligen Ängste erstellt wurde. Bei der Erstellung wurde nicht zwischen sozialen Ängsten und eher allgemeinen Sorgen und Ängsten unterschieden. Kriterium war lediglich die

Größe ihrer jeweiligen Angst. Als Antagonist zur Angst sind Entspannungsverfahren mit der Patientin geplant.

Zur Verbesserung ihrer depressiven Verstimmung sollen Strategien zum Aktivitätsmanagement und zur Aktivierung sozialer Unterstützung zum Einsatz kommen. D. h., sie soll weiterhin angenehme Aktivitäten wie Sport betreiben. Dabei gilt es jedoch, darauf zu achten, dass die Patientin sich nicht durch ihre hohen Leistungsansprüche an sich unter Druck setzt. Ggf. soll sie versuchen, den Druck durch Korrektur und Reduzierung ihrer überhöhten Ansprüche an sich herauszunehmen. Die Hinterfragung ihrer überhöhten Ansprüche gilt auch für die an andere Personen bei der Aktivierung sozialer Unterstützung, da die Patientin in sozialen Interaktionen durch ihr Misstrauen schnell andere verurteilt.

Durch kognitive Interventionen, sokratischen Dialog und kognitive Umstrukturierung sollen ihre übertriebenen Befürchtungen entkatastrophisiert werden. Dysfunktionale Kognitionen, die in Bezug zu ihren sozialen Ängsten stehen, sollen modifiziert werden. Dabei sollen Schemata der Patientin, die sie durch Modelllernen von ihrer Mutter übernommen hat, identifiziert und bearbeitet werden.

Unterstützend sollen Rollenspiele zur Modifikation von kritischen Verhaltensweisen und Automatisierung neu erworbener Verhaltensweisen in sozialen Interaktionen eingesetzt werden. Im sokratischen Dialog sollen Vor-, aber auch Nachteile ihrer symbiotischen Beziehung zu ihrer Familie aufgedeckt werden (z. B. belastender Aufwärtsvergleich) mit dem Ziel, sich mit sich selber zu identifizieren sowie den Selbstwert zu stabilisieren. Weiterhin sollen bedingungsanalytische Gespräche zur Reflexion des Hintergrundes der Ängste stattfinden.

Die geplante Behandlungsfrequenz beläuft sich auf eine Sitzung (50 Minuten) pro Woche und soll gegen Ende der Therapie ausgeschlichen werden. Eine Katamnese soll nach drei Monaten schriftlich erfolgen, eine weitere nach drei Monaten mündlich.

9. Behandlungsverlauf

In den ersten **Probatorischen Sitzungen** standen der Beziehungsaufbau, Informationsvermittlung zum Setting, eine freie Anamneseerhebung, biografische Anamnese sowie Diagnostik mittels des SKIDs und mittels Symptomfragebögen im Vordergrund. Außerdem wurde überlegt, warum ihr die

Vorbehandlung nicht geholfen und sie diese abgebrochen habe. Grund sei gewesen, dass die Psychotherapeutin zu wenig konkrete Anleitungen gegeben habe und sie zu viel habe reden müssen.

In den ersten **drei Behandlungssitzungen** (7.–10. Stunde) standen die Aufstellung der Angsthierarchie im Vordergrund sowie ergänzende Diagnostik und deren Rückmeldung.

Um Einbrüchen in der Beziehungsgestaltung, die aufgrund der abgebrochenen Vorbehandlung und der hohen Anspruchshaltung der Patientin möglich schienen, zuvorzukommen, wurde eingeführt, nach jeder Stunde zu fragen, was sie aus der Stunde mitnehme, verbunden mit einer konkreten Aufgabe (Fragebogen, Übung: z. B. alleine ausgehen). Die Patientin äußerte sich stets zufrieden und konnte neue Erkenntnisse klar benennen (z. B. zunehmende Flexibilität).

In den **nächsten Sitzungen** (11.–17.) wurde die Angsthierarchie systematisch abgearbeitet: Zunächst erfolgte eine Konfrontation in sensu, dann in vivo, ihre Angst schätzte sie nach jeder Übung auf einer Skala von 0–100 % (Größe der Angst aufsteigend) ein. Die Patientin fühlte sich stets so gut vorbereitet (Angst auf ein erträgliches unterdurchschnittliches Maß gesunken), dass sie die Konfrontation in vivo alleine als Hausaufgabe von einem Termin zu anderem durchführen konnte. In dieser Art und Weise wurde mit allen aufgelisteten Ängsten verfahren. Als Antagonist erlernte und praktizierte die Patientin begleitend Entspannungsverfahren (Autogenes Training). Phasenweise musste die Patientin zu regelmäßiger Praxis angehalten werden. Dies war dann notwendig, wenn sie sich unter Leistungsdruck setzte und sie die erwünschten Effekte nicht willentlich herbeiführen konnte. Die Wichtigkeit einer gelassenen Grundhaltung über das regelmäßige Üben hinaus wurde ihr in Abgrenzung zu ihren sportlichen Aktivitäten erklärt. Für die Patientin war es sehr, schwer zu akzeptieren, dass Prozesse sich nicht beschleunigen oder erzwingen lassen. Begleitend wurden Visualisierung (Mind Mapping, Karteikarten für den täglichen Gebrauch) eingesetzt, da die Patientin eher ein visueller Lerntyp ist; weiterhin Selbstinstruktionen (z. B. „Ich schaffe das"). Dies geschah, um das Selbsteffizienzerleben der Patientin zu stärken und ihre Aufmerksamkeit weg von ihrem Gedankenkarussell hin zu Positivem zu lenken.

Dabei ließen sich Übungen gut mit der Aufgabe, sich zunehmend von der Familie zu lösen, mit dem Ziel ihrer Autonomieentwicklung, kombinieren. Z. B. ging die Patientin alleine ins Kino, was sehr angstbesetzt für sie war, da dies eine völlig neue Erfahrung darstellte. Schließlich entwickelte die Patientin an diesen Übungen eine solche Freude, dass sie fast alles alleine durchführen wollte. An diesem Punkt wurde reflektiert, dass es lediglich darum ging, der Patientin mehr Handlungsoptionen und Freiraum zu ermöglichen.

Weiterhin wurde versucht, die Konfrontation mit den angstbesetzten Situationen mit ihrer Bewerbungssituation zu verknüpfen. Dies erschien besonders in Zusammenhang mit einem Einbruch in ihrer Stimmung notwendig, als die Patientin sich auf der alten Arbeitsstelle einen Zeh brach und zur Passivität verurteilt war. Zunächst wurde versucht, diesen Einbruch durch die Suche nach Alternativen (lesen z. B.) aufzufangen. Letztendlich bewertete die Patientin diesen Vorfall kognitiv als positiv um, da der Vorfall der Patientin die negativen Arbeitsbedingungen auf der alten Stelle deutlich vor Augen führte und sie motivierte, etwas Adäquateres zu suchen und somit die Konfrontation mit angstbesetzten Bewerbungssituationen zu suchen.

Beispielsweise sollte die Patientin ihre Angst vor dem Telefonieren bewältigen, indem sie gemeinsam mit der PiA ein Notizblatt als Leitfaden für Telefonate mit potenziellen Arbeitgebern erstellte, dies erst in sensu, dann im Rollenspiel einübte und darauf im Probedurchlauf (unattraktive Arbeit in einem Callcenter aus Übungszwecken, die ihrerseits wieder gekündigt wurde) und dann real alleine probierte. Zu dem Zeitpunkt, als sie dies alleine ausübte, war ihre Angst auf dem Angstbarometer auf 0 gesunken.

Diese Bemühungen hatten zur Folge, dass die Patientin eine besser bezahlte Arbeit als Reinigungskraft unter angemesseneren Konditionen fand und im Freizeitbereich flexibler entscheiden konnte, wann und ob sie etwas alleine unternahm und dies auch genießen konnte.

In dieser Phase der Therapie wurde das systematische Abarbeiten der Angsthierarchie unterbrochen, da die Patientin von sich aus Themen einbrachte, die sich um den Bereich „Selbstwertgefühl" und „familiäre Situation" zentrierten und somit in Bezug zur

Genese und Aufrechterhaltung ihrer Ängste und z. T. depressiven Verstimmungen standen:

Es stellte sich heraus, dass sie sich gegenüber anderen Menschen in einigen Punkten als minderwertig empfand (zu groß, zu schwer, nicht attraktiv genug). Diese Selbstwertproblematik wurde bearbeitet, indem sie eine Liste ihrer positiven Eigenschaften erstellte und notierte, welche Eigenschaften ihrer Schwester sie nicht hat, aber gerne hätte. Bei diesem Vergleich von Fremd- und Selbsteinschätzung wurde der Patientin deutlich, dass sie recht gut abschnitt und darüber hinaus gerne gerade die Eigenschaft hätte, die die andere und sie selber nicht hatte. Dies wurde in einen größeren Kontext (menschliche Art, stets mit sich selber unzufrieden zu sein) gestellt. Außerdem wurde von der Patientin thematisiert, dass sie noch nie einen Partner hatte. Nachdem es ihr leichter fiel, sich anzunehmen, attribuierte sie dies nicht mehr ausschließlich internal (mangelnde Attraktivität) und beschloss für sich, dieses Thema vorerst auszuklammern und an ihren Ängsten weiterzuarbeiten. Schließlich wurden Übungen zur Perspektivenübernahme durchgeführt, um ihr zu verdeutlichen, dass sie z. T. mit zweierlei Maß maß.

Zum Thema ihrer beruflichen Situation brachte die Patientin immer wieder ihre Zweifel, niemals eine angemessenere Arbeit zu finden, und das Leiden unter der Bewertung der Mitmenschen ein. Hierzu wurde erarbeitet, dass das Pädagogik-Studium heutzutage kaum noch Perspektiven bietet, ihre Arbeit als Reinigungskraft – unabhängig von der Bewertung der anderen – eine wichtige Tätigkeit ist. Auf dieser Basis gelang es der Patientin, ihre Arbeit kognitiv umzubewerten. Des Weiteren wurde ihr Anteil an ihrer Situation erarbeitet (fehlende Bereitschaft, sich überregional zu bewerben). Gedankenexperimente und konkrete Verhaltensexperimente (Leuten auf Nachfrage keine Antwort vs. verschiedene Antworten zu geben) führten dazu, dass sie die Situation akzeptierte und entschied, nichts zu ändern.

Als weitere Belastung nannte sie den Umgang mit der Familie. Durch den Kontakt zu der Mutter verfiel sie erneut phasenweise in ihre negativen Denkschemata und war recht belastet, weil sie bei der Pflege ihrer Großmutter mithalf. Sie grenzte sich zunehmend ab (Übungen zum „Nein"-Sagen nach dem ATP und Vermeidung von Kontakt i. S. der Stimuluskontrolle).

Nach Ablauf der KZT wurde auf Wunsch der Patientin ein Umwandlungsantrag in eine LZT gestellt, um die erreichen Ziele zu stabilisieren und die ausstehenden Punkte auf der Angsthierarchie zu bearbeiten. Dieser Antrag wurde genehmigt. Es zeigte sich bei der Weiterbehandlung, dass die Patientin bzgl. alltäglicher Irritationen zuweilen erneut in ihre negative Gedankenspirale verfiel. Festzustellen war aber, dass sie bereits kontrollierter hiermit umgehen konnte, was folgendes Beispiel verdeutlicht:

Situation: Die Patientin wartet auf den Vertrag bei ihrem neuen Arbeitgeber.

Kognition: „Er hat mir den Vertrag noch nicht gegeben, weil er mir kündigen möchte. Ich kenne mich noch nicht gut aus und habe zu viele dumme Fragen gestellt."

Bevor die Patientin den Gedanken weiter spinnt, erkennt sie, dass ihre Kognition eine unzulässige Schlussfolgerung darstellt. Sie ist jedoch so aufgeregt, dass es ihr in der Situation nicht gelingt, alternative Erklärungen zu generieren.

Im **rationalen Dialog** (Sitzung 18.–22.) wurde eingeübt, dass sie die ablaufenden dysfunktionalen Kognitionen (z. B. Übertreibung) bemerkt und daran arbeitet, funktionalere und realistischere Gegengedanken zu generieren. Dies geschah mittels eines Protokolls ihrer Kognitionen.

Durch die neue Arbeit verfügte die Patientin über mehr freie Zeit, die es galt, sinnvoll zu gestalten. Sie füllte sie weiterhin mit ihren Hobbys aus und wurde auch zu neuen Interessen (Sprachkurse) angeregt. Dieses aktive Freizeitverhalten gegenüber dem früheren (Fernsehen) hatte vielfältige positive Konsequenzen für die Verbesserung der Symptomatik der Patientin:

- verbesserter Schlaf
- verbesserte Stimmung (empfindet keine depressiven Verstimmungen mehr)
- verbessertes Körpergefühl (keine Verspannungen mehr)
- sie stellt sich einigen von ihr auf der Angsthierarchie aufgestellten Ängsten auf natürliche Art und Weise (im Sprachkurs z. B. vor Leuten sprechen).

Trotz dieser Verbesserungen war auch hier immer wieder Thema der Umgang mit Druck; denn die Patientin setzte sich durch ihre strengen Normen immer wieder unter Stress. Hierzu wurde das Stressmodell von Lazarus herangezogen, um ihr transparent zu machen, dass sie sich selber durch ihre eigenen Bewertungen stresste. Der Patientin gelang es, ihr Sportpensum auf ein angenehmes Maß zu reduzieren und situationsabhängig flexibel zu entscheiden, was ihr gerade gut tat. So zeigte sich die Patientin zunehmend autonom: Sie führte vereinbarte Übungen nach Einschätzung ihrer Möglichkeiten und ihrer zeitlichen Ressourcen in ihrem eigenen Rhythmus durch und brachte zudem viele eigene Ideen ein.

Nach der 22. Sitzung brach die Patientin überraschend die Therapie ab. Die PiA musste die Sitzung überraschend absagen. Die Patientin reagierte in der darauf folgenden Sitzung sehr unversöhnlich und für rationale Argumentation nicht zugänglich, sie habe sich nicht ernst genommen und verlassen gefühlt, weinte und verließ schreiend das Behandlungszimmer.

10. Supervisionsprozess

Neben der Vorstellung des Falles und der Besprechung der Diagnostik stand zu Beginn des Supervisionsprozesses zuerst die symbiotische Beziehung zur Familie im Vordergrund.

Im weiteren Verlauf war eine engmaschige Supervision nicht notwendig, da der strukturierte Ablauf der Therapie planmäßig verlief, und die Supervision sich somit v. a. auf die Verlaufsdarstellung konzentrierte.

Sorgfältig nachbesprochen wurde der Therapieabbruch der Patientin in ihrem hohen Erregungszustand. Deutlich wurde, dass offensichtlich ein wunder Punkt der Patientin getroffen worden war.

11. Behandlungsergebnis

Folgende quantitative Ergebnisse beziehen sich auf die Zwischenmessung gegen Ende der KZT. Aufgrund des spontanen Therapieabbruchs liegt keine Post-Messung vor:

a. direkte Veränderungsmessung:

  – Die Sorge der Patientin um ihre berufliche Zukunft hat sich gänzlich gelegt, und sie kann ihre Situation akzeptieren. Außerdem hat sie eine besser bezahlte Arbeit als Reinigungskraft gefunden, die ihr auch mehr Freiraum und Freizeit lässt. Ihr aktives Freizeitverhalten zieht folgende positive Konsequenzen für die Verbesserung der Symptomatik nach sich:
    – verbesserter Schlaf
    – verbesserte Stimmung (empfindet keine depressiven Verstimmungen mehr)
    – verbessertes Körpergefühl (keine Verspannung)

Auf direkte Nachfrage bei jeder Stunde äußerte die Patientin sich stets als hochzufrieden, sie erhalte konkrete Anleitung und Hilfestellung, die Redeanteile seien in dieser Therapie angemessen, das Vorgehen sei „hochwissenschaftlich" (die Fragebögen) und sie mache „schnellere Fortschritte". Letztere Aussage wurde (wie unter Punkt 8. beschrieben) behandelt.

Die Angsthierarchie in Form des „Angstthermometers" lässt sich als eine Variante der GAS (Kiresuk et al. 1994) betrachten. Auch bei dieser Betrachtung lässt sich ermitteln, dass die behandelten Ängste fast durchweg auf 0 % gesunken sind.

b. indirekte Veränderungsmessung:

▪ Summative Evaluation

Die hohen Werte auf der Skala „Zwanghaftigkeit" der SCL-90-R zu Beginn der Therapie bestätigen die Selbsteinschätzung der Patientin als äußerst gewissenhaft und kontrollierend. Weiterhin verifizieren die erhöhten Werte auf den Skalen „Ängstlichkeit" und „Depressivität" die Schilderungen der Patientin (T jeweils >70).

Im SKID-I ergab sich das Bild einer Generalisierten Angststörung (F41.1) sowie sozialen Phobie (F40.1). Ihre Leistungsfähigkeit war als mittelmäßig im beruflichen und privaten Bereich einzuschätzen (Einschränkungen bei den benannten angstbesetzten Situationen, ansonsten gutes Leistungsniveau). Im SKID-II lassen sich keinerlei Anhaltspunkte für eine Persönlichkeitsstörung finden. Lediglich eine Tendenz zur Depressivität und Zwanghaftigkeit ließen sich bestätigen. Im BDI zeigt sich ihre zeitweise depressive Stimmungslage durch hohe Werte (RW >18). Im IAF zeigten sich überdurchschnittliche Werte der Patientin auf folgenden Skalen: „Erkrankungen", „Selbstbehauptung", „Bewährungssituationen", „globale Angstneigung". Als extrem auffällig ließ sich ihr erhöhter Wert auf der Skala „Angst vor Auftritten" (T = 75) klassifizieren. Bei der Zwischenmessung ergaben sich folgende Veränderungen: Auf der SCL-90-R waren sämtliche alarmierende Werte (Zwanghaftigkeit, Depressivität, Ängstlichkeit, GSI, PSDI, s. o.) gesunken (T <70), befanden sich aber noch im überdurchschnittlichen Bereich (T >50).

Ihre Werte im IAF waren allesamt ebenfalls niedriger, lediglich ihre Angst vor Auftritten war allerdings weiterhin auffällig (T = 70). Ihre BDI-Werte sind ebenfalls gesunken.

■ Prozess-Evaluation

Der Therapieprozess wurde evaluiert durch die komplementäre Bewertung auf den STEP-Skalen „Klärung", „Problembewältigung", „Beziehungsebene" nach jeder Stunde (der STEPP wurde mit nach Hause gegeben).

Bei der Patientin zeigte sich auf der Skala der Klärungsperspektive ein kontinuierlicher Anstieg, der sich ab der 13. Sitzung auf einem durchschnittlichen Niveau einpendelte.

Auf der Skala der Problembewältigung ließ sich ein kontinuierlicher Anstieg beobachten, der bis in den überdurchschnittlichen Bereich hineinreichte und sich dann mit Schwankungen auf einem mittleren Niveau bewegte (auch ab der 13. Sitzung), gegen Ende der Behandlung jedoch nochmals deutlich anstieg.

Die Patientin gab auf der Skala der Beziehungsebene stets deutlich überdurchschnittliche Werte mit Schwankungen an. Die Kurve der PiA verlief größtenteils analog, jedoch lagen ihre Werte fast immer unter denen der Patientin.

■ ■ Abschließende Diskussion

Zunächst sollte der überraschende Therapieabbruch der Patientin diskutiert werden: Auf dem Hintergrund ihrer Lerngeschichte lässt er sich gut erklären; denn die Patientin wurde oft von ihrer Mutter stehen gelassen und entgegen der Abmachungen nicht abgeholt. So hatte sie gelernt, dass sie sich auf niemanden verlassen kann, und fühlt sich durch die unverhoffte Terminabsage verlassen und diese aktiviert das Schema: „Die Welt ist ein unsicherer Ort." Die Emotionalität der Reaktion der sonst sehr reflektierten Patientin unterstreicht dies. Außerdem war dieser Abbruch aus der Diagnostik, die die guten Fortschritte der Patientin widerspiegeln, den Aussagen der Patientin und der Therapie-Verlaufsdokumentation (s. insbes. den deutlichen Anstieg auf STEPP-P in den letzten Stunden) nicht vorhersagbar.

Offensichtlich war ein wunder Punkt der Patientin getroffen worden. In der Zwischenzeit (nach 3 Monaten) hat die Patientin sich nicht mehr gemeldet, sodass davon auszugehen ist, dass sie an diesem Punkt nicht weiterkommt.

Der Abbruch der Patientin zeigt weiterhin die unerbittlichen Ansprüche der Patientin, nämlich wie schwer es ihr fällt, etwas zu verzeihen und die Neigung zu Extremen.

Der ansonsten gute Verlauf der Therapie lässt sich unter Berücksichtigung der Aussagen der Patientin und ihrer Persönlichkeitsstruktur darauf zurückführen, dass ihr die Strukturierung der Stunden und die kontinuierliche Evaluation Sicherheit und ein Gefühl von Kontrolle vermittelt haben.

Immer wieder war der Umgang mit Druck und Leistung sowie deren Bewertung (durch sie selbst und andere) Thema. Für die sehr kontrollierende Patientin, die versuchte, sich durch klare Strukturen Sicherheiten zu schaffen und Angst abzubauen, war es sehr schwer zu akzeptieren, dass sich Prozesse nicht erzwingen oder beschleunigen lassen. Dies zog sich durch die Themenbereiche „Arbeit", „Sport" und den Vergleich mit anderen hindurch.

Wie aus der Ergebnisdarstellung ersichtlich, sind ihre Fortschritte auf der symptombezogenen Ebene jedoch als recht gut zu bewerten: Die noch überdurchschnittlichen Werte auf der SCL-90-R lassen sich damit erklären, dass dieser Fragebogen sehr leicht ausschlägt. Der noch hohe Wert auf der Skala „Angst vor Auftritten" des IAF ist damit erklärbar, dass diese Angst noch nicht behandelt wurde.

Ihre Fortschritte lassen sich mit ihrer hohen Compliance begründen.

Die Ansicht der Patientin, lieber als Reinigungskraft zu arbeiten, anstatt sich überregional zu bewerben, ist als ihre Entscheidung nach erfolgter Reflexion anzunehmen.

(Datum, Ort)

(Supervisor)

(PiA)

13.2 Internetressourcen und Adressen

In diesem Abschnitt haben wir verschiedene Informationen und Informationsquellen zusammengetragen. Das Internet ist in den letzten Jahren zunehmend wichtiger geworden, deshalb baut dieser Abschnitt auch überwiegend darauf auf. Zum einen werden Internetressourcen benannt und kommentiert, aber auch einige Aspekte ausgeführt und z. B. Adressenlisten der Prüfungsämter zur Verfügung gestellt. Alle hier angegebenen Internetseiten sind zuletzt am 17.10.2015 geprüft worden. Wichtig sind hier besonders Internetseiten zu den gesetzlichen Grundlagen als auch zu den verschiedenen Gremien und Interessenvertretungen von Psychologen und Psychotherapeuten.

▪▪ Gesetzliche Grundlagen
▪ Bundesministerium für Justiz
www.gesetze-im-internet.de. Das Bundesministerium für Justiz stellt nahezu das gesamte Bundesrecht im Internet zur Verfügung. Anzumerken ist, dass man sich ziemlich sicher sein kann, dass die in HTML- und PDF-Format zur Verfügung gestellten Gesetze und Verordnungen auch aktuell sind.

Unter dem Menüpunkt „Gesetze/Verordnungen" erscheint eine alphabetische Sortierung, über die einzelne Gesetze aufgerufen werden können. Folgende für die Ausbildungsteilnehmer wichtige Gesetze und Verordnungen stehen zur Verfügung:

- PsychThG – Gesetz über die Berufe des Psychologischen Psychotherapeuten und des Kinder- und Jugendlichenpsychotherapeuten
- PsychTh-APrV – Ausbildungs- und Prüfungsverordnung für Psychologische Psychotherapeuten
- KJPsychTh-APrV – Ausbildungs- und Prüfungsverordnung für Kinder- und Jugendlichenpsychotherapeuten
- SGB V – Sozialgesetzbuch V (SGB V)
- PsychPV – Verordnung über Maßstäbe und Grundsätze für den Personalbedarf in der stationären Psychiatrie
- PsychThV – Verordnung über die Ausbildungsförderung für den Besuch von Ausbildungsstätten für Psychotherapie und Kinder- und Jugendlichenpsychotherapie

▪ Gemeinsamer Bundesausschuss der Ärzte und Krankenkassen
www.g-ba.de. Der gemeinsame Bundesausschuss der Ärzte und Krankenkassen ist z. B. zuständig für die Veränderung der Psychotherapie-Richtlinien. Über diese Seite gelangt man zur jeweils aktuellen Fassung der Psychotherapie-Richtlinien und kann sie als PDF-Datei herunterladen. Auf dieser Seite finden sich auch die letzten Beschlüsse, die demnächst in die Psychotherapie-Richtlinien Eingang finden.

▪ Wissenschaftlicher Beirat Psychotherapie
www.wbpsychotherapie.de. Dieses Gremium erstellt Gutachten und Stellungnahmen zur wissenschaftlichen Anerkennung von Psychotherapieverfahren. Auf den Internetseiten finden sich Anforderungen an Psychotherapieverfahren sowie die Gutachten zu folgenden Verfahren:
- Systemische Therapie
- Gesprächspsychotherapie (inkl. Nachtrag)
- Hypnotherapie
- Neuropsychologie und
- Psychodramatherapie

Außerdem gibt es hier Stellungnahmen zu folgenden Verfahren:
- Verhaltenstherapie und
- Psychodynamische Psychotherapie

▪ Gesetzessammlung
www.hwstecker.de/Gesetze/index.htm. Eine umfangreiche Sammlung von Gesetzen und Verordnungen, die für Psychotherapeuten wichtig sind, finden Sie auf dieser Internetseite. Es wird auch auf die besondere Situation der angestellten Psychotherapeuten eingegangen.

▪▪ Prüfungsämter der Bundesländer und IMPP
▪ Landesprüfungsämter der Bundesländer
Die Landesprüfungsämter sind zuständig für formale Angelegenheiten, sprich:
- Akkreditierung von Ausbildungsinstituten
- Anerkennung von Kooperationspartnern und Supervisoren
- Entscheidung über Anerkennung von absolvierten Ausbildungsteilen in Sonderfällen
- Anmeldung zur Prüfung nach dem PsychThG
- Erteilung der Approbation

Eine Liste aller zum gegenwärtigen Zeitpunkt aktuellen Landesprüfungsämter finden Sie z. B. unter www.impp.de/internet/de/LPA.html.

Wenn Sie Fragen zur Ausbildung haben, Adressen von anerkannten Ausbildungsinstituten im jeweiligen Bundesland in Erfahrung bringen, Ausbildungsteile anerkennen lassen, sich zur Prüfung anmelden oder die Approbation beantragen möchten, müssen Sie sich mit dem für Sie zuständigen Landesprüfungsamt in Verbindung setzen. In ◻ Tab. 13.1 sind die einzelnen Landesprüfungsämter mit Adressen und Internetadressen aufgeführt. Falls es Internetseiten gibt, weisen wir auf deren Inhalte in der letzten Tabellenspalte hin.

■ **Institut für medizinische und pharmakologische Prüfungsfragen**

Das IMPP ist zuständig für die Erstellung und Auswertung der schriftlichen Prüfung (▶ Kap. 11). Auf der Internetseite www.impp.de finden Sie:

- Gegenstandskatalog für die schriftliche Prüfung
- Erläuterungen zur schriftlichen Prüfung
- Beispielaufgaben
- Formulare zum Bestellen von Aufgabenheften vergangener Prüfungen
- Auswertung der letzten schriftlichen Prüfung

■ **Psychotherapeutenkammer**

Alle approbierten PP und KJP werden nach ihrer Approbation Pflichtmitglied in den Psychotherapeutenkammern. Die Bundespsychotherapeutenkammer (BPtK) ist der Zusammenschluss der Landespsychotherapeutenkammern auf Bundesebene (◻ Tab. 13.2).

Die Bundes- und Landespsychotherapeutenkammern geben gemeinsam das Psychotherapeutenjournal heraus, in dem die Mitglieder aber auch andere Interessierte u. a. über berufspolitische Themen informiert werden (www.psychotherapeutenjournal.de).

■ **Ausbildungsinstitute**

Viele Ausbildungsinstitute haben das Internet als Möglichkeit entdeckt, um Teilnehmer zu werben und über die jeweiligen Ausbildungen zu informieren. Es lohnt sich durchaus, mit Stichworten nach

einer Internetpräsenz bestimmter Institute in der üblichen Internetsuchmaschinen zu suchen. Es gibt unseres Wissens keine wirklich immer aktuelle Übersicht oder Liste aller Ausbildungsinstitute Für die jeweiligen Bundesländer kann man im Prüfungsamt nach den aktuell anerkannten Instituten fragen. Deutschlandweit gibt es verschiedene Listen im Internet, die unterschiedlich gut recherchiert sind und unterschiedliche Aktualität aufweisen. Folgende Internetseiten stellen z. B. Listen von Ausbildungsinstituten zur Verfügung:

- www.ppfi.de/institut.htm (anerkannte Ausbildungsinstitute sortiert nach Verfahren und PLZ)
- www.therapie.de (unter „Informationen" und dann „Psychotherapie-Ausbildung" finden Sie auch nicht anerkannte Ausbildungsinstitute, sortiert nach Verfahren und PLZ; abgerufen 09.03.2016)
- www.unith.de (universitäre Ausbildung für Psychotherapie; Liste einiger universitärer Ausbildungsstätten; abgerufen 09.03.2016)

Weitere Quellen für die Suche nach Instituten sind neben den Landesprüfungsämtern auch die Internetseiten der Landespsychotherapeutenkammern und die Internetseiten mancher Fachverbände, die ihre assoziierten Institute vorstellen. Anzumerken bleibt, dass die Anzahl der anerkannten Ausbildungsstätten wegen Institutsgründungen und -schließungen einem steten Wandel unterworfen sind.

■■ **Weitere wichtige Informationen zur Ausbildung**

■ **Interessenvertretung**

Innerhalb der Sektion VPP des Berufsverbandes BDP hat sich eine Interessenvertretung der Ausbildungsteilnehmer zusammengefunden.

www.bdp-pia.de: Auf der Startseite werden aktuelle berufspolitische Informationen zur Verfügung gestellt. Unter Meldungen finden sich Informationen zu verschiedenen Themen. Dort lohnt es sich, die Ausgaben der vergangenen Jahre nach interessanten Artikeln anzusehen. Von der Internetseite wird auch eine Newsgroup (de.groups.yahoo.com/group/pia-mailingliste) betreut.

■ Tab. 13.1 Landesprüfungsämter

Bundesland	Adresse	Internetseite*	Anmerkungen zum Inhalt der Internetseiten
Baden-Württemberg	Regierungspräsidium Stuttgart Landesprüfungsamt Baden-Württemberg für Medizin und Pharmazie Postfach 80 07 09 70507 Stuttgart	https://rp.baden-wuerttemberg.de/ Themen/Bildung/Ausbildung/Ausbildung-Psychotherapeut/Seiten/default.aspx	
Bayern	Oberbayern: Landesprüfungsamt für Humanmedizin und Pharmazie Regierung von Oberbayern SG 55.2 80543 München	www.regierung.oberbayern.bayern.de	aktuelle Ausbildungsinstitute und Formulare zur Prüfung und zur Approbation
	Unterfranken: Regierung von Unterfranken Approbationsstelle Postfach 63 49 97013 Würzburg	www.regierung.unterfranken.bayern.de.	aktuelle Ausbildungsinstitute und Formulare zur Prüfung und zur Approbation
Berlin	Landesamt für Gesundheit und Soziales Berlin Berufe im Gesundheits- und Sozialwesen Landesprüfungsamt Postfach 31 09 29 10639 Berlin	www.berlin.de/lageso	allgemeine Informationen, Ausbildungsinstitute, Formulare zur Prüfung und Approbation
Brandenburg	Landesamt für Soziales und Versorgung Brandenburg Dezernat 41 – Akademische und nichtakademische Gesundheitsberufe Wünsdorfer Platz 3 15838 Wünsdorf	www.lasv.brandenburg.de	Allgemeine Informationen, Ausbildungsinstitute

◘ Tab. 13.1 Fortsetzung

Bundesland	Adresse	Internetseite*	Anmerkungen zum Inhalt der Internetseiten
Bremen	Senator für Arbeit, Frauen, Gesundheit, Jugend und Soziales Contrescarpe 73 28195 Bremen	www.soziales.bremen.de	
Hamburg	Behörde für Soziales, Familie, Gesundheit und Verbraucherschutz Amt für Gesundheit und Verbraucherschutz Billstr. 80 20539 Hamburg	www.landespruefungsamt.hamburg.de	allgemeine Informationen, Liste mit Ausbildungsinstituten
Hessen	Hessisches Landesprüfungsamt für Heilberufe Adicksallee 36 60322 Frankfurt/Main	https://rp-giessen.hessen.de/soziales/hlpug/psychotherapie/approbation-und-berufserlaubnis-zur-aus%C3%BCbung-des-psychotherapeutischen	
Mecklenburg-Vorpommern	Landesprüfungsamt für Heilberufe Mecklenburg-Vorpommern (LPH M-V) PF 10 10 57 18002 Rostock	www.lagus.mv-regierung.de/cms2/LAGuS_prod/LAGuS/de/lph/index.jsp	
Niedersachsen	Niedersächsisches Ministerium für Soziales, Frauen, Familie und Gesundheit Landesprüfungsamt für Heilberufe beim Versorgungsamt Hannover Postfach 109 30001 Hannover	www.sozials.niedersachsen.de; www.ms-niedersachsen.de	
Nordrhein-Westfalen	Bezirksregierung Münster Landesamt für Medizin, Psychotherapie und Pharmazie Postfach 10 34 55 40025 Düsseldorf	www.lpa-duesseldorf.nrw.de	Ausbildungsinstitute, Formulare zur Prüfung und Approbation

◼ Tab. 13.1 Fortsetzung

Bundesland	Adresse	Internetseite*	Anmerkungen zum Inhalt der Internetseiten
Rheinland-Pfalz	Landesamt für Soziales, Jugend und Versorgung Landesprüfungsamt für Medizin, Pharmazie, Psychotherapie und Zahnmedizin Schießgartenstraße 6 55116 Mainz	www.landesjugendamt.de/gesundheit/landespruefungsamt/ index.html	Formulare zur Prüfung
Saarland	Landesamt für Verbraucher-, Gesundheits- und Arbeitsschutz Zentralstelle für Gesundheitsberufe Warburgring 78 66424 Homburg	www.lsgv.saarland.de/landespruefungsamt.htm	Informationen, Formulare zur Prüfung und zur Approbation
Sachsen	Regierungspräsidium Dresden Sächsisches Landesprüfungsamt für akademische Heilberufe Stauffenbergallee 2 01099 Dresden	www.lds.sachsen.de/lpa/	allgemeine Informationen, Merkblätter, Gesetze, Formulare zur Prüfung und zur Approbation, Ausbildungsinstitute
Sachsen-Anhalt	Landesprüfungsamt für Gesundheitsberufe Neustädter Passage 15 06122 Halle (Saale)	www.lvwa.sachsen-anhalt.de/das-lvwa/landespruefungsamt-fuer-gesundheitsberufe/landespruefungsamt-fuer-gesundheitsberufe/	allgemeine Informationen, Formulare zur Prüfung und zur Approbation, Merkblatt für Anerkennung von Ausbildungsstätten
Schleswig-Holstein	Landesamt für Gesundheit und Arbeitssicherheit des Landes Dezernat Gesundheitsberufe Adolph-Westphal-Str. 4 24143 Kiel	www.schleswig-holstein.de/DE/Landesregierung/LASD/Aufgaben/Gesundheitsberufe/AkademischeHeilberufe/AkademischeHeilberufe_Auswahlteaser.html	
Thüringen	Thüringer Landesverwaltungsamt Landesprüfungsamt für akademische Heilberufe Weimarplatz 4 99423 Weimar	www.thueringen.de/th3/tlvwa/gesundheit/akademische_heilberufe/lpa/psychotherapie/	

* Abgerufen am 09.03.2016

◻ Tab. 13.2 Landespsychotherapeutenkammer

Bundesland	Name	Internetseite*	Anmerkungen zum Inhalt der Internetseiten
Baden-Württemberg	Landespsychotherapeuten-kammer Baden-Württemberg	www.lpk-bw.de	unter: „Kammer: Gesetzliche Grundlagen" – Berufsrecht und Sozialrecht; Liste der Ausbildungsinstitute im informativen Überblick unter: www.lpk-bw.de/fortbildung.html#institute
Bayern	Bayrische Landeskammer der Psychologischen Psychotherapeuten und der Kinder- und Jugendlichen-psychotherapeuten	www.ptk-bayern.de	
Berlin	Psychotherapeutenkammer Berlin	www.psychothera-peutenkammer-berlin.de	
Brandenburg	Ostdeutsche Psychotherapeutenkammer	www.ihre-opk.de	
Bremen	Psychotherapeutenkammer Bremen	www.lpk-hb.de	Links interessant
Hamburg	Psychotherapeutenkammer Hamburg	www.ptk-hamburg.de	PiAs in der Kammer Hamburg: www.ptk-hamburg.de/aktuelles/ themen/pias/index.html; Vortrag über Situation
Hessen	Landeskammer für Psychologische Psychotherapeutinnen u. -therapeuten und Kinder- und Jugendlichenpsycho-therapeutinnen und -therapeuten Hessen	www.psychothera-peutenkammer-hessen.de	„Aus- und Fortbildung" mit Befragung von Ausbildungsinstituten; „Staatlich anerkannte Ausbildungsinstitute" und „PIA-Seite"; gute Seite zu Psychotherapie und Ethik
Mecklenburg-Vorpommern	Ostdeutsche Psychotherapeutenkammer	www.ihre-opk.de	
Niedersachsen	Psychotherapeutenkammer Niedersachsen	www.pk-nds.de	„Rechtliches": aus Schlichtung und berufsgerichtlichen Verfahren, Fragen zur Berufsordnung; Links

☐ Tab. 13.2   Fortsetzung

Bundesland	Name	Internetseite*	Anmerkungen zum Inhalt der Internetseiten
Nordrhein-Westfalen	Psychotherapeutenkammer Nordrhein-Westfalen	www.psychotherapeutenkammer-nrw.de	Fragenkatalog zum Vergleich von Ausbildungsinstituten www.ptk-nrw.de/pdf/ausbildung/fragebogen.pdf
Rheinland-Pfalz	Landespsychotherapeuten-kammer Rheinland-Pfalz	www.lpk-rlp.de	
Saarland	Psychotherapeutenkammer des Saarlandes	www.ptk-saar.de	
Sachsen	Ostdeutsche Psychotherapeutenkammer	www.ihre-opk.de	
Sachsen-Anhalt	Ostdeutsche Psychotherapeutenkammer	www.ihre-opk.de	
Schleswig-Holstein	Psychotherapeutenkammer Schleswig-Holstein	www.pksh.de	
Thüringen	Ostdeutsche Psychotherapeutenkammer	www.ihre-opk.de	

* Abgerufen am 17.10.2015

- **BAFÖG**

Obwohl schon in ▶ Abschn. 4.3.2 geschildert, dass der Weg über das BAföG wenig erfolgversprechend ist, hier trotzdem die Internetadresse des BAföG-Amtes. www.das-neue-bafoeg.de: Wer zu dem Problem BAföG während der Therapieausbildung noch nicht genug gehört hat, kann sich die ausführlichen Erläuterungen in der Analyse von Rechtsanwalt Bartha anschauen (www.bdp-vpp.de/gesetze/rechtspre-chung/02/20605_bafoeg.shtml).

- **Musterverträge**

Auf diesen Internetseiten sind Musterverträge für die Ausbildung zu finden:
- universitäre Weiterbildungsstudiengänge an der Universität Osnabrück: PP in Verhaltenstherapie oder tiefenpsychologisch fundierter Psychotherapie, Vollzeit- oder Teilzeitausbildung zum KJP in Verhaltenstherapie (www. psychotherapie.uni-osnabrueck.de/infomaterial. php)
- privates Ausbildungsinstitut Lehrinstitut Bad Salzuflen: PP in Verhaltenstherapie, tiefenpsychologisch fundierter und analytischer Psychotherapie, KJP in Verhaltenstherapie und tiefenpsychologisch fundierter Psychotherapie (www.dft-lehrinstitut.de/Ausbildungsvertrag.htm)
- privates Ausbildungsinstitut – Institut für Psychotherapie und Psychoanalyse Mecklenburg-Vorpommern e.V.: PP in tiefenpsychologisch fundierter und analytischer Psychotherapie (www.ippmv.de/abv.htm)

13.2.1 Berufsverbände und Interessenverbände

Zu den Berufsverbänden zählen wir die Verbände, die bestimmte Berufsgruppen vertreten. Interessenverbände dagegen sind häufig an bestimmte Therapieschulen angelehnt und vertreten die Interessen der Vertreter der Therapieschulen. Entsprechend Ihres Interesses können Sie den zu Ihnen passenden Verband recherchieren. Wer sich für ein bestimmtes Therapieverfahren interessiert, kann sich häufig bei den jeweiligen Fachverbänden über das Therapieverfahren und die angebotenen Ausbildungen orientieren.

Die jeweiligen Verbände sind in den folgend Abschnitten sortiert nach Berufsverband oder Int ressenverband unterschiedlicher therapeutisch Ausrichtungen. Die Verbände sind alphabetis unabhängig von ihrer Größe und Bedeutung geor net. Bei Verbänden, deren Internetseiten aus unser Sicht besonders aussagekräftig oder interessant f Ausbildungsteilnehmer sind, werden weitere Erlä terungen angegeben.

- - **Berufsverbände**
- **BDP – Berufsverband Deutscher Psychologinnen und Psychologen** (www.bdp-verban org): Dieser Berufsverband vertritt alle Diplom-Psychologen und ihre berufs- und bildungspolitischen Interessen. Mit ca. 13.000 Mitgliedern ist er der größte Berufsverband der Psychologen Deutschlands. Auf den Seiten werden Informationen zu aktuellen berufspolitischen Themen zur Verfügung gestellt, Si können weiterhin z. B. einen Wegweiser für Patienten und die aktuellen ethischen Richtlinien herunterladen (www.bdp-verband.org/ bdp/archiv/downloads.shtml) sowie Definitionen wichtiger psychologischer Begriffe in einem Glossar finden (www.bdp-verband.org/ psychologie/glossar/index.shtml).
- **BKJ – Berufsverband der Kinder- und Jugend chenpsychotherapeutinnen und -therapeute** (www.bkj-ev.de): Unter der Rubrik Recht/ Ausbildung/Gesetze werden Informationen über Aktuelles, die KJPsychTh-APrV und das PsychThG angeboten. Unter der Rubrik Fort- und Weiterbildung kann man sich z. B. über Fortbildungsveranstaltungen im Bereich KJP informieren. Interessant ist eine Liste der Ausbildungsinstitute für Kinder- und Jugendlichenpsychotherapeuten (www.bkj-ev. de/seiten/recht/ausbildung/institute.php) und ein Rechtsgutachten von Dr. Nilges über die Veränderungen des Berufsbildes der KJP durc das PsychThG unter (www.bkj-ev.de/seiten/ recht/aktuelles/rechtsgutachten.php).
- **DGPs – Deutsche Gesellschaft für Psychologie** (www.dgps.de): Dieser Berufsverband ist eine Vereinigung der in Forschung und Lehre tätigen Psychologen mit derzeit 2.000 Mitgliedern. Einige Informationen zur

Ausbildung werden von der Fachgruppe Klinische Psychologie und Psychotherapie zur Verfügung gestellt (www.klinische-psychologie-psychotherapie.de).

■ **Vereinigung – Deutsche Psychotherapeutenvereinigung** (www.deutschepsychotherapeutenvereinigung.de): Auf den Seiten dieses Berufsverbandes (vormals Deutscher Psychotherapeutenverband (DPTV) und Vereinigung der Kassenpsychotherapeuten) stehen unter der Rubrik Infos zur Ausbildung Informationen über Approbation, Zulassung, Abrechnungsgenehmigungen und anerkannte Ausbildungsinstitute zur Verfügung.

■ **VPP – Verband Psychologischer Psychotherapeuten** (www.vpp.org): Dieser Berufsverband vertritt PPs und KJPs sowie angehende PPs und KJPs. Der Verband ist eine Sektion des BDP. Auf diesen Seiten werden aktuelle berufspolitische Entscheidungen bekannt gegeben. Zusätzlich liegen zahlreiche Informationen zum Psychotherapeutengesetz und zur Zulassung vor. In den Bereichen Fach- und Berufspolitik sowie Meldungen stehen zahlreiche interessante Artikel online, verwiesen sei hier auf einen Artikel zur tarifrechtlichen Einstufung der PiAs (www.vpp.org/meldungen/05/51207_systemwechsel.html) und einen Artikel über gesetzliche Rahmenbedingungen mit klaren Erklärungen zu den Themen Gemeinsamer Bundesausschuss, Psychotherapie-Richtlinien, Ausbildungs- und Prüfungsverordnung, Wissenschaftlicher Beirat etc. (www.vpp.org/meldungen/06/60601_rahmenbedingungen.html).

● **Interessenverbände mit analytischer und tiefenpsychologischer Ausrichtung**

■ **DFT – Deutsche Fachgesellschaft für tiefenpsychologisch fundierte Psychotherapie** (www.dft-online.de): Auf den Seiten der Fachgesellschaft finden sich viele relevante Informationen für die Therapieausbildung. In der Rubrik Institute werden einige der anerkannten Ausbildungsstätten für tiefenpsychologisch fundierte Psychotherapie aufgelistet. Unter Fortbildungen können die

Fortbildungsprogramme von den mit der DFT kooperierenden, Ausbildungsstätten eingesehen werden. Darüber hinaus stehen Texte zur Fachkunde, Supervision und Qualifizierung für Gruppenpsychotherapie zur Verfügung. Eine der kooperierenden Ausbildungsstätten, das Lehrinstitut Bad Salzuflen (www.dft-lehrinstitut.de), stellt besonders ausführliche Informationen zur Ausbildung dar. Hier finden Sie äußerst detaillierte Informationen zu den angebotenen Aus- und Weiterbildungen, Informationen über Curricula, Kosten und Links zu verschiedenen Gesetzen.

■ **DGAP – Deutsche Gesellschaft für Analytische Psychologie** (www.cgjung.de): Es werden Links zu den Ausbildungsinstituten angeboten.

■ **DGAPT –Deutsche Gesellschaft für analytische Psychotherapie und Tiefenpsychologie** (www.dgapt.de)

■ **DGIP – Deutsche Gesellschaft für Individualpsychologie** (www.dgip.de): Unter Ausbildungs-Info wird ein ausführlicher Text zur Ausbildung in psychoanalytischer Therapie zur Verfügung gestellt. Unter Weiterbildungsinstitute ist eine Liste von der DGIP anerkannter Weiterbildungsinstitute aufgeführt. Unter Gesetze/KVR/Richtlinien finden sich zahlreiche gesetzliche Grundlagen.

■ **DGPT – Deutsche Gesellschaft für Psychoanalyse, Psychotherapie, Psychosomatik und Tiefenpsychologie** (www.dgpt.de): Die DGPT ist der Spitzenverband der psychoanalytischen Fachgesellschaften DGAP, DGIP, DPG und DPV. Es stehen sowohl die Weiterbildungsrichtlinien als Download zur Verfügung (www.dgpt.de/1ueberuns/14weiterbildung.html) als auch eine Liste von Ausbildungsinstituten, die von der DGPT anerkannt werden (www.dgpt.de/1ueberuns/15institute.html). Interessant ist anzumerken, dass sich die Ausbildungsteilnehmer über ihre Kandidatenvertretung organisiert haben. Auf deren Seite gibt es auch allgemeine Informationen zur Psychotherapieausbildung (www.dgpt.de/bkv/start.html).

■ **DPG – Deutsche Psychoanalytische Gesellschaft** (www.dpg-psa.de): Unter der Rubrik Ausbildung werden allgemeine Informationen über die Ausbildung, die

Institute, die Weiterbildungsordnung und eine Kostenaufstellung für eine psychoanalytische Aus- und Weiterbildung angeboten.

▬ **DPV – Deutsche Psychoanalytische Vereinigung** (www.dpv-psa.de): Neben den Standards und Ausbildungsrichtlinien werden unter der Rubrik Ausbildung die Institute vorgestellt und die Ausbildungen detailliert beschrieben.

▬ **VAKJP – Vereinigung Analytischer Kinder- und Jugendlichen-Psychotherapeuten in Deutschland** (www.vakjp.de): Unter der Rubrik Fachbesucher kann man die Internetseiten zur Ausbildung einsehen, die ausführliche allgemeine Hinweise, die Rechtsgrundlagen, die anerkannten Ausbildungsstätten und die Kontaktadressen der Bundeskandidaten-sprecher enthalten.

▪ ▪ **Interessenverbände mit verhaltenstherapeutischer Ausrichtung**

▬ **AVM – Arbeitsgemeinschaft für Verhaltens-modifikation** (www.avm-d.de): Die AVM bietet Ausbildungen zum PP, zum KJP und zum Verhaltenstherapeuten (AVM) an. Die Informationen dazu befinden sich in der Rubrik Ausbildung. Unter „Downloads" kann man sich Informationsbroschüren herunterladen.

▬ **DGVT – Deutsche Gesellschaft für Verhaltenstherapie** (www.dgvt.de): Auf den Seiten der DGVT finden sich viele Informationen zur Ausbildung. Es werden Aus-, Fort- und Weiterbildungsangebote vorgestellt (www.dgvt.de/Aus_Weiterbildung.4.0.html), die Verhaltenstherapieausbildungen zum PP und zum KJP ausführlich dargestellt (www.dgvt.de/Ausbildung_nach_dem_Psychother.965.0.html). Man kann außerdem in zahlreichen Artikeln und Publikationen im Bereich Politisches einen guten Einblick über den aktuellen Stand der Erfahrungen mit der Ausbildung gewinnen, so sei z. B. auf Stellung-nahmen hingewiesen, die auf die Erfahrungen aufbauen (www.dgvt.de/DGVT-Stellung-nahme_zu_den_bi.2125.0.html). Wir möchten außerdem noch auf eine Seite hinweisen (www.psychotherapieausbildung-bundesweit.de), die allgemeine Informationen zur

verhaltenstherapeutischen Ausbildung der DGVT gibt. Interessant ist besonders die Rubrik FAQ, auf der Antworten zu häufig gestellten Fragen zusammengetragen werden.

▬ **DVT – Deutscher Fachverband für Verhaltenstherapie** (www.verhaltenstherapie.de): Unter der Rubrik Ausbildungsinstitute werden die Institute des Verbandes benannt. Auf einer anderen Seite finden sich im Überblick die angebotenen Ausbildungen für PP und KJP.

▬ **VIVT – Verband für Integrative Verhaltensthe-rapie** (www.vivt.de)

▪ ▪ **Interessenverbände mit gesprächspsychotherapeutischer Ausrichtung**

▬ **DPGG – Deutsche Psychologische Gesellschaft für Gesprächspsychotherapie** (www.dpgg.de): Interessant sind die Texte zur Gesprächspsy-chotherapie (www.dpgg.de/Texte.html).

▬ **GwG – Gesellschaft für wissenschaftliche Gesprächspsychotherapie** (www.gwg-ev.org): Die Gesellschaft für wissenschaftliche Gesprächspsychotherapie bietet immer aktuelle Informationen über den Stand der Anerkennung des Psychotherapieverfahrens an. Weiterbildungs- und Ausbildungsangebote werden in der Rubrik Bildung beschrieben.

▪ ▪ **Interessenverbände mit systemischer oder familientherapeutischer Ausrichtung**

▬ **DGSF – Deutsche Gesellschaft für Systemische Therapie und Familientherapie** (www.dgsf.org): Unter Richtlinien und Zertifikate gibt die Gesellschaft ihre Weiterbildungsrichtlinien und Curricula bekannt.

▬ **SG – Deutscher Verband für systemische Forschung, Therapie, Supervision und Beratung** (www.systemische-gesellschaft.de): Hier werden Informationen über die Bemühungen um die wissenschaftliche Anerkennung der systemischen Therapie veröffentlicht. Weiterhin werden Zertifizie-rungsrichtlinien bekannt gegeben und eine Liste der Mitgliedsinstitute zur Verfügung gestellt.

■ ■ **Interessenverbände mit weiteren therapeutischen Ausrichtungen oder spezifischen Anwendungsgebieten**

▬ **DAGG – Deutscher Arbeitskreis für Gruppenpsychotherapie und Gruppendynamik** (www.dagg.de)

▬ **DGK – Deutsche Gesellschaft für Körperpsychotherapie** (www.koerperpsychotherapie-dgk.de)

▬ **DGPSF – Deutsche Gesellschaft für Psychologische Schmerztherapie und -forschung** (www.dgpsf.de): Die Ausbildungsordnung für die Fort- bzw. Weiterbildung in spezieller Schmerzpsychotherapie sowie die möglichen Ausbildungsstätten werden aufgelistet (www.schmerzpsychotherapie.info).

▬ **GNP – Gesellschaft für Neuropsychologie** (www.gnp.de): Unter der Rubrik Ausbildung finden sich Informationen zur Ausbildung als Klinischer Neuropsychologe GNP.

▬ **M.E.G. – Milton H. Erikson Gesellschaft für Klinische Hypnose** (www.milton-erickson-gesell-schaft.de): Es werden in der Rubrik Fortbildung allgemeine Informationen zur Fortbildung in Hypnose gegeben.

■ ■ **Ärztekammer**

Bevor die Psychotherapeuten sich in ihren eigenen Kammern organisiert haben, gehörten sie einige Zeit der Ärztekammer an. Die Psychotherapeuten mit medizinischer Grundausbildung sind weiterhin in der Ärztekammer organisiert. Die Ärztekammer ist weiterhin für Psychologische Psychotherapeuten wichtig, da viele Punkte wie die angebotenen therapeutischen Fortbildungen (zur Sammlung der Fortbildungspunkte) auch für sie interessant sind.

www.bundesaerztekammer.de: Auf dieser Seite finden sich Links zu den Landesärztekammern und ihre Adressen (www.bundesaerztekammer.de/05/50Kammern/Verzeichnis.html).

■ ■ **Kassenärztliche Bundesvereinigung**

In ihrer Selbstdarstellung bezeichnet sich die Kassenärztliche Bundesvereinigung (KBV) als „politischer Interessenvertreter der niedergelassenen Vertragsärzte und -psychotherapeuten". Sie vertritt ihre Mitglieder bei Gesetzgebungsverfahren gegenüber der Bundesregierung. Auf den Internetseiten unter dem Stichwort „Wir über uns" werden z. B. die Zusammensetzung der KBV erläutert sowie die Beziehungen zwischen Gesetzlichen Krankenkassen (GKV) und Kassenärztlichen Vereinigungen (KVen), Vertragsarzt bzw. Therapeut und Patient (gesetzlich versichert) auf der Basis der Gesetzgebung (SGB V) beschrieben.

Es soll auch noch auf folgende Seiten hingewiesen werden: In einem Gesundheitslexikon sind kurze und aussagekräftige Begriffserklärungen zu verschiedenen Fachbegriffen aufgeführt (www.kbv.de/service/gesundheitslexikon.asp), auf einer weiteren Seite stellt die KBV Fortbildungshefte z. B. über die vertragsärztliche Versorgung und die Abrechnung zur Verfügung (www.kbv.de/publikationen/114.html). Wichtig sind auch die Seiten der KBV zu den Fortbildungsverpflichtungen für Vertragsärzte und Vertragspsychotherapeuten nach § 95d SGB V (www.kbv.de/themen/2617.html).

Die Kassenärztliche Vereinigung (KV) ist in jedem Bundesland vertreten (www.kbv.de/wir_ueber_uns/4130.html). Die meisten Kassenärztlichen Vereinigungen der Bundesländer stellen auf ihren Internetseiten z. T. umfangreiches Material zu Verfügung. Dabei werden neben Informationen für Patienten (z. B. Arzt- und Psychotherapeutensuche) und allgemeinen Informationen zu rechtlichen Grundlagen auch oft spezifische Informationen über bedarfsabhängige Zulassung und bedarfsunabhängige Ermächtigung, Eintragung in das Psychotherapeuten- oder Arztregister, Anforderungen an den Fachkundenachweis und Abrechnung angeboten.

Die Bundesärztekammer und die Kassenärztliche Bundesvereinigung geben gemeinsam das Deutsche Ärzteblatt heraus, in dem die Mitglieder, aber auch Interessierte u. a. über berufspolitische Themen informiert werden (www.aerzteblatt.de).

■ ■ **Informationen zur Abrechnung**

Besonders wichtig für die psychotherapeutische Praxis, aber auch schon für die Praktische Ausbildung ist der EBM, der einheitliche Bewertungsmaßstab, die Gebührenordnung für die niedergelassenen Ärzte und Psychotherapeuten für Patienten der gesetzlichen Krankenversicherung. Er bestimmt den Inhalt der abrechnungsfähigen Leistungen. Unter www.kbv.de/ebm2000plus/EBMGesamt.htm oder www.ebm2000plus.de kann der gesamte EBM in seiner seit

Anfang 2005 gültigen Form eingesehen werden. Es werden aber auch Download-Versionen zur Verfügung gestellt. Für Psychotherapeuten sind besonders folgende Abschnitte wichtig:

- Im Kap. III unter arztgruppenspezifischen Leistungen das Unterkapitel III.b und dort das Kap. 23 Psychotherapeutische Leistungen
- Im Kap. IV unter arztgruppenübergreifende spezielle Leistungen das Kap. 35 Leistungen gemäß Psychotherapie-Richtlinien

Wenn mit Privatversicherten oder Beihilfeversicherten abgerechnet wird, wird die Gebührenordnung für vertragsärztliche Leistungen (GOÄ) relevant. Eine Online-Version finden Sie auf folgender Seite: www. bundesaerztekammer.de/30/Gebuehrenordnung/50Ratgeber/index.html. Im Kapitel G. Neurologie, Psychiatrie und Psychotherapie sind die psychotherapeutischen Leistungen enthalten.

Es wurde schon kurz darauf hingewiesen, dass neben der gesetzlichen und privaten Krankenversicherung Patienten über die Beihilfe versichert sind. Dazu bietet der DBW (Deutscher Beamtenwirtschaftsring e.V.) folgende Seite an: www.die-beihilfe. de. Wer ausführlichere Informationen zu dieser Thematik sucht, kann über diese Seite einen Ratgeber rund um die Beihilfe erwerben.

▪ ▪ Weitere Links

- **DIMDI – Deutsches Institut für Medizinische Dokumentation und Information** (www.dimdi. de): Es werden unterschiedliche Informationen zur Medizin und zum Gesundheitswesen dargestellt. Außerdem finden Sie Zugang zu verschiedenen Auskunftsdiensten, z. B. Arzneimittelinformationen, Lexika. Weiterhin kann auch das aktuelle ICD-10-GM eingesehen werden (www.dimdi.de/static/de/klassi/diagnosen/index.htm).

- **AWMF – Arbeitsgemeinschaft der Wissenschaftlichen Medizinischen Fachgesellschaften** (leitlinien.net): Hier kann man Leitlinien von verschiedenen Fachverbänden zu unterschiedlichen Themen oder Problemen nachlesen. Sie beruhen auf aktuellen wissenschaftlichen Erkenntnissen und in der Praxis bewährten Verfahren. Es lohnt sich, über die Stichwortsuche nach störungsspezifischen Leitlinien zu suchen.

- **Lexikon medizinischer Abkürzungen** (www. medizinische-abkuerzungen.de)

- **BzgA – Bundeszentrale für gesundheitliche Aufklärung** (www.bzga.de): Auf dieser Seite werden Broschüren zu verschiedenen Themen (z. B. Sucht, Sexualaufklärung, Ernährung, Essstörungen) veröffentlicht. Die Broschüren können heruntergeladen oder z. T. kostenlos bestellt werden. Die BZgA bietet auch verschiedene Internetseiten zu zahlreichen Themen an.

- **Psychiatrienetz** (www.psychiatrie.de): Allgemeine Informationen zu Diagnosen und Therapien, sowohl für Therapeuten als auch für Patienten.

- **Patienteninformation** (www.patienten-information.de): Man gibt einen Suchbegriff, z. B. Depression, ein oder lässt sich durch den Stichwortkatalog inspirieren. Diese Seite bietet dann verschiedene auf Qualität geprüfte Internetressourcen an, bei denen man leicht verständliche und gut ausgearbeitete Erklärungen rund um diverse Störungsbilder und damit verbundene Prozesse ansehen und downloaden kann.

- **NAKOS – Nationale Kontakt- und Informationsstelle zur Anregung und Unterstützung von Selbsthilfegruppen** (www.nakos.de): Auf dieser Seite finden Sie lokal und bundesweit operierende Selbsthilfegruppen.

Serviceteil

© Springer-Verlag Berlin Heidelberg 2016
B. Lindel *Survivalguide PiA*, Psychotherapie: Praxis
DOI 10.1007/978-3-662-49308-3

Literaturverzeichnis

Alpers, G. W., & Vogel, H. (2004). Bachelor oder Master, wer wird Psychotherapeut? *Psychotherapeutenjournal, 4,* 315–319.

Arbeitskreis OPD (Hrsg.). (2006). *Operationalisierte Psychodynamische Diagnostik 2.* Bern: Huber.

Beck, A. T. et al. (2010). Kognitive Therapie der Depression. Weinheim: Beltz.

Best, D. (2001). Das Gutachterverfahren in der Verhaltenstherapie: Praktische Hinweise zur Erstellung des Berichtes. *Psychotherapeutische Praxis, 1*(1), 40–53.

Broda, M., & Senf, W. (2004). Praktische Hinweise für den psychotherapeutischen Alltag. In W. Senf & M. Broda (Hrsg.), Praxis der Psychotherapie (3. überarb. Auflage, S. 328–338). Stuttgart: Thieme.

Derogatis, L. R. (2002). *Symptom-Checkliste.* Göttingen: Beltz.

Dilling, H., & Freyberger, H. J. (2005). *Taschenführer zur ICD-10-Klassifikation psychischer Störungen* (3. vollst. überarb. u. erw. Auflage). Bern: Huber.

Ditterich, K., & Winzer, A. (2003). Die Ausbildung aus der Sicht der TeilnehmerInnen. *Verhaltenstherapie und psychosoziale Praxis, 35*(3), 680–690.

Grawe, K. (1993). Über Voraussetzungen eines gemeinsamen Erkenntnisprozesses in der Psychotherapie. Eine Erwiderung auf Eysenck und Diepgen. *Psychologische Rundschau, 3,* 174–178.

Grawe, K., Donati, R., & Bernauer, F. (1994). *Psychotherapie im Wandel. Von der Konfession zur Profession.* Göttingen: Hogrefe.

Hautzinger, M., Bailer, M., Worall, H., & Keller, F. (1995). *Beck-Depressions-Inventar (BDI)* (2., überarb. Aufl.). Bern: Huber.

Hiller, W. (2004). Verbindliche Klassifikationssysteme. In W. Hiller, E. Leibing, F. Leichsenring & S. K. D. Sulz (Hrsg.), *Lehrbuch der Psychotherapie.* Bd. 1: Wissenschaftliche Grundlagen der Psychotherapie (S. 121–143). München: CIP-Medien.

Hinsch, R., & Pfingsten, U. (2015). Gruppentraining sozialer Kompetenzen GSK: Grundlagen, Durchführung, Anwendungsbeispiele. Weinheim: Beltz.

Hölzel, H. H. (2006). Zur finanziellen Situation der Psychotherapeuten in Ausbildung: Ergebnisse einer internetgestützten Fragebogenstudie. *Psychotherapeutenjournal, 3,* 232–237.

Kiresuk, T., Smith, A., & Cardillo, J. (Hrsg.). (1994). *Goal attainment scaling applications, theory, and measurement.* Hillsdale, NJ: Lawrence Erlbaum Associates.

Koch, G. (2006). Hochschule des BDP schon 2007? *Report Psychologie, 6/7,* 268.

Krampen, G. (2002). *Stundenbogen für die Allgemeine und Differentielle Einzelpsychotherapie.* Göttingen: Hogrefe.

Kröner-Herwig, B., Fydrich, T., & Tuschen-Caffier, B. (2001). Ausbildung für psychologische Psychotherapie und Kinder- und Jugendlichenpsychotherapie: Ergebnisse einer Umfrage. *Verhaltenstherapie, 11,* 137–142.

Leibing, E., Hiller, W., & Sulz, S. K. D. (Hrsg.). (2003). *Verhaltenstherapie* (1 Aufl. Bd. 3). München: CIP-Medien.

Mösko, M. (2006). PiA in der Hamburger PTK: Hintergrund, Ziele und Aktivitäten. *Psychotherapeutenjournal, 3,* 303–304.

Nilges, H. (2003). *Grundriss des Psychotherapeutenrechts für Psychologische und Kinder- und Jugendlichen-Psychotherapeuten.* Bonn: Deutscher Psychologen Verlag.

Pulverich, G. (1998). *Psychotherapeutengesetz. Kommentar mit kommentierten Änderungen des SGB V sowie Änderungen anderer Gesetze.* Bonn: Deutscher Psychologen Verlag.

Rief, W. (2004). Organisationsstrukturen des Arbeitsfeldes: Psychotherapie im stationären Bereich. In W. Hiller, E. Leibing, F. Leichsenring, & S. K. D. Sulz (Hrsg.), *Lehrbuch der Psychotherapie.* Bd. 1: Wissenschaftliche Grundlagen der Psychotherapie (S. 457–461). München: CIP-Medien.

Strauss, B., Barnow, S., Brähler, E., Fegert, J., Fliegel, S., Freyberger, H. J., Goldbeck, L., Leuzinger-Bohleber, M., & Willutzki, U. (2009). *Forschungsgutachten zur Reform des Psychotherapeutengesetzes.* April 2009. Jena.

Vogel, H., Melcop, N., Müller, C., Klingen, N., & Hermann, B. (2006). Zur Diskussion: Wie können die Kammern die Ausbildungsteilnehmer/innen stärker in ihre Arbeit miteinbeziehen? *Psychotherapeutenjournal, 3,* 265–267.

Vogel, H., Ruggaber, G., & Kuhr, A. (2003). Wünsche an die Novellierung der gesetzlichen Ausbildungsvorgaben. In A. Kuhr & G. Ruggaber (Hrsg.), *Psychotherapieausbildung. Der Stand der Dinge.* Tübingen: DGVT.

Wittchen, H.-U., Wunderlich, U., Gruschwitz, S., & Zaudig, M. (1997). *Strukturiertes Klinisches Interview – SKID.* Göttingen: Hogrefe.

Stichwortverzeichnis

A

Abrechnung 153, 164–165
Abrechnungsgenehmigung 27
Akteneinsichtnahme 146
Ambulante Beratung 100
Ambulante Psychotherapie 100
Ambulanter Fall, Abblauf 137
Amtsbetreuung 101
Anerkennung, kassenrechtliche 21
Anleitung 116
Antrag auf Psychotherapie 148
Approbation 41, 177, 179
– vorläufige 10, 15, 125–126, 155
Arbeitslosenversicherung 114
Arbeitsvertrag 81
Ärzte, Zusammenarbeit 98
Ärztekammer 207
Ärztliches Konsil 140
Arztregister 178
Aufbewahrungspflicht 146
Ausbildung 6, 30
- Ablauf 14
- Belastungen 50
- Entscheidung 40, 49
- Finanzierungsmöglichkeiten 40
- kombinierte 61, 128
- Kosten 35
- Motivation 30
- Teile 8
- Theoretische 8
Ausbildungs- und Prüfungsverordnung
- für Kinder- und
  Jugendlichenpsychotherapeuten
  (KJPsychTh-APrV) 3, 6
- für Psychologische
  Psychotherapeuten (PsychTh-
  APrV) 3
Ausbildungs- und Prüfungsverordnung
  für Kinder- und
  Jugendlichenpsychotherapeuten
  (KJPsychTh-APrV) 7
Ausbildungsablauf 60
Ausbildungsabschluss 170, 178
- Wichtiges 178
Ausbildungsambulanz 133, 137, 158
Ausbildungsinstitute 30, 55, 81, 198
- geeignete 36, 56
- Gütekriterien 35
- Kosten 38
- staatliche Anerkennung 33
- Typen 34
- Wechsel 37, 52
Ausbildungsplatz, Bewerbung 13

Ausbildungsstunden, zeitliche
  Verteilung 66
Ausbildungsvertrag 13, 41, 57

B

Bachelorstudiengang 3, 182
Befund, psychopathologischer 107
Behandlung, eigenständige 125
Berufsethik 109
Berufshaftpflichtversicherung 113
Berufsverbände 204
Betreutes Wohnen 101
Bewerbung 13
Bezahlung
– fehlende 85
– Praktische Tätigkeit 82
Bezugstherapeut 93
Bürgerliches Gesetzbuch (BGB) 110

D

Diagnostik
– psychodynamische 108
– verhaltenstherapeutische 108
Direktstudium 183
Dokumentation 145, 162,
  167
– Beispiel 186
Dokumentationsaufgaben 94
Dokumentationspflicht 81
Dozent 71

E

eigenständige Behandlung 125
Einweisung 110
Einzelprüfung 176
Einzelsupervision 131
Ethische Richtlinien 111

F

Facharzt für Psychiatrie und
  Psychotherapie 48
Fall 124–125
– Zuweisung und Annahme
  138
Fallbeendigung 144
Fallbehandlung 127
Falldarstellung 151, 188

Familie 37, 52
Familiengründung 68
Fehlstundenregelung 68, 73
Ferienregelungen 66
Finanzielle Belastungen 182
Formulare 149
Fortbildungspunkte 178
Fortführungsantrag 149
Freie Spitze 12, 36, 46

G

Gemeinsamer Bundesausschuss
  (G-BA) 21
Gesetz über die Berufe
  des Psychologischen
  Psychotherapeuten
  und des Kinder- und
  Jugendlichenpsychotherapeuten
  oder Psychotherapeutengesetz
  (PsychThG) 3
Gesetz über die Berufe
  des Psychologischen
  Psychotherapeuten
  und des Kinder- und
  Jugendlichenpsychotherapeuten
  (PsychThG) 6
Gesetzliche Grundlagen 60, 197
– Novellierung 182
Gesprächspsychotherapie 22, 24,
  182
Gliederungsvorlage 148
Grundkenntnisse 8, 60
Gruppenprüfung 176
Gruppensupervision 131–132,
  166
Gruppentherapien 26
Gutachten 162
Gutachter 147
Gutachterverfahren 147

H

Heilkundliche Tätigkeit 90
Hospitieren 77

I

ICD-10 107
IMPP 33, 172
informed consent 141
Internetressourcen 197

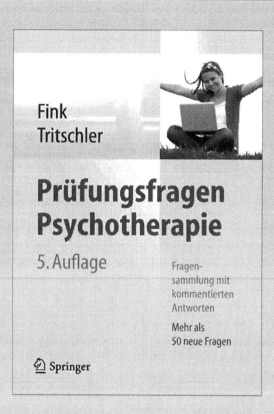

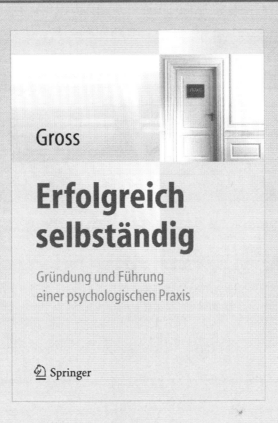

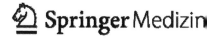
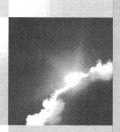
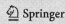

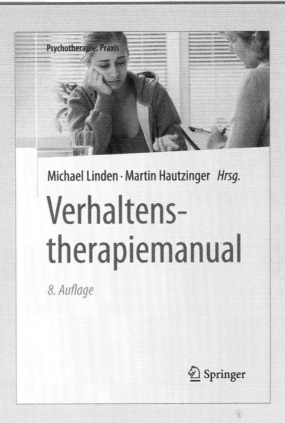

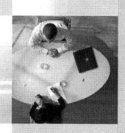
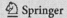

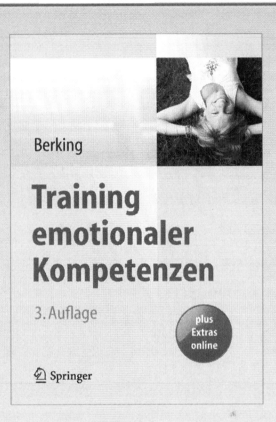

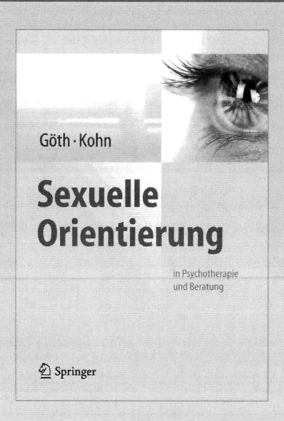

Made in the USA
Las Vegas, NV
13 November 2024

11573395R00131